全科医生临床技能操作手册

苏增锋 主编

时代出版
时代出版传媒股份有限公司
安徽科学技术出版社

图书在版编目(CIP)数据

全科医生临床技能操作手册 / 苏增锋主编. --合肥:安徽科学技术出版社,2025. 5. -- ISBN 978-7-5337-9204-6

Ⅰ. R4-62

中国国家版本馆 CIP 数据核字第 20256C7L88 号

全科医生临床技能操作手册 苏增锋 主编

出 版 人:王筱文 选题策划:杨 洋 责任编辑:汪海燕
责任校对:李 茜 责任印制:梁东兵 装帧设计:王 艳
出版发行:安徽科学技术出版社 http://www.ahstp.net
(合肥市政务文化新区翡翠路 1118 号出版传媒广场,邮编:230071)
电话:(0551)63533330
印 制:合肥创新印务有限公司 电话:(0551)64321190
(如发现印装质量问题,影响阅读,请与印刷厂商联系调换)

开本:787×1092 1/16 印张:14.25 字数:380 千
版次:2025 年 5 月第 1 版 印次:2025 年 5 月第 1 次印刷

ISBN 978-7-5337-9204-6 定价:68.00 元

编 委 会

主　编　苏增锋　安徽医科大学附属巢湖医院

副主编　吴泽兵　深圳市宝安区福永人民医院

　　　　余其贵　安徽医科大学附属合肥医院

编　委　王　书　安徽医科大学第三附属医院

　　　　戴京红　安徽医科大学第三附属医院

　　　　张小宝　安徽医科大学附属巢湖医院

　　　　王泽元　安徽医科大学附属巢湖医院

　　　　吴泓波　深圳市宝安区中心医院

　　　　张学敏　安徽医科大学附属阜阳医院

前　言

全科医生是居民健康的守门人，在基本医疗卫生服务中发挥着重要的作用。加快培养大批合格的全科医生，对于加强基层医疗卫生服务体系建设、推进家庭医生签约服务、建立分级诊疗制度、维护和增进人民群众健康，具有重要的意义。目前，我国全科医生数量不多，诊治水平也有待进一步提高。对全科医生进行规范化培训，是以提高临床和公共卫生实践能力为主，在国家认定的全科医生规范化培训基地进行的，经培养基地按照国家标准组织考核，达到病种、病例数、临床基本能力、基本公共卫生实践能力及职业素质要求并取得规定学分者，可取得全科医生规范化培训合格证书。为进一步提高全科医生的临床实践能力，我们从临床实际出发，编写了这本书。

本书主要介绍了全科医学常用的临床操作技能及考核标准，包括临床技能操作基本理论、急救技术、内科操作、外科操作、心电图等所涉及的各项基本操作技能的目的、适应证、禁忌证、操作规范、操作步骤、操作后处理及考核等内容，内容较全面，实用性较强。本书不仅可作为区、县、乡镇医院全科医师的常备工具书，还可作为大中型医院住培医师、实习医师、住院医师的参考用书。

在本书付梓之际，衷心感谢各位编委的辛苦努力，囿于编者的经验和水平，书中难免存在缺点或不足，敬请广大读者批评指正。

苏增锋

2024年9月

目　录

第一章 全身体格检查

全身体格检查(complete physical examination)是临床医师必备的基本功,主要用于住院患者、健康人全面的体格检查等,是指对患者或受检者全面系统、井然有序地进行全身各部位的检查。

一、全身体格检查的基本要求

为保证检查内容全面系统、顺序合理流畅，应该注意以下基本要求：

（一）检查的内容务求全面系统

这是为了搜集尽可能完整的客观资料，起到筛查的作用，也便于完成入院记录规定的各项要求。由于检查通常是在问诊之后进行的，检查者一般已对应重点深入检查的内容心中有数，因此，对重点器官的检查必然更为深入细致。这就使得每例全身体格检查不是机械的重复，而是在全面系统的基础上有所侧重，使检查内容既能涵盖住院病历的要求条目，又能重点深入患病的器官系统。

（二）检查顺序

检查顺序应从头到四肢分段进行，强调一种合理、规范的逻辑顺序，不仅可最大限度地保证检查的效率和速度，还可大大减少患者的不适和不必要的体位变动，同时也方便检查者操作。为了检查的方便，某些器官系统，如皮肤、淋巴结、神经系统，采取分段检查、统一记录的方法。

（三）适当调整个别检查的顺序

在遵循上述检查内容和顺序的基本原则的同时，允许根据具体受检者和医师的情况，酌情对个别检查顺序做适当调整。如甲状腺触诊，常需在患者背后进行，因此，卧位的患者在坐位检查后胸时可再触诊甲状腺，予以补充。如检查前胸时，为了对发现的肺部体征有及时而全面的了解，也可立即检查后胸部。腹部检查采取视诊、听诊、叩诊、触诊的顺序更好。四肢检查中，上肢检查习惯上是由手至肩，而下肢则应由近及远进行。

（四）体格检查还要注意具体操作的灵活性

面对具体病例，如急诊、重症病例，可能需要简单体检后即着手抢救或治疗，遗留的内容待病情稳定后补充。因为病情原因不能采取坐位的患者，背部检查只能侧卧进行。肛门直肠、外生殖器的检查应根据病情需要确定是否检查，如确需检查应特别注意保护患者隐私。

（五）全身体格检查的具体顺序

（1）以卧位患者为例：一般情况和生命体征→头颈部→前胸部、侧胸部（心、肺）→（患者取坐位）后背部（包括肺、脊柱、肾区、骶部）→（卧位）腹部上肢、下肢→肛门、直肠→外生殖器→神经系统（最后站立位）共济运动、步态及腰椎运动。

（2）以坐位患者为例：一般情况和生命体征→头颈部→上肢→后背部（包括肺、脊柱、肾区、骶部）→前胸部、侧胸部（肺）→（患者取卧位）心脏→腹部→下肢→肛门、直肠→外生殖器→神经系统（最后站立位）共济运动、步态及腰椎运动。

这样可以保证分段而集中的体格检查顺利完成，而在此过程中患者仅有两三次体位变动。

（六） 强调边查边想、正确评价

对于客观检查结果的正常限度、临床意义，需要医师正确评价。有时需要重复检查和核实才能获得完整而准确的资料。

（七） 注重与患者的交流

这一点不仅可以融洽医患关系，还可以补充病史资料。

（八） 掌握检查的进度和时间

一般应尽量在40 min内完成。

检查结束后，可与患者简单交谈或说明重要发现，告知患者应注意的事项或下一步的检查计划，但如果对体征的意义把握不准，不可随便解释，以免增加患者的思想负担或给医疗工作造成麻烦。

二、全身体格检查的基本项目

检查的基本项目根据上述要求拟定，遵循这一基本内容和逻辑顺序，有利于初学者养成良好的职业习惯和行为规范。这些看似机械、烦琐的项目是全身检查必不可少的，也有利于完成入院记录规定的各项要求。医学生按此条目学习，经过反复实践能达到熟能生巧、应用自如的效果，而对具体情况也能根据临床工作要求合理取舍。

（一） 一般检查及生命体征

(1)准备和清点器械。
(2)自我介绍（姓名、职务，并进行简单的交谈以融洽医患关系）。
(3)观察发育、营养、面容、表情和意识等一般状态。
(4)在受检者在场时洗手。
(5)测量体温（腋温，10 min）。
(6)触诊桡动脉至少30 s。
(7)用双手同时触诊双侧桡动脉，检查其对称性。
(8)计数呼吸频率至少30 s。
(9)测右上肢血压。

（二） 头颈部

(1)观察头部外形、毛发分布、异常运动等。
(2)触诊头颅。

(3)分别检查左右眼的近视力(用近视力表)。
(4)检查上下睑结膜、球结膜和巩膜,检查泪囊。
(5)检查面神经运动功能(皱额、闭目)。
(6)检查眼球运动(检查6个方位)。
(7)检查瞳孔直接对光反射与间接对光反射。
(8)检查调节与集合反射。
(9)观察及触诊双侧外耳及乳突,触诊颞下颌关节及其运动。
(10)分别检查双耳听力(摩擦手指检查法)。
(11)观察及触诊外鼻。
(12)观察鼻前庭、鼻中隔。
(13)检查上颌窦、额窦、筛窦有无肿胀、压痛、叩痛等。
(14)观察口唇、牙齿、牙龈、舌质和舌苔。
(15)借助压舌板检查口腔黏膜、口咽部及扁桃体。
(16)检查舌下神经(伸舌)。
(17)检查面神经运动功能(露齿、鼓腮或吹口哨)。
(18)检查三叉神经运动支(触双侧咀嚼肌,或以手对抗张口动作)。
(19)检查三叉神经感觉支(上、中、下3支)。
(20)暴露颈部,观察颈部外形和皮肤、颈静脉充盈和颈动脉搏动情况。
(21)触诊颈部淋巴结(耳前、耳后、枕后、颌下、颏下、颈前、颈后、锁骨上)。
(22)触诊甲状软骨、甲状腺峡部与侧叶(配合吞咽)。
(23)听诊颈部(甲状腺、血管)杂音。
(24)触诊气管位置。
(25)检查颈椎屈曲、侧弯、旋转活动。
(26)检查副神经(耸肩及对抗头部旋转)。

(三) 前胸部、侧胸部

(1)暴露胸部,观察胸部外形、对称性、皮肤和呼吸运动等。
(2)分别触诊双侧乳房(4个象限、乳晕及乳头)。
(3)分别触诊双侧腋窝淋巴结(5组)。
(4)触诊胸壁弹性、压痛,检查双侧呼吸运动度。
(5)检查双侧触觉语颤。
(6)检查有无胸膜摩擦感。
(7)叩诊双侧肺尖、双侧前胸和侧胸。
(8)检查双侧语音共振。
(9)切线方向观察心尖、心前区搏动。
(10)触诊心尖冲动(两步法)。
(11)触诊心前区。
(12)叩诊心脏相对浊音界。

(13)分别用膜形和钟形体件依次听诊二尖瓣区、肺动脉瓣区、主动脉瓣区、主动脉瓣第二听诊区、三尖瓣区,听诊心率、心律、心音、杂音、心包摩擦音。

(四) 背部

(1)请受检者坐起,充分暴露背部,观察脊柱、胸廓外形及呼吸运动。
(2)触诊脊柱有无畸形、压痛。
(3)叩诊法检查脊柱有无叩击痛。
(4)检查双侧肋脊点和肋腰点有无压痛。
(5)检查双侧肾区有无叩击痛。
(6)检查胸廓活动度及其对称性。
(7)检查双侧触觉语颤。
(8)请受检者双上肢交叉,对比叩诊双侧后胸部。
(9)叩诊双侧肺下界移动度(肩胛线)。
(10)听诊双侧后胸部。
(11)检查双侧语音共振。

(五) 腹部

(1)正确暴露腹部:请受检者屈膝、放松腹肌,观察腹部外形、对称性、皮肤、脐及腹式呼吸等。
(2)听诊肠鸣音与血管杂音。
(3)叩诊全腹。
(4)叩诊肝上下界。
(5)检查移动性浊音(经脐平面先左后右)。
(6)浅触诊全腹部(自左下腹开始,逆时针)。
(7)深触诊全腹部(自左下腹开始,逆时针)。
(8)训练患者做加深的腹式呼吸,在右锁骨中线上单手法触诊肝脏。
(9)在右锁骨中线上双手触诊肝脏。
(10)在前正中线上双手法触诊肝脏。
(11)检查肝颈静脉回流征。
(12)检查胆囊点有无压痛。
(13)双手法触诊脾脏。
(14)如未能触及脾脏,嘱受检者右侧卧位,再触诊脾脏。
(15)双手法触诊双侧肾脏。
(16)检查腹部触觉(或痛觉)与腹壁反射。

(六) 上肢

(1)正确暴露上肢,观察上肢皮肤、关节等。

(2)观察双手及指甲。
(3)触诊指间关节和掌指关节。
(4)检查指关节运动。
(5)检查上肢远端肌力。
(6)触诊腕关节和检查腕关节运动。
(7)触诊双肘鹰嘴和肱骨髁状突。
(8)触诊滑车上淋巴结。
(9)检查肘关节运动。
(10)检查屈肘、伸肘的肌力。
(11)视诊和触诊肩关节及其周围。
(12)检查肩关节运动及上肢近端肌力。
(13)检查上肢触觉(或痛觉)。
(14)检查肱二头肌反射。
(15)检查肱三头肌反射。
(16)检查桡骨骨膜反射。
(17)检查 Hoffmann 征。

(七) 下肢

(1)正确暴露下肢,观察双下肢外形、皮肤、趾甲等。
(2)触诊腹股沟区有无肿块、疝等。
(3)触诊腹膜沟淋巴结横组与纵组。
(4)触诊股动脉搏动,必要时听诊。
(5)触诊双足背运动。
(6)检查双下肢有无凹陷性水肿。
(7)检查下肢触觉(或痛觉)。
(8)检查髋关节屈曲、内旋、外旋运动。
(9)检查双下肢近端肌力(屈髋)。
(10)触诊膝关节和浮髌试验。
(11)检查膝关节屈曲运动。
(12)检查膝腱反射与髌阵挛。
(13)触诊踝关节及跟腱。
(14)检查踝关节背屈、跖屈、内翻、外翻运动。
(15)检查双足背屈、跖屈肌力。
(16)检查屈趾、伸趾运动。
(17)检查跟腱反射与踝阵挛。
(18)检查 Babinski 征、Oppenheim 征、Gordon 征。
(19)检查 Kernig 征、Brudzinski 征。

(20)检查 Lasegue 征。

(八) 肛门直肠(必要时检查)

(1)嘱受检者左侧卧位,右腿屈曲,观察肛门、肛周、会阴区。
(2)戴上手套、示指涂以润滑剂行直肠指诊,观察指套有无分泌物。

(九) 外生殖器(必要时检查)

(1)解释检查的必要性,注意保护隐私。确认受检者膀胱排空,取仰卧位。

(2)男性:视诊包括尿道外口、阴囊,必要时做提睾反射;触诊双侧睾丸、附睾、精索。

(3)女性:视诊包括尿道口及阴道口;触诊阴阜、大小阴唇、尿道旁腺、前庭大腺。

(十) 共济运动、步态与腰椎运动

(1)请受检者站立,检查 Romberg 征(闭目难立征)。
(2)检查指鼻试验(睁眼、闭眼)与双手快速轮替运动。
(3)观察步态。
(4)检查腰椎伸屈、侧弯、旋转运动。

第二节 一般检查及生命体征

一般检查为整个体格检查过程中的第一步,是对患者全身状态的概括性观察,以视诊为主,配合触诊、听诊和嗅诊进行检查。

一般检查的内容:性别、年龄、体温、呼吸、脉搏、血压、发育与营养、意识状态、面容表情、体位姿势、步态等,还有皮肤和淋巴结。

(一)准备和清点器械

听诊器、血压计、体温计、压舌板、电筒、叩诊锤、近视力表、别针、棉签、卷尺、直尺(2把)、记号笔。

(二)自我介绍

介绍姓名、职务,并进行简单的交谈以融洽医患关系。

（三）观察发育、体形、营养、面容、表情和意识等一般状态

汇报:【患者发育正常、体形匀称、营养良好、表情自然、神志清醒、自主体位】

异常情况:发育不良、超常。

营养:中等、不良、肥胖、恶病质。

（四）测量体温

汇报:【体温36.6 ℃】

腋测法:手不能触及水银部位,将温度标记甩至35 ℃以下,看手表开始计时。将体温计头端置于患者腋窝深处,嘱患者用上臂将体温计夹紧,10 min后读数。结束后将体温计甩至35 ℃以下,将体温计水银头放入长套管内。

使用腋测法时,注意腋窝处应无致热或降温物品,并应将腋窝汗液擦干,以免影响测定结果。

（五）脉搏

汇报:【脉搏70次/min,脉搏有力,节律整齐,血管弹性正常】

手法:以示指、中指和无名指的指尖互相并拢,平放于桡动脉近腕处触诊。触诊桡动脉30 s,如心律不齐则需计数1 min。

（六）计数呼吸频率

汇报:【呼吸18(12~20)次/min】

手法:检查者用右手翻起自己的左袖口,看检查者自己的手表,计时最少30 s。计数呼吸应触摸比较双侧桡动脉,趁受检者不注意时计数。

（七）测右上肢血压

汇报:【血压125/80 mmHg】

注意:测2次,取平均值。放气以每秒2~6 mmHg的速度进行。测第二次时,水银柱一定要归零后方可进行,舒张压取声音消失时的值,声音持续不消失时取声音变调值。

手法:暴露受检者右上肢(注意范围需要足够),上肢伸直并轻度外展45 °平放在床上。

将血压计、肘部置于与心脏同一水平(腋中线),同时触摸肱动脉搏动位置。

打开水银柱开关。将袖带平整缠于受检者右上臂,袖带下缘在肘窝上2~3 cm,袖带的两根气管正好位于肱动脉之上。球囊置于床边身体旁。用右手的1个指头或2个指头可以塞进袖带内,判断袖带松紧程度。戴听诊器,再触摸肱动脉。左手将听诊器体件放在肱动脉搏动之处,体件不能塞进袖带内。右手握球囊缓慢充气。收缩压消失后,再充气30 mmHg。以每秒2 mmHg的速度缓慢放气,双眼随汞柱下降平视汞柱表面,直至袖带气体完全放完为止,水银柱归零后,再测第二次血压。间隔1~2 min。将血压计收好,听诊器放入白大衣右侧口袋中。取2次测得均值汇报。

第二节 头颈部

(一)观察头部外形,触诊头颅

汇报:【头颅未见畸形。毛发延发迹线均匀分布,色泽黑,发质亮,未见局部脱发及斑秃。头部未见异常运动。头皮无压痛、未触及异常隆起及凹陷】

(二)视诊双眼及眉毛

汇报:【双眼裂等大。双侧眼睑未见下垂、水肿。双侧眉毛对称、分布均匀,未见脱落】

(三)分别检查左右眼的近视力

汇报:【左眼裸眼视力(或矫正视力)1.0,右眼裸眼视力(或矫正视力)1.0】

(四)检查双侧上下睑结膜、球结膜和巩膜,检查双侧泪囊

汇报:【睑结膜未见苍白、充血、滤泡,球结膜未见水肿、充血,巩膜未见黄染,双侧泪囊未见红肿及分泌物】

手法:分别翻转左右上睑、检查上睑结膜、球结膜和巩膜。

(1)翻转要领:用示指和拇指捏住上睑中外1/3交界处的边缘,嘱受检者向下看,此时轻轻向前下方牵拉,然后示指向下压迫睑板上缘,并与拇指配合将睑缘向上捻转即可将眼睑翻开。动作要轻巧、柔和,以免引起受检者的痛苦和使其流泪。检查后,轻轻向前下方牵拉上睑,同时嘱患者眼睛往上看,即可使眼睑恢复到正常位置。

(2)泪囊检查:请患者向上看,检查者用双手拇指轻压患者双眼内眦下方,即骨性眶缘下内侧,挤压泪囊,同时观察有无分泌物或泪液自上下泪点溢出。

(五)检查眼球运动

汇报:【双侧眼球运动自如,眼颤阴性】

手法:检查者在受检者的对面(坐位)或右侧(卧位),用右手示指置于受检者前30～40 cm处,嘱受检者固定头位或检查者用左手拇指按压其额部予以限制,眼睛跟随检查者的右手移动,先左眼后右眼。一般按左→左上→左下、右→右上→右下6个方向的顺序,检查每个方向都要从中位开始,不能将各方向连起来画圆圈。观察双侧眼球运动在各个方向上是否受限和对称。嘱

受检者眼球随检查者手指在水平和垂直方向运动数次，观察是否有眼球震颤。

（六）检查瞳孔

汇报：【双侧瞳孔对称，等大等圆，直径约为3 mm（正常为3～4 mm）】

（七）检查瞳孔直接对光反射与间接对光反射（用手电筒）

汇报：【双侧瞳孔直接对光反射和间接对光反射存在】
手法：先左后右，先直接后间接（间接对光反射注意用手隔开双眼）。

（八）检查集合反射

汇报：【双眼集合反射存在】
手法：检查者手指由受检者眼睛前方1 m以外逐渐缓慢移向眼前5～10 cm，观察是否存在双眼内聚，瞳孔缩小。

（九）观察和触诊双侧外耳及乳突

汇报：【双侧耳郭对称、无畸形；外耳道通畅，未见分泌物；乳突区无压痛】

（十）触诊颞下颌关节及其运动

汇报：【颞下颌关节无压痛，关节活动不受限】
手法：将双手示指、中指先放在耳前，然后再将中指放在外耳道，令受检者张口。

（十一）分别检查双耳听力

汇报：【双耳听力检查正常】
手法：在静室内受检者闭目坐于椅子上，并用手指堵塞一侧耳道，检查者持手表或以拇指与示指互相摩擦，自1 m以外逐渐移近受检者耳部，直到受检者听到声音为止，测量距离，同样方法检查另一耳。

（十二）观察并触诊外鼻

汇报：【鼻外形正常，鼻部无压痛】

（十三）观察鼻前庭、鼻中隔

汇报：【鼻前庭未见分泌物，鼻中隔居中】
手法：左手拇指向上推鼻尖，暴露鼻前庭，用手电筒照射。

（十四）分别检查左右鼻道通气状态

汇报：【左右鼻道通畅】

手法:左右拇指、示指分别按压鼻翼,令受检者呼气。

(十五)检查上颌窦、额窦、筛窦

汇报:【上颌窦、额窦、筛窦无压痛】

手法:

(1)上颌窦:检查者双手固定于受检者的两侧耳后,将拇指分别置于左右颧部向后按压,询问有无压痛,并比较两侧压痛有无区别。

(2)额窦:双手固定头部,双手拇指置于眼眶上缘内侧,向后、向上按压,询问有无压痛,两侧有无差异。

(3)筛窦:双手固定患者两侧耳后,双侧拇指分别置于鼻根部与眼内眦之间,向后方按压,询问有无压痛。

(十六)检查口腔黏膜、口咽部及扁桃体

用手电筒+压舌板。

汇报:【口唇红润;口腔黏膜完整,未见出血点,溃疡;牙龈无红肿;牙齿排列整齐,未见残齿、缺齿、义齿;舌质红、舌苔薄白;咽部未见充血,双侧扁桃体不大】

(十七)检查舌下神经(伸舌)

汇报:【伸舌居中、舌体无震颤,舌肌无萎缩】

(十八)检查面神经运动功能

汇报:【双侧面神经运动功能正常】

手法:首先令受检者皱眉,观察额部皱纹。再令受检者闭眼,左手拇指与示指放在上睑,右手拇指与示指放在下睑。令受检者龇牙、鼓腮或吹口哨。双侧对比。

(十九)检查三叉神经运动支

汇报:【三叉神经运动功能正常】

手法:双手手掌挨在受检者面部,示指、中指放在嚼肌处,令受检者咬牙,感觉其肌力,然后令其张口,用手掌感觉其张口肌力。

(二十)检查三叉神经感觉支(上、中、下三支)

汇报:【双侧三叉神经感觉功能正常】

手法:嘱受检者闭目,用回形针刺其左右额部、面部、下颌部皮肤,受检者同时用手示意回形针刺的是哪一侧。双侧对比。

(二十一)观察颈部

汇报:【颈部两侧对称,皮肤未见蜘蛛痣、皮疹黄染,未见颈静脉怒张及颈动脉异常搏动】

(二十二)触诊头颈部淋巴结

汇报:【头颈部浅表淋巴结未触及肿大】

手法:触诊顺序为耳前→耳后→枕后→颌下→颏下→颈前三角→颈后三角→锁骨上区。双手触及耳前淋巴结、耳后淋巴结,单手分别触摸左右枕后淋巴结、左侧颌下(头转向检查左侧)、右侧颌下(头转向检查右侧)、颏下、左颈前(头转向检查左侧)、右颈前(头转向检查右侧)。颈部淋巴触诊时受检者头稍低或偏向检查侧,使皮肤、肌肉放松。锁骨上淋巴结触诊:嘱受检者取坐位或卧位,头稍向前屈,左手触右侧,右手触左侧。

(二十三)触诊甲状腺峡部、甲状腺侧叶(配合吞咽)

触诊可疑者,需增加坐位背面检查、复查。

汇报:【甲状腺未触及肿大】

手法:甲状腺峡部位于环状软骨下方第二至第四气管环前面,触诊时检查者于受检者前面用拇指从胸骨上切迹向上触摸,可感觉到气管前软组织,判断有无增厚,请受检者吞咽,可感觉到此软组织在手指下滑动。甲状腺侧叶:一手拇指施压于一侧甲状软骨,将气管推向对侧,另一手示指、中指在对侧胸锁乳突肌后缘向前推挤甲状腺侧叶,拇指在胸锁乳突肌前缘触诊,配合吞咽动作,重复检查可触及被推挤的甲状腺。用同样方法检查另一叶甲状腺。

(二十四)分别触诊左右颈动脉

汇报:【颈动脉搏动可触及,两侧对称】

手法:甲状软骨旁、颈前三角区内,不能同时触摸双侧动脉。

(二十五)触诊气管位置

汇报:【气管位置居中】

手法:使颈部处于自然正中位置,检查者示指、无名指分别置于两侧胸锁关节上,然后将中指置于气管上,观察中指是否在示指与无名指的中间,或以中指置于两侧胸锁乳突肌之间的间隙,根据两侧是否等宽来判断有无气管偏移。

(二十六)听诊颈部(甲状腺、血管)杂音

汇报:【颈部未闻及血管杂音】

手法:听诊器钟形体件听诊左右颈内动脉处、甲状腺左右叶部位。

(二十七)检查颈椎屈曲及左右活动情况

汇报:【颈椎活动不受限】

手法:去枕,左手托起受检者枕部,右手放在其胸前,左手托头前屈后仰、左右旋转。

颈强直:嘱受检者去枕平卧、两下肢伸直,检查者一手置于其胸前,另一手轻轻托起其枕部,使颈部向前屈曲,正常人下颏可与前胸部接触。注意颈部屈曲的同时是否有抵抗和颈后疼痛。

(二十八)检查副神经(耸肩及对抗头部旋转)

汇报:【副神经运动功能正常】

手法:双手按住受检者肩膀,令其耸肩,双手感觉力量,然后左手扶肩、右手放至另一侧耳部,令受检者头转向左侧,感觉头旋转力量,再测右侧。

第三节 前胸部、侧胸部

(一)观察胸部

汇报:【胸部体表主要骨骼标志(肋脊角、胸骨角、剑突、肋间隙)、主要垂直标志线(锁骨中线、腋前线、肩胛线)及主要自然陷窝(锁骨上窝、锁骨下窝、胸骨上窝、腋窝),胸廓对称无畸形,无肋间隙增宽,胸部皮肤未见黄染、蜘蛛痣及静脉曲张。双侧乳房对称,发育正常,未见乳头溢液。胸式呼吸运动为主,频率为18次/min,节律规整】

(二)触诊乳房、腋窝淋巴结

汇报:【乳房无压痛、未触及包块、乳头无溢液;双侧腋窝淋巴结未触及肿大】

手法:外上象限开始,用四个手指的指腹、右手顺时针旋转触摸受检者左侧乳房,最后触诊乳头;左手逆时针旋转触摸受检者右侧乳房,最后触诊乳头。

①腋窝顶部(腋尖淋巴结群)(顶)→②腋中线及腋窝内侧壁近前锯肌处(中央淋巴群)(内)→③胸大肌下缘深部(胸肌淋巴结群)(前)→④腋窝后皱襞深部(肩胛下淋巴结群)(后)→⑤腋窝外侧壁(外侧淋巴结群)(外)。

(三)触诊胸壁弹性、检查皮下气肿、胸壁压痛、胸骨压痛

汇报:【胸壁弹性正常、无皮下气肿、胸壁无压痛、胸骨无压痛】

手法:双手按压胸前、外侧、下部。

(四)检查双侧呼吸运动度(上、中、下,双侧对比)

汇报:【双侧呼吸运动度对称】

手法:胸廓扩张度(呼吸运动度),检查者双手置于胸廓下面的前侧部,左右拇指分别沿两侧肋缘指向剑突,拇指尖在前正中线两侧对称部位,两拇指间距约为2 cm,而手掌和伸展的手指置于前侧胸壁,嘱受检者做深呼吸运动,观察比较双手的运动度是否一致。

(五)检查双侧触觉语颤(上、中、下,双侧对比)

汇报:【双侧触觉语颤一致】

手法:左右手掌的尺侧缘或手掌轻放于两侧胸壁的对称部位,然后嘱受检者用同等的强度发“yi”长音,自上而下、从内到外比较两侧相应部位的语音震颤异同,注意有无增强或减弱。

(六)检查有无胸膜摩擦感

汇报:【未触及胸膜摩擦感】

手法:双手手掌放在胸廓的下前侧部,令受检者用力吸气。

(七)叩诊双肺尖

肺上界,即肺尖的上界,其内侧为颈肌,外侧为肩胛带。叩诊方法:自斜方肌前缘中央部开始叩诊为清音,逐渐叩向外侧,当由清音变为浊音时,即肺上界的外侧中点。然后再由上述中央部位叩向内侧,直至清音变为浊音时,即肺上界的内侧中点。该清音带的宽度,即肺尖的宽度,正常为4~6 cm,又称Kronig峡。

(八)叩诊双侧前胸和侧胸

汇报:【双肺叩诊清音,两侧对称】

手法:先左后右、自上而下、由外向内、左右对比、注意外侧壁。“弓”形旋转肋间。每侧每一肋间隙至少应叩诊2个部位。

(九)听诊双肺尖、听诊双侧前胸和侧胸

汇报:【双肺听诊清音,未闻及干湿性啰音和胸膜摩擦音】

手法:按锁骨中线、腋前线和腋中线三条线,先左后右、自上而下、由内向外、“弓”形旋转肋间,注意外侧壁。肺尖用钟形体件。每侧每一肋间隙至少应听诊2个点,每个点听诊时间需要1~2个呼吸周期。检查者放听诊器于双侧前下侧胸部(腋前线),嘱受检者深呼吸,检查有无胸膜摩擦音。

(十)检查双侧语音共振(上、中、下,双侧对比)

汇报:【双侧语音共振对称】

手法:先左后右、自上而下、由外向内,“弓”形旋转肋间,注意外侧壁。肺尖用钟形体件(每个点听诊时间需要1～2个呼吸周期)。

(十一)观察心前区

汇报:【心前区未见隆起与凹陷,心前区未见心尖冲动及异常搏动】

正常成人心尖冲动位于第5肋间左锁骨中线内侧0.5～1 cm处。

(十二)触诊心尖冲动

两步法触诊心尖冲动的位置、范围、强度、有无震颤。

(十三)触诊心前区

汇报:【心尖冲动正常,心尖冲动位于第5肋间左锁骨中线内侧0.5～1 cm处,心尖冲动范围约为2.5 cm。心前区未触及异常震颤及心包摩擦感】

手法:先将右手全手掌置于心前区,感觉整个心脏搏动的情况,再用手掌尺侧(小鱼际)或示指、中指及无名指并拢同时触诊,确定心尖冲动的准确位置、强度、有无抬举性搏动、震颤的部位和时相。检查者放置手掌或尺侧缘于胸骨左缘第3、第4肋间,感觉有无心包摩擦感。

(十四)叩诊心脏相对浊音界

汇报:【叩诊心脏相对浊音界在正常范围】

手法:先叩左界、后叩右界、由下而上、由外向内。

(1)左界由心尖冲动最强点外2～3 cm处开始沿肋间叩诊(心尖冲动不清楚时,可于第5肋间锁骨中线稍外开始),清音变浊音时做好标记,直至第2肋间。

(2)先从右锁骨中线第2肋间向下叩出肝上界。再从其上一肋间(第4肋)开始,由外向内、由下向上,叩完标记。

(3)用两个尺子测量每个点距离前正中线的距离及左锁骨中线至前正中线的距离。

(十五)听诊二尖瓣区

左锁骨中线内侧,心尖冲动最强点。

(十六)听诊肺动脉瓣区

胸骨左缘第2肋间。

（十七）听诊主动脉瓣区

胸骨右缘第2肋间。

（十八）听诊主动脉瓣第二听诊区

胸骨左缘第3肋间。

（十九）听诊三尖瓣区

胸骨左缘第4、第5肋间。

汇报:【心率75次/min。心律齐,各瓣膜区第一、第二心音正常。未闻及第一、第二心音分裂及附加音,未闻及杂音、心包摩擦音】

手法:听诊顺序按上述顺序;听诊时间15 s至1 min。

先将听诊器体件置于心尖冲动最强的部位。听诊心率(1 min)、心律、心音(强度改变、心音分裂、额外心音)、杂音。然后依次在肺动脉瓣区、主动脉瓣区、主动脉瓣第二听诊区、三尖瓣区听诊,每个部位至少听诊15个心动周期。在胸骨左缘第3、第4肋间听诊心包摩擦音。

各瓣膜区听诊内容主要是频率、心律、心音(第一、第二心音有无增强或减弱等变异,有无第一或第二心音分裂、有无附加音)、有无杂音(部位、时期、强度、性质、传导与呼吸体位的关系等)、有无心包摩擦音,必要时增加其他部位或配合呼吸、转换体位听。

第四节 背部

（一）观察脊柱、胸廓外形及呼吸运动

汇报:【脊柱未见畸形,胸廓对称,呼吸运动正常】

（二）检查胸廓活动度及其对称性,检查双侧触觉语颤、胸膜摩擦感

汇报:【双侧呼吸运动度一致;双侧触觉语颤正常,两侧对称;未触及胸膜摩擦感】

手法:

(1)双手掌平置于背部第10肋脊柱两侧,拇指平行脊柱将皮肤向中线轻推,令受检者深呼吸。

(2)由上至下、由内向外,左右对比,令受检者发“yi”长音。肩胛骨内侧,用手掌的尺侧缘平行脊柱,左右对比;肩胛骨下方,用手掌接触胸膜,并且由内

向外。

(3)手掌平放在胸下部、侧胸壁,令受检者深吸气,左右对比。

(三)请受检者双上肢交叉,对比叩诊双侧后胸部

汇报:【叩诊清音,两侧对称】

手法:由上至下、由内向外,左右对比。叩诊部位同上。肩胛骨内侧,手指与脊柱平行,与肋骨垂直;肩胛骨下方,手指与肋间隙平行,与脊柱垂直。

(四)叩诊双侧肺下界、肺下界移动度(肩胛线)

汇报:【肩胛线肺下界:左侧第10肋间、右侧第9肋间,双侧肺下界移动度约为6 cm】

手法:先叩出肺下界标记,再测深吸气后肺界标记,然后测深呼气后肺界标记。测量数值。

首先在平静呼吸时,于肩胛线上叩出肺下界的位置,嘱受检者做深吸气并屏住呼吸,沿该线继续向下叩诊,当由清音变为浊音时,即肩胛线上肺下界的最低点,翻转板指(左手中指第二指节),做一标记。当受检者恢复平静呼吸后,同样先于肩胛线上叩出平静呼吸时的肺下界,再嘱受检者做深呼气并屏住呼吸,然后再由下向上叩诊,直至浊音变为清音时,即肩胛线上肺下界的最高点,翻转板指,再做标记。用直尺测量两个标记间的距离。先叩左侧、再叩右侧。

(五)听诊两肺呼吸音、有无胸膜摩擦音

汇报:【两侧呼吸音对称,听诊清音;未闻及干性、湿性啰音;未闻及胸膜摩擦音、异常呼吸音】

手法:由上至下、由内向外,左右对比,注意侧胸壁。检查者放置听诊器于双侧前下侧胸部(腋前线),嘱受检者深呼吸,检查有无胸膜摩擦音。

(六)检查双侧语音共振

汇报:【双侧语音共振对称】

手法:听诊器由上至下、由内向外,左右对比,注意侧胸壁。

(七)触诊脊柱有无畸形、活动度、压痛

汇报:【脊柱无畸形、活动正常、无压痛】

手法:逐个按压棘突,使皮肤留下红色压迹。检查者用手指沿脊椎的棘突尖以适当的压力往下划压。划压后皮肤上出现一条红色充血痕,以此痕为标准,观察脊柱有无侧弯。

(八)直接叩诊法与间接叩诊法检查脊柱有无叩击痛

汇报:【脊柱无叩击痛】

手法：

（1）直接叩诊法：用中指或叩诊锤叩击各椎体的棘突，检查有无疼痛。

（2）间接叩诊法：受检者取坐位，检查者将左手置于受检者的头顶部，右手半握拳以小鱼际肌部位叩击左手背，同时询问受检者脊柱有无疼痛及其部位。（先用间接叩击法，再用直接叩击法。）

（九）检查双侧肋脊点和肋腰点有无压痛、双侧肾区有无叩击痛

汇报：【双侧肋脊点和肋腰点无压痛；双侧肾区无叩击痛】

手法：双手按压双侧肋脊点和肋腰点，左手放在肋脊点和肋腰点之间，右手叩击左手手背。

第五节 腹部

（一）观察腹部

汇报：【腹部平坦，两侧对称；未见胃肠蠕动波；腹式呼吸存在；未见蜘蛛痣、皮疹、黄染及瘢痕；未见腹壁静脉曲张；脐未见隆起及分泌物】

手法：医生视线与受检者腰部平行，并且从不同角度观察。如见腹壁静脉显露，应检查其血流方向：检查者将示指和中指并拢压在静脉上，然后一只手指紧压静脉向外滑动，挤出该段静脉内的血液，至一定距离放松该手指，另一手指紧压不动，看静脉是否迅速充盈，再用同法放松另一手指，即可看出血流方向。

（二）听诊肠鸣音、血管杂音

汇报：【肠鸣音正常，每分钟4次，未闻及血管杂音】

手法：将听诊器放在脐周围听肠鸣音并计数，然后在其他八区（左下腹部、脐左、左上腹部、剑突下、右上腹部、脐右、右下腹部、下腹正中部）听诊。血管杂音主要在腹主动脉、肾动脉、髂动脉、股动脉处听诊。

（三）叩诊全腹、肝上界、肝下界

汇报：【腹部叩诊轻度鼓音，肝上界在右锁骨中线第5肋间，肝下界在肋缘处，肝浊音界范围约为7 cm】

手法：先全腹叩诊，从左下腹开始，逆时针方向叩诊至右下腹，再至脐部。

（1）肝上界：右锁骨中线第2肋间向下至清音变浊音处，用记号笔标记。

（2）肝下界：右锁骨中线脐右开始向上，在鼓音变浊音处，用记号笔标记，再用直尺测量。

(四)检查肝脾区有无叩击痛

汇报:【肝、脾区无叩击痛】

手法:左手掌置于肝区、脾区肋骨上,右手叩击手背,询问受检者有无疼痛,锤击1次。

(五)检查移动性浊音

汇报:【腹部移动性浊音阴性】

手法:受检者仰卧,自腹中部脐水平面开始向受检者左侧叩诊,发现浊音时,板指固定不动,嘱受检者取右侧卧位,再度叩诊,如呈鼓音,表明浊音移动。同样方法向右侧叩诊,叩得浊音后,嘱受检者取左侧卧位,以核实浊音是否移动。

受检者仰卧位,先叩脐部(脐周),再向左侧腹叩诊达左侧髂腰肌边缘,遇浊音时,板指固定不动,嘱受检者取右侧卧位,重新叩诊该处,听取音调有无变化。然后嘱受检者转仰卧位,再由脐部(脐周)向右侧腹叩诊达右侧髂腰肌边缘,遇浊音时,板指固定不动,嘱受检者取左侧卧位,重新叩诊该处,听取音调有无变化。

(六)浅触诊、深触诊全腹部

汇报:【腹软,腹部无压痛、未触及包块】

手法:将手温暖(可以用双手搓擦法)、指甲应剪短,前臂应在受检者的腹部表面同一水平,先置全手掌于腹壁上,让受检者适应片刻,检查者此时可感受受检者腹壁的紧张程度,然后以轻柔动作开始触诊。触诊时应避免用指尖猛戳腹壁。检查完一个区域后,检查者的手应抬起并离开腹壁,再以上述手法检查下一区域。一般先从左下腹开始,逆时针方向至右下腹,再至脐部,依次检查腹部各区。原则上先触诊健康部位,逐步移向病痛部位。

嘱受检者张口平静呼吸,将手平放于腹壁,并拢的2、3、4指用力下压,腹壁压陷至少2 cm,(或左手与右手重叠,以并拢的手指末端逐渐加压触摸深部内脏),自左下腹开始,逆时针触摸腹壁,至右下腹再至脐部。

检查压痛及反跳痛:采用深压触诊法,以拇指或并拢的2~3个手指逐渐深压有压痛部位1 s左右,以探测腹腔深在病变的部位或确定腹腔压痛点,如阑尾压痛点。在深压痛的基础上迅速将手抬起,并询问受检者是否瞬时感觉疼痛加重或观察受检者是否出现痛苦表情。

(七)在右锁骨中线上单双手法触诊肝脏

汇报:【肝脏未触及】

手法:

(1)单手法:嘱受检者放松腹部,训练腹式呼吸,检查者右手四指并拢,掌指关节伸直,与肋缘大致平行(或指尖指向肋缘)放在右下腹部。使用示指前外侧指腹或指尖触诊肝脏,注意与吸气、呼气的配合,受检者呼气时手指压向腹深部,再次吸气时,手指向上迎触下移的肝下缘。如此反复进行,手指逐渐向肋缘移动,直到触及肝缘和肋缘为止。在前正中线触诊肝脏。一般从脐部开始,自下向上滑行移动,与呼吸运动配合。

(2)双手法:左手掌面平托于受检者右背部第12肋骨与髂嵴之间,脊柱旁肌肉的外侧,左拇指顶压住右肋弓,限制胸壁扩张幅度。左手托住右后腰部,左拇指顶压住右肋弓。右手手法操作同单手法。肝脏触诊还应注意肝的质地、表面状态与边缘、压痛、搏动等;嘱受检者张口呼吸。呼气时深压,手指向上移动,吸气时手指不能向季肋部移动,随吸气腹壁抬高时,手指轻度抬高,右手基本停在原地迎碰随呼气下移的肝脏。

(八)检查肝-颈静脉回流征

汇报:【肝-颈静脉回流征阴性】

手法:暴露受检者颈部。检查者右手2~3指并拢,压迫受检者右上腹1 min。观察颈部静脉,压迫后颈部静脉怒张、增宽或升高>1 cm,心率增快,为阳性。

(九)检查胆囊点有无触痛(Murphy征)

汇报:【Murphy征阴性】

手法:检查者左手掌平放于患者右季肋部,左手掌与右肋缘垂直,以拇指指腹勾压于右肋下胆囊点(腹直肌外缘与肋弓交界)处,其余四指与肋骨交叉,嘱受检者深吸气,注意观察受检者有无胆囊点疼痛及呼吸被迫终止。询问受检者有无疼痛。

(十)触诊脾脏

汇报:【脾脏未触及】

手法:

(1)仰卧位触诊:左手绕过腹前方,手掌置于左胸下部第9—11肋处,试将其脾脏从后向前托起;右手掌平放于脐部,与左肋弓大致呈垂直方向;配合呼吸,以手指的力量下压腹壁,直至触及脾缘或肋缘;如未触及脾脏,则进行侧卧位触诊。

(2)侧卧位触诊:站在受检者右侧,请被检者取右侧卧位,右下肢伸直,左下肢屈曲。

(3)双手触诊法:左手掌置于受检者左腰部第9—11肋处,试将其脾脏从背腰部向腹部紧推;右手示指、中指、无名指、小指伸直与肋缘大致呈垂直方向;配合呼吸,以手指力量下压腹壁,直至能触及脾缘或左肋缘。

(十一)双手法触诊肾脏

汇报:【双侧肾脏未触及】

手法:触诊右肾时,以左手平放于受检者右侧后腰肾区,将右肾向上托起,右手掌平放在右上腹部,手指微弯,指端恰放于肋弓的下方,手指方向大致平行于右肋缘,随受检者的腹式呼吸逐渐将右手压向腹腔深部并试图与左手相接近。必要时,嘱受检者取右侧卧位或坐位进行检查。触诊左肾时,检查者左手自受检者前方绕过,左手掌面托住受检者左侧后腰部,右手掌平放于左上腹部,用触诊右肾的方法进行检查。

（十二）检查液波震颤

手法：左手掌轻贴受检者右侧腹壁，右手指指腹部叩击左侧腹壁，必要时请受检者或助手用右手掌尺侧缘压在脐部腹正中线上，再叩击对侧腹壁。

（十三）检查振水音

手法：嘱受检者仰卧，检查者以一耳凑近上腹部（或将听诊器置于上腹部），同时以右手四指并拢连续数次冲击振动胃部，即可听到气液撞击的声音。

（十四）检查季肋点、上输尿管点及中输尿管点压痛

手法：双手拇指依次深压季肋点、上输尿管点和中输尿管点。季肋点（第10肋首端）有无压痛；上输尿管点（脐水平腹直肌外缘）有无压痛；中输尿管点（髂前上棘水平与腹直肌外缘交点）有无压痛。

（十五）检查腹部触觉（或痛觉）

汇报：【腹壁痛觉存在】

手法：嘱受检者闭眼，用回形针测试，由左到右、由上向下、左右对比，受检者手示左右侧。

（十六）检查腹壁反射

汇报：【腹壁反射存在】

手法：用棉签按由左到右、由上向下、由外向内的顺序，观察腹肌收缩。

第六节 上肢

（一）观察上肢皮肤、关节等

汇报：【双上肢对称，皮肤未见黄染、皮损、淤斑、皮下结节，双上肢未见肿胀、畸形】

（二）观察双手及指甲

汇报：【甲床未见苍白、发绀；无杵状指；双手指间关节、掌指关节未见肿胀、畸形】

（三）触诊指间关节和掌指关节

汇报：【指间关节和掌指关节无肿胀、无压痛】

手法:右手拇指、示指逐个按压指间关节掌面、背面、侧面。触诊掌指关节用右手,掌心向下,拇指按压受检者手背掌指关节,示指、中指按压受检者掌面关节。

(四)检查指关节运动

汇报:【指关节运动自如】

手法:令受检者举起双手,展开手指,弯曲指关节,再弯曲掌指关节,再捏拳。然后再伸开手指,令受检者拇指对掌,其余四指伸直。

(五)检查上肢远端肌力(双手握力)

汇报:【双上肢远端肌力正常】

手法:令受检者紧握检查者的两个示指,检查者用力向外抽。

(六)触诊腕关节

汇报:【双侧腕关节无肿胀肌压痛】

手法:按压腕关节掌面、背面、两侧。

(七)检查腕关节运动

汇报:【双侧腕关节活动自如】

手法:令受检者伸直前臂、手掌,掌心向下,注意伸直;令受检者手腕背屈(背伸)、垂腕。

(八)触诊滑车上淋巴结

汇报:【双侧肘关节无压痛,肘关节结构正常;滑车上淋巴结未触及肿大】

手法:

(1)左侧:检查者用左手提起受检者左手腕,提向头端,使肘部抬高。右手拇指按压肱骨内髁、中指按压肱骨外髁、示指按压鹰嘴,呈三角形。将受检者手腕再提高,使上肢伸直,后呈一条直线,右手顺势触摸左滑车上淋巴结。

(2)右侧:检查者右手提起受检者右手手腕,提起前臂。左手拇指按压肱骨内髁、中指按压肱骨外髁、示指按压鹰嘴,呈三角形。使受检者伸直上肢,后呈一条直线,左手顺势触摸右滑车上淋巴结。

(九)检查肘关节运动

汇报:【双侧肘关节运动自如】

手法:令受检者屈肘、伸肘。

(十)检查屈肘、伸肘的肌力

汇报:【双上肢近端肌力正常】

手法：令受检者屈肘，检查者用力向外拉，然后令受检者屈肘向外推，检查者向内推。

（十一）视诊肩部外形

汇报：【双侧肩关节对称、饱满】

（十二）触诊肩关节及其周围

汇报：【双侧肩关节及其周围无压痛】

（十三）检查肩关节运动

汇报：【双侧肩关节运动不受限】
手法：令受检者左手绕过头顶，触摸右耳，右侧反之。

（十四）检查上肢触觉（或痛觉）

汇报：【双上肢痛觉正常】
手法：令受检者闭上眼睛，用回形针刺左右上臂、左右前臂、左右手背。注意左右对照。

（十五）检查肱二头肌、肱三头肌反射，桡骨骨膜反射（双侧对比）

注意顺序：左肱二头肌、右肱二头肌、右肱三头肌、左肱三头肌；左桡骨骨膜、右桡骨骨膜。
汇报：【双侧肱二头肌、肱三头肌反射，双侧桡骨骨膜反射存在】
手法：

（1）肱二头肌反射：嘱受检者前臂屈曲90°，检查者以左拇指置于受检者肘部肱二头肌肌腱上，然后右手持叩诊锤叩受检者左拇指指甲。肱二头肌收缩引起屈肘动作。反射中枢为颈髓第5—6节。

（2）肱三头肌反射：嘱受检者外展上臂，半屈肘关节，检查者用左手托住其上臂，右手用叩诊锤直接叩诊鹰嘴上方的肱三头肌肌腱，引起肱三头肌收缩，前臂伸展。反射中枢位于颈髓第6—7节。

（3）桡骨膜反射：嘱受检者前臂置于半屈半旋前位，检查者以左手托住其腕部，使其腕关节自然下垂，随即以叩诊锤叩桡骨茎突，可引起屈肘和前臂旋前动作。反射中枢在颈髓第5—6节。

（十六）检查Hoffmann征

汇报：【Hoffmann征阴性】
手法：检查者左手持受检者腕关节上方，右手以中指及示指夹持受检者的中指，稍向上提，使其腕部处于轻度过伸位，然后以拇指迅速弹刮受检者的中指指甲，阳性者可出现其余四指轻微掌屈反应。

第七节 下肢

(一)观察双下肢外形、皮肤、趾甲等

汇报:【双下肢对称,未见肿胀畸形;皮肤未见黄染、色素沉着、皮疹、静脉曲张、窦道、瘢痕】

(二)触诊腹股沟区,触诊股动脉搏动,必要时听诊

汇报:【双侧腹股沟区未触及肿块;未触及肿大淋巴结;双侧股动脉可触及,双侧对称,听诊无枪击音和Duroziez双重杂音】

手法:

(1)横组位于腹股沟韧带下方,与腹股沟平行。手在腹股沟下与腹股沟平行触摸。

(2)纵组与大隐静脉走向一致。手在腹股沟下向足部触摸。

(3)双手触摸两侧腹股沟淋巴结。比较两侧股动脉的搏动是否存在,搏动强度是否一致,并将听诊器体件置于股动脉搏动处,听诊有无枪击音;稍加用力,注意有无Duroziez双重杂音。

(三)检查髋关节屈曲、内旋、外旋运动

汇报:【双侧髋关节不受限】

手法:左手托起受检者膝腘窝,右手握住受检者踝关节,屈膝屈髋各90°向外旋转右足(足向外,膝关节转向中线),向内旋转右足(足向中线,膝关节转向外)。

(四)触诊膝关节和浮髌试验

汇报:【双侧膝关节未触及不规则突起、双侧膝关节无压痛、浮髌试验阴性】

手法:双手手指触摸膝关节前后、双侧,腘窝,关节周围软组织,并略施加压力。左手虎口压在髌骨之上的股四头肌肌腱上,右手拇指、中指固定,示指按压髌骨。

(五)检查双下肢近端肌力,检查膝关节屈曲运动

汇报:【双下肢肌力正常,膝关节屈曲运动不受限】

手法:双下肢伸直,双手压住胫骨下端,令受检者伸直腿,对抗受检者伸膝动作。

(六)检查髌阵挛

汇报:【髌阵挛阴性】

手法:嘱受检者下肢垂直,检查者用拇指和示指捏住髌骨上缘用力向远端方向快速推动数次,然后保持适度的推力。阳性反应为股四头肌节律性收缩致髌骨上下移动。

(七)触诊踝关节及跟腱

汇报:【两侧踝关节无肿胀、无压痛,跟腱张力正常】

(八)检查有无凹陷性水肿

汇报:【双下肢未见凹陷性水肿】

手法:双手拇指同时按压受检者踝关节之上的胫骨前5 s。

(九)触诊双侧足背动脉(用双手同时检查双侧)

汇报:【双侧足背动脉搏动一致有力】

手法:双手同时触摸。指腹与第一、第二跖骨平行触摸。

(十)检查踝关节背屈、跖屈活动

汇报:【双侧踝关节运动自如】

手法:令受检者双足踝关节背屈(勾脚背)、跖屈活动。

(十一)检查双足背屈、跖屈肌力

汇报:【双足背屈、跖屈肌力正常】

手法:左手握受检者踝关节,右手握足底前掌处,令受检者背屈时给予外拉抵抗、跖屈时上推抵抗。

(十二)检查下肢痛觉(和触觉)(双侧对比)

汇报:【双下肢感觉功能正常】

手法:用回形针刺双侧大腿面、胫骨面、足背6个点。

(十三)检查膝腱反射、跟腱反射

汇报:【双侧膝腱反射、跟腱反射存在】

手法:坐位时(受检者小腿完全松弛下垂)或仰卧时,检查者以左手托其膝关节使之屈曲呈120°角,用右手持叩诊锤叩击膝盖髌骨下方股四头肌肌腱,可引起小腿伸展。反射中枢在骶髓第2—4节。

嘱受检者仰卧、屈髋、屈膝,下肢外旋、外展;检查者左手将受检者足背曲呈90°角,以叩诊锤叩击其跟腱,反应为腓肠肌收缩、足背跖面屈曲。反射中枢在骶髓第1—2节。

(十四)检查踝阵挛

汇报:【踝阵挛阴性】

手法:嘱受检者仰卧,髋关节与膝关节稍屈,检查者一手持受检者的小腿,一手持受检者的足掌前端,用力使其踝关节背屈。阳性反应为比目鱼肌和腓肠肌发生节律性收缩。

(十五)检查Babinski征

汇报:【Babinski征阴性】

手法:嘱受检者仰卧,下肢伸直,检查者手持受检者的踝部,用钝头棉签划其足底外侧,由后向前至小趾跖关节处转向跗趾侧,正常反应是足屈跖屈,阳性反应为跗趾背伸,余趾呈扇形展开(与跖反射手法一样)。

(十六)检查Oppenheim征

汇报:【Oppenheim征阴性】

手法:检查者用拇指、示指沿受检者胫骨前缘用力由上向下滑动,阳性表现同上。

(十七)检查Gordon征

汇报:【Gordon征阴性】

手法:将拇指和其他四指分置于腓肠肌部位,然后以适当的力量捏压,阳性反应同上。

(十八)检查Kernig征

汇报:【Kernig征阴性】

手法:嘱受检者仰卧,先将一侧髋关节与膝关节屈曲呈90°角,再用力抬高小腿,正常人可将膝关节伸至135°角以上。阳性表现为伸膝受限,并伴有疼痛和屈肌痉挛。

(十九)检查Brudzinski征

汇报:【Brudzinski征阴性】

手法:嘱受检者去枕平卧,检查者左手托其颈,右手按压其胸骨,左手用力抬其头使受检者头前屈。观察下肢有无屈膝、屈髋。

(二十)检查Lasegue征

汇报:【Lasegue征阴性】

手法:嘱受检者仰卧,两下肢伸直,检查者轻压其膝部以免屈曲,右手托住其踝部,于伸直位徐徐抬起该下肢,正常人可抬离床面70°以上。阳性反应为下肢上抬达不到70°伴下肢疼痛,为坐骨神经根受刺激的表现。

第八节 肛门、直肠（仅必要时检查）

嘱受检者取左侧卧位、右腿屈曲，观察肛门、肛周、会阴区。检查者戴上手套，示指涂以润滑剂行直肠指检，观察指套上有无分泌物。先检查肛门及括约肌的紧张度，再检查肛管及直肠的内壁。检查完毕后，检查者取出指套，观察指套上有无分泌物及血迹，必要时送检。

第九节 外生殖器（仅必要时检查）

（一）男性外生殖器检查

（1）外生殖器的发育是否与年龄相称，若与年龄不相称，常提示内分泌疾病。

（2）阴茎：有无包茎（包皮口狭小，使龟头不能露出）、包皮过长（包皮掩盖尿道口，但能上翻露出龟头）。

（3）阴囊：阴囊皮肤是否粗糙，有无渗出、糜烂及水肿。

（4）睾丸：是否缺如，其形状、大小、硬度、有无触痛。

（5）附睾及精索：两侧对比，注意有无结节、囊肿、压痛。

（二）女性外生殖器检查

女性外生殖器指女性生殖器官的外露部分，又称外阴，包括阴阜、大阴唇、小阴唇、阴蒂、阴道前庭、前庭大腺、前庭球、尿道口、阴道口和处女膜。

第十节 共济运动、步态与腰椎运动

(一)指鼻试验(睁眼、闭眼)

汇报:【指鼻试验稳准】

方法:嘱受检者伸直手臂,以示指触自己的鼻尖,先左后右,速度逐渐加快。先测双侧睁眼,再测双侧闭眼。

(二)检查双手快速轮替运动

汇报:【双手快速轮替运动稳准、流畅】

方法:嘱受检者上臂、前臂伸直,快速旋转前臂。

(三)Romberg试验(闭目难立征)(睁眼、闭眼)

汇报:【Romberg征阴性】

方法:嘱受检者双脚并拢,上肢向前水平伸直。

(四)观察步态

汇报:【步态稳健】

方法:嘱受检者步行几步。

(五)检查腰椎运动

汇报:【腰椎活动自如】

方法:分别检查屈腰运动、伸腰运动、腰椎侧弯运动、腰椎旋转运动。

(苏增锋　戴京红)

附录

全身体格检查考核评分标准(供参考)

科室:________姓名:________总分:________评分人:________

项目名称	检查内容	分值	扣分标准/分	得分/分
一、一般项目	1.器具齐备。站在受检者右侧,向受检者问候,告知查体注意事项	5分	1	
	2.测量体温。把体温计放在受检者的腋窝深处并紧贴皮肤		0.5	
	3.检查脉搏,至少计数30 s		0.5	
	4.观察受检者呼吸频率,计数30 s		0.5	
	5.测量右上臂血压。观察水银柱液面,袖带下缘距肘弯横纹上2～3 cm;听诊器体件与腋中线在同一水平;两眼平视水银柱平面。用同样的方法测定两次,间隔1 min左右。测量完后倾斜血压计,关闭开关		1.5	
	6.取出体温计,观察刻度后甩下水银		0.5	
	7.观察受检者发育、营养、体形、面容表情和体位		0.5	
二、头部	1.观察头发、头颅外形	5分	0.25	
	2.触诊头颅		0.25	
	3.观察眼睑,翻转上眼睑,观察上下睑结膜、球结膜及巩膜,先左后右		0.5	
	4.观察眼球的外形、双侧瞳孔		0.25	
	5.取手电筒,检查左右瞳孔的直接对光反射和间接对光反射		0.25	
	6.检查左右眼球运动。示指按水平向外→外上→外下→水平向内→内上→内下6个方向进行,检查每个方向时均从中位开始		0.5	
	7.检查调节反射		0.25	
	8.检查辐辏反射。清醒受检者不查角膜反射		0.5	
	9.检查耳郭,观察外耳道,检查乳突,先左后右		0.5	
	10.观察鼻外形、鼻前庭和鼻腔,检查两侧鼻通气		0.5	
	11.触压双侧额窦、筛窦和上颌窦		0.5	
	12.观察口唇。用消毒压舌板观察口腔黏膜、牙齿、牙龈、扁桃体、咽后壁等;观察舌体、舌苔、伸舌运动、鼓腮、示齿动作		0.75	
三、颈部	1.观察颈部皮肤、血管,先左后右,观察甲状腺	8分	0.5	
	2.按顺序触诊颈部淋巴结。耳前、耳后、枕后、颌下淋巴结、颏下淋巴结、颈前三角(翻掌,双手指沿胸锁乳突肌前缘触诊,受检者头稍低向左侧,检查者右手指尖分别触摸颌下和颏下淋巴结,同法触摸右侧颌下和颏下淋巴结)、颈后三角(双手指尖沿斜方肌前缘和胸锁乳突肌后缘触诊)、锁骨上淋巴结(受检者头部稍前屈,用双手指尖在锁骨上窝内由浅部逐渐触摸至锁骨后深部)		2.5	
	3.触诊甲状腺峡部和左右叶。右手拇指在胸骨上切迹向上触摸,嘱受检者做吞咽动作;用左手拇指在甲状软骨下气管右侧向对侧轻推,右手示指、中指和无名指在左胸锁乳突肌后缘,右手拇指在气管旁滑动触摸,嘱受检者吞咽;同法检查甲状腺右叶		3	
	4.触诊气管位置		1	

续表

项目名称	检查内容	分值	扣分标准/分	得分/分
三、颈部	5.听诊颈部有无血管性杂音,先左后右。若甲状腺无肿大则无须听诊	8分	0.5	
	6.测试颈项强直。去枕,左手托住受检者枕部,右手放在其胸前,使受检者头部做被动屈颈动作,同时观察两膝关节和髋关节的活动(Brudzinski征)		0.5	
四、前胸部和肺部	1.视诊前胸部皮肤、呼吸运动、肋间隙、胸壁静脉;蹲下观察胸廓外形;视诊两侧乳房、乳头的位置	16分	0.5	
	2.触诊腋窝淋巴结。左手扶着受检者左前臂,右手指并拢,掌面贴近胸壁向上直达腋窝顶部滑动触诊。然后依次触诊腋窝顶部(尖群)、内侧壁(中央群)、前壁(胸肌群)、后壁(肩胛下群)、外侧壁(外侧群)。触诊腋窝前壁时,注意拇指和四指的配合。再翻掌向外,触诊腋窝外侧壁。左手检查右腋窝淋巴结,方法同前		2	
	3.触压胸廓,了解胸廓的弹性,检查皮下气肿、胸壁压痛、胸骨压痛。女性则常规触诊乳房,先查健侧,后查患侧。按外上、外下、内下、内上顺序由浅入深触诊,最后触诊乳头		1	
	4.检查胸廓扩张度。双手掌及伸展的手指置于胸廓前下部的对称位置,左右拇指分别沿两侧肋缘指向剑突,两拇指间距约为2 cm。然后嘱受检者做深呼吸动作		1	
	5.触诊语音震颤。将双手掌置于受检者胸部上、中、下三部位的对称位置,嘱其以同等强度发“yi”长音,并双手做一次交换		1	
	6.触诊胸膜摩擦感。双手掌置于受检者胸廓下侧部,嘱其深吸气		0.5	
	7.检查胸部叩诊音分布。由第1肋间至第4肋间,按由外向内、自上而下、两侧对照的原则叩诊		2	
	8.肺下界叩诊。按右锁骨中线、左腋中线、右腋中线顺序叩三条线。嘱受检者平静呼吸,自上而下,由清音叩到实音时翻转板指,取板指中部用标记笔做标记		3	
	9.肺部听诊。按锁骨中线、腋前线和腋中线三条线,上、中、下部左右对称部位听诊。必要时嘱受检者做深吸气动作		3	
	10.检查语音共振。嘱受检者沿一致的声音强度重复发“yi”长音,同语音震颤检查上、中、下三个部位,做两侧对比		1	
	11.听诊胸膜摩擦音。嘱受检者深吸气,在前下侧胸壁听诊		1	
五、心脏	1.观察心前区是否隆起、心尖冲动。检查者下蹲,沿切线方向进行观察;视诊心前区异常搏动	19分	2	
	2.触诊心尖冲动、心前区异常搏动(包括剑突下搏动)和震颤。用手掌在心前区和心底部触诊,必要时用手掌尺侧(小鱼际)确定具体位置和时期		4	
	3.触诊心包摩擦感。在胸骨左缘第3、第4肋间用手掌触诊		1	
	4.叩诊心浊音界。先叩左界,从心尖冲动最强点外2~3 cm处开始,由外向内,由清变浊时做标记;如此自下而上叩至第2肋间。叩右界则沿右锁骨中线,自上而下,叩至浊音,于其上一肋间由外向内叩出浊音界,自下而上叩至第2肋间;然后用直尺测量左右心浊音界各标记点距前正中线的垂直距离和左锁骨中线与前正中线间的距离		6	
	5.心脏听诊。先将听诊器体件置于心尖冲动最强的部位。听诊心率(1 min)、心律、心音(强度改变、心音分裂、额外心音)、杂音。然后依次在肺动脉瓣区、主动脉瓣区、主动脉瓣第二听诊区、三尖瓣区听诊		5	
	6.听诊心包摩擦音。在胸骨左缘第3、第4肋间听诊		1	

续表

项目名称	检查内容	分值	扣分标准/分	得分/分
六、背部	1.视诊皮肤。嘱受检者坐起,双手抱膝,暴露背部	15分	0.5	
	2.触诊胸廓扩张度。双手拇指在第10肋水平,对称性地把手掌放在背部两侧,两拇指间距约为2 cm,双手向脊柱方向推挤,使皮肤松弛致双手大拇指掌侧缘平行;然后嘱受检者做深呼吸动作		1	
	3.触诊语音震颤。双手掌置于肩胛下区对称部位,请受检者发“yi”长音,然后双手交换,请受检者以相等强度重复发“yi”长音		1	
	4.背部叩诊。肩胛间区脊柱两侧上下共4个部位,左右腋后线、肩胛线上下共4点,先左后右		2	
	5.叩诊肺下界和肺下界移动范围。沿左肩胛线自上而下,叩出平静呼吸时的肺下界。嘱受检者做深吸气后屏住呼吸,迅速自上而下叩至浊音区,翻转板指,在其中点做标记。再嘱其深呼气后屏住呼吸,迅速自上而下叩出浊音区,翻转板指,再做标记,嘱受检者恢复正常呼吸。用直尺测量两个标记间的距离。再叩右侧		5	
	6.背部听诊。肩胛间区脊柱两侧上下共4个部位,左右腋后线、肩胛线上下共4个点		2	
	7.听诊语音共振。嘱受检者以相同的声音强度发“yi”长音,在肩胛间区脊柱两侧和肩胛下区左右共4个点,两侧对比		1	
	8.检查肋脊点、肋腰点压痛和左右肾区叩击痛		1	
	9.观察脊柱的活动度		0.5	
	10.检查脊柱弯曲度、压痛、叩击痛(先用间接叩击法,再用直接叩击法)		1	
七、腹部	1.视诊腹部外形(蹲下平视)、腹部皮肤、呼吸运动、腹壁静脉曲张、胃肠型和蠕动波	24分	0.5	
	2.腹部浅触诊。一般自左下腹开始滑行触诊,然后沿逆时针方向移动;检查McBurney点反跳痛		1.5	
	3.腹部深触诊。左手与右手重叠,以并拢的手指末端逐渐加压触摸深部脏器,一般自左下腹开始,按逆时针方向进行		1	
	4.肝脏触诊。将左手拇指置于季肋部,其余四指置于背部,右手自右髂窝沿右锁骨中线,与呼吸配合,向肋缘滑行移动,直至触及肝缘或肋缘。如果肋下触及肝脏,必要时宜在右锁骨中线叩出肝上界并测量肝脏的上下径。肝肿大者做肝颈静脉回流征检查		5	
	5.在前正中线触诊肝脏。一般从脐部开始,自下向上滑行移动,与呼吸运动配合,测量肝缘与剑突根部间的距离		2	
	6.脾脏触诊。左手掌置于受检者左腰部第7—10肋处,右手掌自脐部开始,双手配合,随呼吸运动深部滑行向肋弓方向触诊脾脏,直至触及脾缘或左肋缘。触诊不满意时,可嘱受检者取右侧卧位,右下肢伸直,左下肢屈曲,再做触诊。如脾肿大,则测量甲乙线、甲丙线和丁戊线		3	
	7.Murphy征检查。以左拇指勾压腹直肌外缘与肋弓交界处,其余四指与肋骨交叉,嘱受检者做深吸气,同时注意受检者的面部表情,询问其有无疼痛		3	
	8.双手拇指依次深压季肋点、上输尿管点和中输尿管点		0.5	
	9.检查肝区叩击痛		0.5	

续表

项目名称	检查内容	分值	扣分标准/分	得分/分
七、腹部	10. 检查液波震颤。左手掌轻贴受检者右侧腹壁，右手指指腹部叩击左侧腹壁，必要时请受检者或助手用右手掌尺侧缘压在脐部腹正中线上，再叩击对侧腹壁	24分	0.5	
	11. 检查振水音。左耳凑近受检者上腹部，冲击触诊上腹部		0.5	
	12. 检查腹部叩诊音分布。从左下腹开始，以逆时针方向叩诊。嘱受检者取左侧卧位，停留片刻后再次叩诊		1	
	13. 叩诊移动性浊音。从脐部开始，沿脐水平向左侧方向移动，叩及浊音时，板指位置固定，嘱受检者取右侧卧位，稍停片刻，重新叩诊该处；然后向右侧移动叩诊，直达浊音区，叩诊板指固定位置；嘱受检者向左侧翻身180°		2	
	14. 右下腹听诊肠鸣音（1 min）		1	
	15. 听诊有无血管杂音。可根据专科情况，腹部检查按视、听、触、叩的顺序进行		0.5	
	16. 触诊两侧腹股沟淋巴结、股动脉搏动		0.5	
	17. 听诊有无射枪音和有无Duroziez双重杂音。将听诊器体件置于股动脉上听诊		0.5	
	18. 检查上、中、下腹壁反射		0.5	
八、四肢及部分神经反射	1. 视诊上肢皮肤、关节、手指及指甲	8分	0.5	
	2. 检查上臂内侧肘上3～4 cm处皮肤弹性。触诊左右滑车上淋巴结		0.5	
	3. 触诊双侧桡动脉搏动、有无交替脉、奇脉、水冲脉和毛细血管征。检查水冲脉时，用左手指掌侧紧握受检者右手腕桡动脉处，将受检者前臂抬高过头		0.5	
	4. 检查左右上肢运动功能和肌力		0.5	
	5. 肱二头肌反射、肱三头肌反射、桡骨膜反射及Hoffmann征检查，先左后右		1.5	
	6. 视诊双下肢皮肤、下肢静脉、关节、踝部及趾甲		0.5	
	7. 触摸腘窝淋巴结，触诊压陷性水肿，先检查左下肢，后查右下肢。触摸两侧足背动脉		0.5	
	8. 检查左右下肢运动功能和肌力		0.5	
	9. 左右膝反射、跟腱反射、Babinski征、Oppenheim征、Gordon征、Kernig征检查		2.5	
	10. 盖好被子，收拾完毕后，感谢受检者的配合，并道别		0.5	
	现场提问	总分		

（张小宝）

第二章 全科医生常用临床技能操作规范及考核标准

第一节 心肺复苏术

（一） 目的

抢救各种原因导致的循环衰竭(包括心搏骤停、心室纤维性颤动及心搏极弱)的患者。

（二） 禁忌证

(1)胸壁开放性损伤。
(2)肋骨骨折。
(3)胸廓畸形或心包压塞。

（三） 操作前准备

器械准备:
(1)简易呼吸囊。
(2)听诊器。
(3)纱布。
(4)手电筒。

（四） 操作步骤

(1)现场安全性判断:察看周围环境,声明环境安全。

(2)快速判断患者意识与呼吸:施救者轻拍患者肩部,对其双耳呼叫:"喂,你怎么了?"如无反应,即可判断为意识丧失。

(3)呼叫急救团队("120"):"快来人啊,抢救患者!"去枕平卧,将患者置于硬板床或者在患者背部垫一块硬板,尽量减少搬动,敞开患者衣物,摆放好肢体。

(4)确定有无呼吸及脉搏:施救者站在或跪在患者一侧,用近患者足侧的手的示指和中指找到患者的喉结,向患者左侧或右侧平移两横指,至胸锁乳突肌内侧缘凹陷处,扪及患者颈动脉,判断颈动脉搏动(5~10 s),同时通过"一听二看三感觉"来判断有无呼吸,口述"颈动脉搏动停止,呼吸消失",立即给予胸外按压。

(5)立即进行胸外按压:

● 确定按压部位:双乳头连线与胸骨的交点。将一手的掌根(长轴与患者胸骨长轴一致)紧靠此交点上,将另一手置于该手背上,双手平行重叠,手指交叉抬起,但不得接触胸壁。

● 按压方法及按压深度:施救者双肘伸直,借身体和上臂的力量,向脊柱方向按压，使胸廓下陷5～6 cm，然后迅速放松，解除压力，让胸廓自行复位，使心脏舒张，如此有节奏地反复进行。按压与放松的时间大致相等，放松时掌根部不得离开按压部位，以防位置移动，但放松应充分，以利血液回流。

● 按压频率：100～120次 /min。按压停歇时间一般不超过10 s，以免干扰复苏成功。

● 按压与通气的协调：吹气与按压之比为2:30，即连续吹气2次，按压30次，两次吹气的总时间应为4～5 s。

● 开放气道：双手抱耳，轻旋45°，清除口鼻分泌物，如有义齿则去除患者义齿，复位。压额抬颏法，应让患者头后仰，使其下颌骨和耳垂连线与地面垂直。

● 人工呼吸：一手捏住患者两侧鼻孔，另一手托起患者下颏，用口对准患者的口吹气，吹气停止后放松鼻孔，让患者从鼻孔出气。依次反复进行，同时注意观察患者胸部，操作正确能看到患者胸部有起伏，并感到有气流溢出。

● 在实施胸外按压的同时交替进行人工呼吸，以此类推进行5个循环。

● 判断复苏是否成功：触摸颈动脉和听呼吸音，判断时间为5～10 s，检查周围循环和瞳孔对光反射。报告结果：颈动脉搏动恢复，呼吸恢复，周围循环良好，瞳孔缩小对光反射恢复，复苏成功。把头偏向一侧，整理患者衣物，继续高级生命支持。

附录

（成人）单人徒手心肺复苏术操作评分标准

项目	单人心肺复苏				
	操作项目	项目分	内容	满分/分	得分/分
操作要点与评分细则	操作过程	60分	评估环境安全	1	
			立即跪于患者身旁，身体中轴平行于患者肩部水平	1	
			双手拍患者双肩	1	
			对双耳大声呼喊“喂，你怎么了？”	1	
			判断患者意识情况	1	
			如意识丧失，立即向周围群众呼救，拨打“120”，并请求协助	2	
			将患者沿纵轴线翻转至仰卧位，使其仰卧于地面上，使头、颈、躯干、四肢平直无弯曲，双手放于躯干两侧	2	
			松解衣服、裤带	1	
			判断患者自主呼吸（斜着观察胸廓起伏），口述：自主呼吸消失。（判断时间不超过10 s）	1	
			判断患者颈动脉搏动：示指、中指指尖先触及喉结，向患者左侧或右侧平移两横指，至胸锁乳突肌内侧缘凹陷处，触摸颈动脉搏动	2	
			口述：颈动脉搏动消失。（判断时间不超过10 s）	1	
			确定双乳头连线与胸骨的交点	2	
			将一手的掌根（长轴与患者胸骨长轴一致）紧靠双乳头连线与胸骨的交点	2	
			另一手掌置于按压手背上，双手重叠，手指交叉抬起，但不得接触胸壁	2	

续表

项目	单人心肺复苏				
操作要点与评分细则	操作项目	项目分	内容	满分/分	得分/分
	操作过程	60分	双臂绷直,双肩处在患者胸骨上方正中	2	
			利用上半身体的重力和臂力,垂直向下按压	2	
			按压深度至少5 cm	2	
			下压与放松的时间比为1:1	2	
			放松时按压手不能离开胸壁,胸廓充分回弹	2	
			按压30次(频率>100次/min)	2	
			按压时观察患者面色	1	
			尽量减少胸外按压中断,若必须中断,时间应少于10 s	1	
			按压30次(一个周期)后开放气道	1	
			压额抬颏方法正确	1	
			开放气道(下颌骨和耳垂连线与地面垂直)	1	
			清理呼吸道(没有异物则报告)	1	
			急救者用按压前额手的拇指与示指捏紧患者鼻翼两侧	1	
			另一手托起下颌	1	
			将患者口唇张开	1	
			盖上纱布或手帕	1	
			操作者平静吸一口气后双唇包绕密封患者的口周	1	
			均匀缓慢吹气,吹气时间大于1 s,两次时间少于10 s	1	
			吹气时观察胸廓	1	
			见胸廓抬起后放松捏鼻翼的手指,观察呼气	1	
			连续吹气2次	1	
			进行5个30:2周期后的按压与人工呼吸后评估:①颈动脉搏动恢复(1分);②自主呼吸恢复(1分);③口唇和甲床颜色转红润(1分);④瞳孔回缩(1分)。⑤如"120"已到达,此时测血压其收缩压大于60 mmHg(1分)	5	
			口述:心肺复苏成功,将患者摆至复苏体位,转送医院进行进一步生命支持,未恢复时继续操作,如除颤仪到达,需要电除颤时及时予以电除颤	2	
			总时间160~170 s(3分);155~159 s或171~175 s(2分);150~154 s或176~180 s(1分);少于150 s或超过180 s不得分。计时从第一次拍打患者开始,以评估完成后报告为结束	3	
			着装整洁(1分),动作敏捷迅速、操作熟练(2分)	3	
	注意事项	40分	有效按压5个周期,每个周期30次,共150次按压有效(30分),每次不合格按压扣0.2分	30	
			10次人工呼吸有效(10分),以吹气结束,每次人工呼吸无效扣1分	10	
	总分	100分		100	

(吴泽兵　张学敏)

第二节 动脉穿刺术

(一) 目的

(1)掌握动脉穿刺术的适应证和禁忌证。

(2)熟悉动脉穿刺术的操作要点。

(二) 适应证

(1)严重休克需急救的患者,经静脉快速输血后情况未见改善,须经动脉提高冠状动脉灌注量及增加有效血容量。

(2)麻醉或手术期间危重患者持续监测动脉血压。

(3)施行特殊检查或治疗,如血气分析、选择性血管造影和治疗、心导管置入、血液透析治疗等。

(三) 禁忌证

(1)慢性严重心、肺或肾脏疾病,晚期肿瘤。

(2)周围皮肤炎症或动脉痉挛及血栓形成。

(3)有出血倾向者。

(四) 物品准备

清洁盘,小切开包,穿刺针、导引导丝及动脉留置导管;0.4%枸橼酸钠生理盐水或肝素生理盐水冲洗液,加压装置。

(五) 术前准备

(1)了解、熟悉患者病情。与患者或家属谈话,用通俗的语言、和善关切的态度讲清楚做动脉穿刺的目的和意义,争取清醒患者的配合。

(2)如果部位需要,可先行局部备皮。

(六) 操作步骤

以桡动脉穿刺为例:

(1)腕下垫纱布卷,背伸位,常规皮肤消毒、铺洞巾。

(2)术者戴好帽子、口罩,立于患者穿刺侧,戴无菌手套,以左手示指和中指在桡侧腕关节上2 cm动脉搏动明显处固定欲穿刺的动脉。

(3)右手持注射器(肝素生理盐水冲洗),在两指间垂直或与动脉走向呈45°角刺入。如见鲜红色血液进入注射器,表示已刺入动脉。用左手固定原穿刺针的方向及深度，右手操作。操作完毕，局部加压不得少于5 min。

（七） 术后处理

标本处理：用于血气分析检查时，观察注射器中有无气泡，若有气泡，则将其排出，轻轻转动注射器使血液和肝素充分混合，然后将针头插入橡皮塞中密封，并固定于冰袋上，30 min内送检。同时在申请单上填写患者的吸入氧浓度和血红蛋白浓度。

附录

动脉穿刺术操作评分标准

项目	动脉穿刺术				
	题干：患者，男性，64岁，COPD急性加重，呼吸困难，请从桡动脉穿刺抽动脉血做血气分析				
操作要点与评分细则	操作项目	项目分	内容	满分/分	得分/分
	操作准备	20分	准备：穿工作服，戴口罩、帽子，洗手（可口述）	4	
			与患者或家属谈话，做好解释工作，争取清醒患者配合	2	
			评估局部皮肤和血管情况，行Allen试验排除动脉畸形	3	
			如果部位需要，可先行备皮	1	
			治疗盘、纱布卷、棉签、络合碘、肝素生理盐水冲洗液、一次性注射器、凝胶针帽、无菌手套、无菌纱布、弯盘，所有物品均在有效期内	10	
	操作过程	70分	携用物至患者床旁，核对床号、姓名、住院号、化验单检验项目等	2	
			协助患者取舒适体位	2	
			腕下垫纱布卷，腕关节背伸位	2	
			常规消毒穿刺部位皮肤3遍，直径5 cm，待干	2	
			检查一次性注射器的有效期，包装是否完好	2	
			注射器肝素化备用	2	
			戴无菌手套（或者消毒左手示指、中指和无名指）	2	
			取无菌棉签或无菌纱布（1分），保持左手手指无菌状态（1分）	2	
			再次核对	2	
			立于患者穿刺侧，在已消毒的范围内，以左手示指和中指在桡侧腕关节近心端1～2 cm动脉搏动明显处固定桡动脉	2	
			右手持注射器，在两指中间垂直或与动脉呈45°角逆血流方向刺入动脉	2	
			见鲜红回血	2	
			左手固定穿刺针的方向和深度	2	
			右手以最快速度采血2 ml	2	
			操作完毕，迅速拔针，无菌棉签或无菌纱布覆盖，垂直加压5～10 min	2	
			立即将针尖斜面刺入专用凝胶针帽（1分），若注射器内有空气应立即排出（1分）	2	
			用手搓动采血注射器（1分），使血液和抗凝剂混匀，避免凝血（1分）	2	

续表

项目	动脉穿刺术				
	题干:患者,男性,64岁,COPD急性加重,呼吸困难,请从桡动脉穿刺抽动脉血做血气分析				
操作要点与评分细则	操作项目	项目分	内容	满分/分	得分/分
	操作过程	70分	再次核对,立即送检标本(1分),化验单上标明吸氧浓度和血红蛋白浓度、体温(1分)	2	
			清理用物,洗手,并记录	2	
			巡视,观察患者局部出血情况	2	
			第一次穿刺成功得30分,第二次穿刺成功得20分,第三次及以上穿刺成功得10分,穿刺不成功得0分	30	
	注意事项	10分	违反无菌原则每次扣5分,最多扣10分	10	
	总分	100分		100	
备注:穿刺部位错误从消毒开始不再得分					

（吴泽兵　张学敏）

第三节 静脉穿刺术

(一) 目的

(1)掌握静脉穿刺术的适应证和禁忌证。

(2)熟悉静脉穿刺术的操作要点。

(二) 适应证

(1)需要留取静脉血标本的各种血液化验检查。

(2)需要开放静脉通道输液或进行相关检查的各种情况。

(三) 禁忌证

穿刺部位有感染为绝对禁忌证,有明显出血倾向者为相对禁忌证。

(四) 物品准备

(1)弯盘、无菌注射器(或无菌静脉穿刺针)、止血带、试管或真空采血管、消毒棉签。

(2)消毒用品:0.5%碘伏(或2%碘酊,75%酒精)。

(3)锐器盒和污物桶。

（五） 术前准备

(1)向患者解释静脉穿刺的目的、操作过程、可能的风险。告知患者需要配合的事项:主要是在穿刺过程中保持穿刺肢体不动。

(2)了解静脉穿刺的并发症(出血),以及预防和处理措施。

（六） 操作步骤

1.肘静脉穿刺

(1)确定穿刺部位:患者取平卧位或坐位,暴露前臂和上臂,上臂稍外展,于肘横纹上方约5 cm处扎止血带,嘱患者握拳。此时,肘前静脉充盈后即明显显现。若患者皮下脂肪较厚,可通过触摸寻找有明显弹性和张力的部位即充盈的静脉。

(2)消毒穿刺部位皮肤。

(3)穿刺:左手拇指于静脉穿刺部位下端绷紧皮肤,右手拇指和中指持针筒,示指固定针头下座,针头斜面和刻度向上。沿静脉走行,与皮肤呈15°～30°角快速刺入皮肤,见到回血后,将针头再向前送入少许,抽取所需的血样品量。采血完毕后,松开止血带,嘱患者松拳,拔针并用无菌棉签按压穿刺点3～5 min。

(4)采血完毕,冲洗掉血渍,将注射器和针头浸泡于消毒液中。

2.股静脉穿刺

(1)确定穿刺部位:患者取平卧位,下肢稍外展,在腹股沟韧带中点内下方1.5～3 cm处触摸股动脉搏动,其内侧即股静脉穿刺部位。

(2)消毒:术者在患者右侧。常规消毒穿刺部位皮肤及术者左手拇指、示指和中指皮肤。

(3)穿刺:左手示指和中指轻轻按压于穿刺点上方的皮肤。右手持注射器,垂直缓慢刺入,边进针边抽吸。见有静脉血液回流到注射器内,再稍进针、固定,然后抽取所需要的静脉血标本量。

(4)拔出针头后用无菌干棉签局部压迫3～5 min,确定局部无出血后,操作结束。

（七） 术后处理

整理用物,医疗垃圾分类处置,标本及时送检,并做记录。

附录

静脉穿刺术操作评分标准

<table>
<tr><td>项目</td><td colspan="5">静脉穿刺术</td></tr>
<tr><td rowspan="21">操作要点与评分细则</td><td>操作项目</td><td>项目分</td><td>内容</td><td>满分/分</td><td>得分/分</td></tr>
<tr><td rowspan="10">操作手法</td><td rowspan="10">20分</td><td>正确戴手套</td><td>2</td><td></td></tr>
<tr><td>正确扎止血带</td><td>2</td><td></td></tr>
<tr><td>消毒穿刺点范围:以穿刺点为中心,直径大于5 cm</td><td>2</td><td></td></tr>
<tr><td>消毒次数:2次</td><td>2</td><td></td></tr>
<tr><td>穿刺方法正确</td><td>3</td><td></td></tr>
<tr><td>采血1 ml</td><td>1</td><td></td></tr>
<tr><td>先松压脉带再拔针头</td><td>2</td><td></td></tr>
<tr><td>单手回套针帽</td><td>1</td><td></td></tr>
<tr><td>压迫穿刺点,可口述压迫时间(3～5 min)</td><td>2</td><td></td></tr>
<tr><td>无菌原则</td><td>3</td><td></td></tr>
<tr><td rowspan="8">操作结果</td><td rowspan="8">80分</td><td>第一个手臂静脉:第一次穿刺成功得10分;第二次及以上穿刺成功得5分;未成功或未完成得0分</td><td>10</td><td></td></tr>
<tr><td>第二个手臂静脉:第一次穿刺成功得10分;第二次及以上穿刺成功得5分;未成功或未完成得0分</td><td>10</td><td></td></tr>
<tr><td>第三个手臂静脉:第一次穿刺成功得10分;第二次及以上穿刺成功得5分;未成功或未完成得0分</td><td>10</td><td></td></tr>
<tr><td>第四个手臂静脉:第一次穿刺成功得10分;第二次及以上穿刺成功得5分;未成功或未完成得0分</td><td>10</td><td></td></tr>
<tr><td>第五个手臂静脉:第一次穿刺成功得10分;第二次及以上穿刺成功得5分;未成功或未完成得0分</td><td>10</td><td></td></tr>
<tr><td>第一个头皮静脉:第一次穿刺成功得10分;第二次及以上穿刺成功得5分;未成功或未完成得0分</td><td>10</td><td></td></tr>
<tr><td>第二个头皮静脉:第一次穿刺成功得10分;第二次及以上穿刺成功得5分;未成功或未完成得0分</td><td>10</td><td></td></tr>
<tr><td>第三个头皮静脉:第一次穿刺成功得10分;第二次及以上穿刺成功得5分;未成功或未完成得0分</td><td>10</td><td></td></tr>
<tr><td>总分</td><td>100分</td><td></td><td>100</td><td></td></tr>
</table>

（吴泽兵　张学敏）

第四节 胸腔穿刺术

(一) 目的

(1)掌握胸腔穿刺术适应证和禁忌证。
(2)熟悉胸腔穿刺术的术前准备。
(3)掌握胸腔穿刺术的操作要点。

(二) 适应证

(1)各种不明原因的胸腔积液需确定胸腔积液的性质和病因。
(2)渗出性胸膜炎积液持续不吸收或有发热不退者。
(3)恶性肿瘤侵及胸膜引起积液者可行胸腔内化疗。
(4)化脓性或结核性胸腔积液药物治疗效果不佳者,需穿刺抽液,并可注药。
(5)各种原因引起的胸腔积气,均可行胸腔抽气术。

(三) 禁忌证

(1)有出血倾向的患者,尤其对接受抗凝剂特别是溶栓药物治疗的患者应慎重。血友病患者禁忌穿刺。
(2)穿刺局部皮肤有感染、皮损者。

(四) 操作准备

1. 术前检查

让患者做B超或透视定位,以了解积液量或肺被气体压缩的程度以确定穿刺部位,穿刺部位可用记号笔或蘸甲紫的棉签在皮肤上做标记。积液较少者可在超声引导下穿刺。

2. 准备穿刺物品

消毒棉棒、碘伏、2%利多卡因1支、胸腔穿刺包1个(内附胸腔穿刺针、无菌洞巾、止血钳)、胶布、无菌手套、无菌敷料、50 ml注射器1个、5 ml注射器1个、椅子等。需做化验和培养者准备试管及无菌试管。胸腔引流者需备引流袋或引流瓶。

(五) 操作过程

1. 确定穿刺部位

(1)胸腔积液穿刺部位:穿刺前应在胸部叩诊,在实音最明显的部位进行穿刺，多量积液通常穿刺点位于肩胛线或腋后线第7—8肋间；必要时也可选腋中线第6—7肋间或腋前线第5肋间；对于局限性包裹性积液可根据胸透或B超确定穿刺点。穿刺点可蘸甲紫在皮肤上做标记。

(2)气胸穿刺部位：通常选择患侧胸部锁骨中线第2肋间为穿刺点，局限性气胸则要经叩诊、比照CT等检查而选择相应的穿刺部位。

2. 操作方法(以胸腔抽液为例)

(1)患者面向椅背取端坐位，双前臂平置于椅背上缘，额头伏于手臂上。病重者可取半卧位，穿刺侧上肢高举，前臂屈曲，手垫于后枕部。

(2)常规消毒皮肤(以穿刺点为中心，直径约为15 cm)，戴无菌手套，铺无菌洞巾。

(3)用2%利多卡因在下一肋骨上缘的穿刺点先皮内注射产生一皮丘，然后注射针垂直皮肤自皮至胸膜壁层做逐层浸润麻醉，同时可了解胸壁厚度及试探抽液。

(4)术者以左手示指及中指固定穿刺部位皮肤，用止血钳封闭针尾连接的橡皮管，右手持穿刺针沿下一肋上缘麻醉处垂直进针，缓缓刺入，当针锋抵抗感突然消失时，表示已穿过胸膜壁层到达胸膜腔。

(5)固定穿刺针，接上注射器，松开止血钳，抽出积液，当抽满注射器时，由助手以钳子夹闭橡皮管，以防空气进入胸腔。取下注射器，将胸腔积液注入污物缸或注入试管留取标本送检。再将注射器接回橡皮管，放开钳子重新抽液，如此反复。

(6)抽液结束，如需要可经穿刺针注入药物后拔出穿刺针，覆盖无菌纱布，稍用力压迫片刻后用胶布固定。

(7)术后送患者回病房，嘱患者卧床休息。观察术后反应，注意并发症，如出血、复张性肺水肿、气胸、感染、损伤肋间神经、膈肌及膈下脏器等。

(8)术毕及时书写胸腔穿刺记录。

附录

胸腔穿刺术操作评分标准

<table>
<tr><td rowspan="2">项目</td><td colspan="5">胸腔穿刺术</td></tr>
<tr><td colspan="5">题干：患者，男性，18岁，经体检及X线检查诊断为右侧大量胸腔积液，现需做胸膜腔穿刺术</td></tr>
<tr><td rowspan="6">操作要点与评分细则</td><td>操作项目</td><td>项目分</td><td>内容</td><td>满分/分</td><td>得分/分</td></tr>
<tr><td rowspan="4">操作准备</td><td rowspan="4">10分</td><td>术者准备：穿工作服，戴口罩、帽子，洗手(可口述)</td><td>2</td><td></td></tr>
<tr><td>核对床号、姓名，嘱患者排尿</td><td>3</td><td></td></tr>
<tr><td>知情同意并签字，测血压、脉搏(可口述)，术前行凝血功能检查，询问麻醉药过敏史，评估穿刺部位的皮肤情况</td><td>2</td><td></td></tr>
<tr><td>用物准备：胸腔穿刺包、络合碘、无菌棉签、手套、胶布、2%利多卡因，5 ml、20 ml或50 ml注射器。检查物品是否在有效期内，包装是否完好</td><td>3</td><td></td></tr>
<tr><td>操作过程</td><td>70分</td><td>体位：坐位，面向椅背，两前臂置于椅背上，前额伏于前臂上(2分)。不能起床者可取半卧位，患侧前臂上举双手抱于枕部(1分)</td><td>3</td><td></td></tr>
</table>

续表

项目	胸腔穿刺术				
	题干:患者,男性,18岁,经体检及X线检查诊断为右侧大量胸腔积液,现需做胸膜腔穿刺术				
操作要点与评分细则	操作项目	项目分	内容	满分/分	得分/分
	操作过程	70分	穿刺点选择:复习患者胸片(2分),肺部叩诊(2分),常规选取肩胛下角线或腋后线第7—8肋间、腋中线第6—7肋间、腋前线第5肋间,包裹性积液结合超声定位,准确判断穿刺点及做标记(2分)	6	
			消毒顺序:以穿刺点为圆心,由内向外	1	
			消毒范围:直径15 cm以上	1	
			消毒3次,消毒不留空隙,每次范围小于前一次,最后一次范围大于洞巾直径	1	
			取胸穿包,检查包的有效期	1	
			打开胸穿包的外层3/4	1	
			戴无菌手套(1分),打开胸穿包的外层1/4及内层(1分)	2	
			清点物品(1分),铺洞巾(1分)	2	
			检查穿刺针及胶管通畅性	1	
			核对麻醉药,正确开启	1	
			于穿刺点行皮丘注射	1	
			沿穿刺点垂直进针	1	
			边进针边回抽及推药	1	
			若抽到胸腔积液则停止注药	1	
			取穿刺针,止血钳夹闭穿刺针橡胶管	2	
			固定穿刺部位的皮肤	1	
			沿穿刺点垂直进针,有突破感后停止进针	1	
			助手用止血钳协助固定穿刺针	1	
			连接注射器后松止血钳	1	
			口述首次抽液量不超过700 ml,以后每次抽液量不超过1000 ml	2	
			配合抽液(及时夹闭胶管)	1	
			留取胸腔积液标本送检:常规、生化、脱落细胞	3	
			夹闭胶管(1分),拔出穿刺针,纱布按压1~2 min(可口述时间)(1分)	2	
			消毒穿刺点,敷料覆盖,胶布固定	1	
			操作完成后为患者复原衣物	1	
			穿刺结果:第一次操作即成功得30分;第二次操作才成功得20分;第三次及以上操作成功得10分;未抽出胸腔积液不得分	30	
	注意事项	20分	操作过程应该注意观察患者生命体征,如有头晕、面色苍白、出汗、心悸、胸部压迫或剧痛、昏厥等胸膜反应,或出现连续性咳嗽、气促、咳泡沫痰等现象时,应立即停止抽液,操作过程中询问患者的感受	5	
			术后嘱患者卧位或半卧位休息半小时,测血压	2	
			术后观察生命体征、有无出血及继发感染等	3	
			违反无菌原则每次扣5分,最多扣10分	10	
	得分	100分		100	
备注:穿刺部位判断错误,从标记穿刺点开始不再得分					

(吴泽兵　张学敏)

第五节 腹腔穿刺术

（一）目的

(1)掌握腹腔穿刺术适应证和禁忌证。
(2)熟悉腹腔穿刺术的术前准备。
(3)掌握腹腔穿刺术的操作要点。

（二）适应证

(1)抽液做化验及病理检查,以确定腹腔积液的性质及病原,协助诊断。
(2)大量腹腔积液时,放液以减轻压迫症状。
(3)行人工气腹作为诊断和治疗手段。
(4)向腹腔内注射药物。
(5)进行诊断性穿刺,以明确腹腔内有无积液、积脓、积血。

（三）禁忌证

(1)严重肠胀气。
(2)腹腔慢性炎症广泛粘连。
(3)妊娠后期。
(4)有肝性脑病倾向者,不宜放腹腔积液。
(5)疑有卵巢囊肿、多房性肝包虫病。
(6)弥散性血管内凝血。
(7)躁动不能合作者。

（四）物品准备

腹腔穿刺模型、腹腔穿刺包(包括消毒洞巾、带胶皮管的腹穿针、17~18号长针头1枚、消毒纱布、标本容器等)、无菌手套2副、弯盘1个、局麻药(利多卡因100 mg)1支、5 ml和50 ml注射器各1支、消毒液(碘伏)1瓶、砂轮1枚、油性画线笔1支、棉签1包、胶布1卷、痰盂1个、腹带(需大量放腹腔积液者)1张。

（五）术前准备

(1)了解病史,进行体格检查,包括测量腹围、脉搏、血压、腹部体征等。如仅少量积液,尤其是有包裹性分隔时,必须在B超定位后或B超引导下穿刺。

(2)向患者和/或其法定监护人详细说明腹腔穿刺的目的、意义、安全性和可能发生的并发症。简要说明操作过程,解除患者的顾虑,取得配合,并签署知情同意书。

(3)穿刺前嘱患者排空尿液,以免穿刺时损伤膀胱。

(4)核查器械准备是否齐全。

(5)术者及助手常规洗手,戴好帽子和口罩。

(六) 操作步骤

(1)体位:患者取坐位、半卧位或侧卧位,若排放腹腔积液,在其背部先垫好腹带。

(2)穿刺部位:①脐与髂前上棘中外1/3交点,此处不易损伤腹壁下动脉,通常选择左侧穿刺点;②侧卧位可取脐水平线与腋前线或腋中线交界处,此处常用于诊断性穿刺;③坐位可取脐与耻骨连线中点上方1 cm、偏左或偏右1~1.5 cm处,此处无重要器官且易愈合;④少量腹腔积液进行诊断性穿刺时,穿刺前宜令患者先侧卧于拟穿刺侧3~5 min,如在B超引导下穿刺则更准确。

(3)消毒:用碘伏在穿刺点部位自内向外进行皮肤消毒,消毒范围直径约为15 cm。解开穿刺包,术者戴无菌手套,检查穿刺包内器械,注意穿刺针是否通畅。铺消毒洞巾。

(4)局部麻醉:持5 ml注射器抽取利多卡因100 mg 5 ml,针(针尖斜面向上)从穿刺点斜刺入皮内,注射至形成橘皮样隆起的皮丘(直径5 mm),然后向下斜行逐渐深入,先回抽无回血后注药,以免误注入血管内,直至进入腹腔,当针尖有落空感时为止,判断皮肤至腹腔的距离。

(5)诊断性腹腔穿刺时,术者用左手拇指和示指绷紧并固定穿刺部位皮肤,右手持接有17~18号长针头的20 ml注射器经穿刺点自上向下斜行刺入,穿刺针进入皮下后,把空针抽成负压再进针,当针尖有落空感时,表明已进入腹腔,抽液送检。腹腔穿刺也可在腹腔穿刺仿真标准化患者身上进行操作训练。

(6)腹腔内积液不多、穿刺不成功时,为了明确诊断,可行诊断性腹腔灌洗。采用与诊断性腹腔穿刺相同的穿刺方法,把有侧孔的塑料管置入腹腔,塑料管尾端连接一盛有500~1000 ml无菌生理盐水的输液瓶,倒挂输液瓶,使生理盐水缓缓流入腹腔,当液体流完或患者感觉腹胀时,把瓶放正,转至床下,使腹内灌洗液借虹吸作用流回输液瓶中。灌洗后取瓶中液体做检验。

(7)大量放液时,可用8号或9号针头,针座接一胶皮管,用血管钳夹闭胶皮管,从穿刺点自上向下斜行刺入,进入腹腔后,腹腔积液自然流出,以输液夹夹持胶皮管,调节放液速度。腹腔积液放出后应计量,随着腹腔积液的流出,将腹带自上而下逐渐束紧,以防腹压骤降而发生虚脱或休克。抽液后先夹闭胶皮管,再拔针。

(8)术毕拔针,按压针孔,消毒穿刺点,覆盖无菌纱布,用胶布固定。

(七) 术后处理

(1)嘱患者卧床休息2~4 h,观察4~8 h,注意患者术后反应及有无并发症。

(2)整理用物,医疗垃圾分类处置,标本及时送检,并做详细穿刺记录。

附录

腹腔穿刺术操作评分标准

项目	腹腔穿刺术				
	题干:患者,男性,51岁,近两个月来腹部逐渐膨隆,经检查为腹腔积液,现需做诊断性穿刺,请行腹腔穿刺术				
操作要点与评分细则	操作项目	项目分	内容	满分/分	得分/分
	操作准备	10分	术者的准备:穿工作服,戴口罩、帽子,洗手(可口述)	2	
			核对床号、姓名,嘱患者排尿	2	
			知情同意并签字(1分),测腹围、血压、脉搏(可口述),评估穿刺部位皮肤情况,术前行凝血功能检查,询问麻醉药过敏史(1分)	2	
			评估环境,注意保暖,保护隐私	1	
			腹部体格检查(有无肝、脾、膀胱肿大及移动性浊音)	1	
			用物准备:腹腔穿刺包、络合碘、无菌棉签、手套、胶布、2%利多卡因,5 ml、20 ml或50 ml注射器。检查物品是否在有效期内,包装是否完好	2	
	操作过程	70分	体位:患者坐在靠背椅上(1分) 衰弱者可取平卧位、半卧位或稍左侧卧位(1分)	2	
			穿刺点选择: 1)左下腹,脐与髂前上棘连线中、外1/3交点(1分) 2)脐与耻骨联合连线中点上方1 cm、偏左或偏右1.5 cm处(1分) 3)(侧卧位)在脐水平线与腋前线或腋中线之延长线相交处(1分) 4)少量腹腔积液需在B超定位下穿刺(1分),准确判断穿刺点及做标记(2分)	6	
			消毒顺序:以穿刺点为圆心,由内向外	1	
			消毒范围:直径15 cm以上	1	
			消毒3次,消毒不留空隙,每次范围小于前一次,最后一次消毒范围大于洞巾直径	1	
			取腹穿包,检查包的有效期	1	
			打开腹穿包的外层3/4	1	
			戴无菌手套,打开腹穿包的外层1/4及内层	2	
			清点物品,铺洞巾	2	
			检查穿刺针及胶管通畅性	1	
			核对麻醉药,正确开启	1	
			于穿刺点行皮丘注射	1	
			沿穿刺点垂直进针	1	
			边进针边回抽及推药	1	
			若抽到腹腔积液则停止注药	1	
			取穿刺针,止血钳夹闭穿刺针橡胶管	2	
			固定穿刺部位的皮肤	1	
			沿穿刺点采取迷路法进针,有突破感后停止进针	2	
			助手用止血钳协助固定穿刺针	1	
			连接注射器后松止血钳	1	

续表

项目	腹腔穿刺术				
	题干：患者，男性，51岁，近两个月来腹部逐渐膨隆，经检查为腹腔积液，现需做诊断性穿刺，请行腹腔穿刺术				
操作要点与评分细则	操作项目	项目分	内容	满分/分	得分/分
	操作过程	70分	口述每次抽液量不超过3000～6000 ml，肝硬化患者第一次不超过3000 ml。若大量放腹腔积液，则在抽取同时缩紧腹带，若为血性液体则只抽取少量留取标本，不得大量放液	2	
			配合抽液（及时夹闭胶管）	1	
			留取腹腔积液标本送检：常规、生化、脱落细胞	3	
			夹闭胶管	1	
			拔出穿刺针，用纱布按压3 min（可口述时间）	1	
			消毒穿刺点，敷料覆盖，胶布固定	1	
			操作完成后为患者复原衣物	1	
			穿刺结果：第一次操作即成功得30分；第二次操作才成功得20分；第三次以上操作成功得10分；未抽出腹腔积液不得分	30	
	注意事项	20分	操作过程应该注意观察患者生命体征，如有头晕、面色苍白、出汗、心悸或腹痛、昏厥等腹膜反应，应立即停止抽液，操作过程中注意询问患者的感受	5	
			术后嘱患者平卧休息，保持穿刺点朝上，测血压及腹围	2	
			术后观察生命体征、有无出血及继发感染等	3	
			违反无菌原则每次扣5分，最多扣10分	10	
	总分	100分		100	
备注：穿刺部位判断错误，从标记穿刺点开始不再得分					

（吴泽兵　张学敏）

第六节 腰椎穿刺术

（一）目的

（1）掌握腰椎穿刺术的适应证和禁忌证。

（2）熟悉腰椎穿刺术的术前准备。

（3）掌握腰椎穿刺术的操作要点。

（二）适应证

（1）中枢神经系统感染、变性、脱髓鞘疾病。

（2）疑有蛛网膜下隙出血而CT扫描阴性者。

（3）某些颅内肿瘤。

（4）脊髓病变、多发性神经根病变。

（5）原因未明的昏迷、抽搐。

(6)椎管造影。
(7)某些疾病的椎管内注射给药和减压引流治疗。
(8)蛛网膜下隙出血及某些颅内炎症时,引流出刺激性脑脊液以缓解头痛等临床症状。
(9)测定颅内压力,了解有无颅内压增高或减低。
(10)检查脑脊液的动力学,了解椎管内是否阻塞及其程度。

(三) 禁忌证

(1)颅内高压有可能形成脑疝者。
(2)怀疑后颅窝肿瘤。
(3)有颅底骨折并脑脊液漏者。
(4)穿刺部位皮肤及脊柱有感染者,腰椎有畸形或骨质破坏者。
(5)有出血倾向者。
(6)垂危、休克或躁动不能配合检查者。
(7)全身严重感染如脓毒症等不宜穿刺,以免发生中枢神经系统感染。
(8)高位颈段脊髓肿瘤,腰椎穿刺术后可致脊髓急性受压,出现呼吸麻痹。

(四) 物品准备

腰椎穿刺模型、腰椎穿刺包(包括消毒洞巾、6号和7号腰穿针各1枚、玻璃测压管、消毒纱布、标本容器等)、无菌手套2副、弯盘1个、局麻药(利多卡因100 mg)1支、5 ml和10 ml注射器各1支、消毒液(碘伏)1瓶、砂轮1枚、油性画线笔1支、棉签1包、胶布1卷、椅子1把。需做细菌培养者,准备灭菌试管。如需腰椎穿刺注射药物,应准备好所需药物及注射器。

(五) 术前准备

(1)详细了解病史,穿刺前检查患者的生命体征、意识、瞳孔及有无视盘水肿。
(2)向患者和/或其法定监护人详细说明腰椎穿刺的目的、意义、安全性和可能发生的并发症。简要说明操作过程,解除患者的顾虑,取得配合,并签署知情同意书。
(3)核查器械准备是否齐全。
(4)术者及助手常规洗手,戴好帽子和口罩。

(六) 操作步骤

1.体位

患者侧卧于硬板床,脊柱尽量靠近床边,背部和床面垂直,头颈向前胸屈曲,双手抱膝紧贴腹部,尽量使腰椎后凸,拉大椎间隙,以利于进针。

2.穿刺点定位

双侧髂嵴最高点连线与后正中线的交会处最为适宜,相当于L4棘突或L3—L4棘突间隙。通常选择L3—L4棘突间隙为穿刺点,用油性画线笔在皮肤上做标记。如果在L3—L4棘突间隙穿刺失败,可改在上一或下一椎间隙进行。

3.消毒

用碘伏在穿刺点部位，由内向外进行皮肤消毒，消毒范围直径约为15 cm。解开穿刺包，术者戴无菌手套，检查穿刺包内器械，注意穿刺针是否通畅，并铺消毒洞巾。

4.局部麻醉

持5 ml注射器抽取利多卡因5 ml，持针（针尖斜面向上）在穿刺点斜刺入皮内，注射利多卡因至形成橘皮样隆起的皮丘（直径5 mm），然后用利多卡因自皮肤到椎间韧带做局部麻醉。在拔出针头前注意穿刺的深度。

5.腰椎穿刺

术者用左手拇指和示指绷紧并固定穿刺部位皮肤，避免穿刺点移位，右手持腰椎穿刺针垂直于脊背平面，针尖斜面朝向头部刺入皮下后，要从正面、侧面察看进针方向是否正确，这是穿刺成功的关键。针头稍斜向头部，缓慢刺入（成人4～6 cm，儿童2～4 cm）。针头穿过韧带时有一定的阻力感，当阻力突然降低时，提示针已穿过硬脊膜进入蛛网膜下隙。将针芯慢慢拔出，可见脑脊液流出。

6.测压

接上测压管测量颅内压力，要求患者全身放松，双下肢和颈部略伸展，平静呼吸，可见测压管内液面缓慢上升，到一定高度后，液面随呼吸而上下波动，此读数为脑脊液压力。正常侧卧位脑脊液压力为70～180 mmH_2O（40～50滴/min）。

7.奎肯试验

奎肯试验（Queckenstedt test）又称压颈试验，其意义是了解蛛网膜下隙有无阻塞。压颈试验前应先做压腹试验，由助手用拳压患者腹部持续20 s，脑脊液压力即迅速上升，解除压迫后，压力如迅速下降至原水平，证明腰椎穿刺针完全在蛛网膜下隙内。压颈试验方法：由助手先后分别压迫左右颈静脉，然后同时压迫双侧颈静脉，每次压迫10 s。正常时压迫一侧颈静脉后，脑脊液压力迅速升高1倍左右，解除压迫后10～20 s，迅速降至原来水平，表示蛛网膜下隙通畅。如在穿刺部位以上有椎管梗阻，压颈时压力不上升（完全性梗阻），或压力上升、下降缓慢（部分性梗阻），称为压颈试验阳性。如压迫一侧颈静脉，脑脊液压力不上升，但压迫对侧颈静脉时上升正常，提示梗阻侧的横窦闭塞。压颈试验的原理：正常脑和脊髓的蛛网膜下隙是相通的，压迫颈静脉→颅内静脉压增高→脑脊液回流受阻→颅内压迅速上升。凡颅内高压者，禁做此试验。

8.脑脊液送检

测压后用标本容器收集脑脊液2～5 ml送检，包括化验及细菌培养等。若颅内压增高，放液须谨慎，仅收集测压管中的脑脊液，或用针芯控制慢慢放出，最好不要超过2 ml。

9.穿刺结束

插入针芯拔针，局部按压1～2 min，消毒穿刺点，覆盖无菌纱布，用胶布固定。

（七）术后处理

（1）术毕嘱患者去枕平卧4～6 h，以免引起术后头痛。

（2）整理用物，医疗垃圾分类处置，标本及时送检，并做详细穿刺记录。

附录

腰椎穿刺术操作评分标准

项目	腰椎穿刺术				
操作要点与评分细则	操作项目	项目分	内容	满分/分	得分/分
	操作准备	10分	术者的准备:穿工作服,戴口罩、帽子,洗手(可口述)	1	
			核对床号、姓名,嘱患者排尿,术前行凝血功能、眼底检查和头颅MRI、CT排除禁忌证,询问麻醉药过敏史	3	
			知情同意并签字,测血压、脉搏(可口述),评估穿刺部位的皮肤情况	3	
			用物准备:腰椎穿刺包、络合碘、无菌棉签、手套、胶布、2%利多卡因,5 ml注射器。检查物品是否在有效期内,包装是否完好	3	
	操作过程	70分	体位:侧卧位,背部与床面垂直,头部俯屈至胸,两膝弯曲至腹,双手抱膝紧贴腹部	3	
			穿刺点选择:取双侧髂棘最高点连线与后正中线交会处为穿刺点,即L3—L4棘突间隙,有时可上移或下移一个腰椎间隙(2分),准确判断穿刺点及做标记(1分)	3	
			穿刺时要有专人固定患者体位,避免移动	2	
			消毒顺序:以穿刺点为圆心,由内向外	1	
			消毒范围:直径15 cm以上	1	
			消毒3次,消毒不留空隙,每次范围小于前一次,末次范围大于洞巾直径	1	
			取腰穿包,检查包的有效期(1分),打开腰穿包的外层3/4(1分)	2	
			戴无菌手套(1分),打开腰穿包的外层1/4及内层(1分)	2	
			清点物品(1分),铺洞巾(1分)	2	
			选择穿刺针及检查通畅性	1	
			核对麻醉药,正确开启	1	
			再次定位	1	
			于穿刺点行皮丘注射	1	
			沿穿刺点垂直进针	1	
			边进针边回抽及推药	1	
			固定穿刺部位的皮肤	1	
			沿穿刺点垂直进针,针尖斜面与患者身体长轴平行	2	
			有突破感后停止进针,进针深度为4~6 cm	1	
			见脑脊液流出后协助患者改变体位:嘱患者放松,头稍伸直,双下肢改为半卧位	2	
			回复针芯,将针尖斜面转向头端(1分),正确连接测压管并测压(1分),压腹试验、压颈试验(1分)	3	

续表

项目	腰椎穿刺术				
操作要点与评分细则	操作项目	项目分	内容	满分/分	得分/分
	操作过程	70分	撤去测压管，回复针芯，将针尖斜面转向足端，收集测压管内脑脊液标本2～5 ml(1分)，口述送检内容：常规、生化、细菌学检查(3分)	4	
			回复针芯(1分)，拔出穿刺针，纱布按压1～2 min(口述时间)(1分)	2	
			消毒穿刺点，敷料覆盖，胶布固定	1	
			操作完成后为患者复原衣物	1	
			穿刺结果：第一次操作即成功得30分；第二次操作才成功得20分；第三次以上操作成功得10分；未见脑脊液流出不得分	30	
	注意事项	20分	在操作过程中观察患者的生命体征，不时地询问其有无心悸、气促、下肢麻木等不适，若有，应立即停止操作	3	
			回复患者体位，嘱患者去枕平卧4～6 h，测血压(可口述)	2	
			术后观察生命体征，并观察有无头痛、气促、胸闷、呼吸困难等情况的发生，有无出血及继发感染等	5	
			违反无菌原则每次扣5分，最多扣10分	10	
	总分	100分		100	

（吴泽兵　张学敏）

第七节 骨髓穿刺术

（一）目的

(1)掌握骨髓穿刺术的适应证、禁忌证。

(2)熟悉骨髓穿刺术的术前准备。

(3)掌握骨髓穿刺术的操作方法。

（二）适应证

(1)各类血液病的诊断及治疗随访。

(2)不明原因的红细胞、白细胞、血小板增多或减少及形态学异常。

(3)不明原因发热的诊断，可做骨髓培养、骨髓涂片找寄生虫等。

(4)部分恶性肿瘤的诊断，如多发性骨髓瘤、淋巴瘤、骨髓转移瘤等。

(5)了解骨髓造血功能，指导抗癌药及免疫抑制剂的使用。

(6)骨髓干细胞培养或骨髓移植。

(三) 禁忌证

有血友病及弥散性血管内凝血等出血倾向的患者。

(四) 物品准备

骨髓穿刺模型、骨髓穿刺包(包括骨穿针1枚、消毒洞巾、消毒纱布、标本容器等)、无菌手套2副、弯盘1个、局麻药(利多卡因100 mg)1支、10 ml 和20 ml的干燥注射器各1支、消毒液(碘伏)1瓶、砂轮1枚、油性画线笔1支、棉签1包、胶布1卷、载玻片、推片等。

(五) 术前准备

(1)详细了解病史,向患者和/或其法定监护人详细说明骨髓穿刺的目的、意义、安全性和可能发生的并发症。简要说明操作过程,消除患者的顾虑,取得配合,并签署知情同意书。

(2)术前检查,如血常规、出凝血时间、活化部分凝血活酶时间及凝血酶原时间等。

(3)核查器械准备是否齐全。

(4)术者及助手常规洗手,戴好帽子和口罩。

(六) 操作步骤

(1)体位:髂前上棘或胸骨穿刺取仰卧位,髂后上棘穿刺取俯卧位或侧卧位,棘突穿刺取侧卧位或坐位。

(2)穿刺点定位:①髂前上棘穿刺点,在髂前上棘后1～2 cm处,操作方便,易固定,危险性小;②髂后上棘穿刺点,在骶椎两侧,臀部上方凸出处,此处骨皮质薄,骨髓腔大,容易刺入;③腰椎棘突穿刺点,一般取L3—L4棘突;④胸骨穿刺点,在胸骨柄或胸骨体相当于第1、第2肋间隙的位置,胸骨较薄(约为1 cm),严防穿通胸骨,发生意外,由于胸骨骨髓液含量丰富,仅适于其他部位穿刺失败后。

(3)消毒:用碘伏在穿刺点部位,自内向外进行皮肤消毒,消毒范围直径约为15 cm。解开穿刺包,术者戴无菌手套,检查穿刺包内器械,注意穿刺针是否通畅,并铺消毒洞巾。

(4)局部麻醉:用2%利多卡因做局部皮下、皮内直至骨膜浸润麻醉。

(5)骨髓穿刺:将骨髓穿刺针的固定器固定在适当的长度上(髂骨穿刺约1.5 cm,胸骨穿刺约1 cm)。术者用左手拇指和示指绷紧并固定穿刺部位皮肤,右手持针向骨面垂直刺入(胸骨穿刺应与骨面呈30°～40°角)旋转进针,缓缓钻入骨质至阻力感消失,穿刺针能固定在骨内,示针尖已达骨髓腔。此过程也可在骨髓穿刺模型上进行操作。

(6)取骨髓液:拔出针芯,可见针芯前段表面有少许血性液体,提示可能是骨髓。接上10 ml或20 ml的干燥注射器,缓缓用力抽吸。患者此时可感到一种轻微锐痛,随即可见少许红色骨髓液进入注射器内,若做血细胞学检查,仅需骨髓0.1～0.2 ml即可,将骨髓液滴于载玻片上,立即涂片数张,以免发生凝固。做骨髓细菌培养或找狼疮细胞,则应抽取1～2 ml送检。

(7)如未能抽出骨髓液,可能是针腔被堵塞或干抽,此时应重新插入针芯,稍加旋转再钻入少许或退出少许,拔出针芯,如见针芯带有血迹,再接上注射器抽吸,即可取得骨髓。如反复改变深度均未成功，要考虑有无骨髓纤维化的可能，可换另一穿刺部位。

(8)抽毕，插入针芯后拔针，消毒穿刺点，覆盖无菌纱布，按压1～2 min，胶布固定。

(七) 术后处理

整理用物，医疗垃圾分类处置，标本及时送检，并做详细穿刺记录。

附录

骨髓穿刺术操作评分标准

项目	骨髓穿刺术				
操作要点与评分细则	操作项目	项目分	内容	满分/分	得分/分
	操作准备	15分	术者的准备：穿工作服，戴口罩、帽子，洗手(可口述)	2	
			核对床号、姓名，术前行凝血功能检查，询问麻药过敏史、血友病史	5	
			知情同意并签字(2分)，测血压、脉搏(可口述)，评估穿刺部位皮肤情况(2分)	4	
			用物准备：骨髓穿刺包、络合碘、无菌棉签、手套、胶布、2%利多卡因，5 ml、10 ml或20 ml注射器。检查物品是否在有效期内，包装是否完好	4	
	操作过程	70分	体位：平卧、俯卧、侧卧位、坐位	2	
			穿刺点选择：髂前上棘、髂后上棘、胸骨、腰椎棘突(2分)，准确判断穿刺点及做标记(2分)	4	
			消毒顺序：以穿刺点为圆心，由内向外	1	
			消毒范围：直径15 cm以上	1	
			消毒3次，消毒不留空隙，每次范围小于前一次，最后一次消毒大于洞巾直径	1	
			清洁玻片并擦干	1	
			取骨穿包，检查包的有效期，打开骨穿包的外层3/4	2	
			戴无菌手套＋打开骨穿包的外层1/4及内层	2	
			清点物品＋铺洞巾	2	
			选择穿刺针并检查通畅性	1	
			核对麻醉药，正确开启	1	
			于穿刺点行皮丘注射	1	
			沿穿刺点垂直进针	1	
			边进针边回抽及推药	1	
			在骨膜表面行多点麻醉	1	
			将骨髓穿刺针固定器固定在适当的长度上(髂骨穿刺约1.5 cm)	1	
			固定并绷紧穿刺部位的皮肤	1	
			沿穿刺点垂直进针	1	
			到达骨膜后，针尖向下旋转缓慢进针	3	
			阻力消失，穿刺针固定	1	

续表

项目	骨髓穿刺术				
操作要点与评分细则	操作项目	项目分	内容	满分/分	得分/分
	操作过程	70分	干燥注射器回抽1~2 ml空气	2	
			抽出骨髓液0.1~0.2 ml	1	
			抽骨髓液之注射器保持垂直向下，涂5~7张骨髓片，涂片手法正确，连同2~3张外周血涂片一同送检	3	
			插入针芯（1分），拔出穿刺针，用纱布按压1~3 min（可口述时间）	2	
			消毒穿刺点，敷料覆盖，胶布固定，按压针眼	2	
			操作完成后为患者复原衣物	1	
			穿刺结果：第一次操作即成功得30分；第二次操作才成功得20分；第三次以上操作成功得10分；未抽出骨髓液不得分	30	
	注意事项	15分	操作过程应该注意观察患者生命体征，如有头晕、面色苍白、出汗、心悸等不良反应，应立即停止操作，操作过程中注意询问患者的感受	3	
			术后观察生命体征、有无出血及继发感染等	2	
			违反无菌原则每次扣5分，最多扣10分	10	
	总分	100分		100	
备注：穿刺部位判断错误，从标记穿刺点开始不再得分					

（吴泽兵　张学敏）

第八节 换药

（一）目的

检查伤口，清除伤口分泌物，去除伤口内异物和坏死组织，通畅引流，控制感染，促进伤口愈合。

（二）准备工作

1. 个人准备

了解患者的伤口情况，穿工作服，洗净双手，戴帽子、口罩。

2. 物品准备

无菌治疗碗2个（盛无菌敷料），弯盘1个（放污染敷料），镊子2把，剪刀1把，备碘伏、酒精棉球、干棉球、纱布、引流条、生理盐水等，根据伤口所选择的敷料、胶布，无菌手套。

3. 患者准备

让患者采取舒适的卧位或坐位，利于暴露创口。评估周围环境，冬天应注意保暖，避免着凉，若为床旁换药，应注意保护患者隐私。

(三) 操作步骤

(1)核对患者信息。告知患者换药目的、操作过程及可能的情况,得到患者配合。

(2)检查换药包。取、开换药包符合无菌操作(内层包布不用手)。

(3)暴露患者换药部位,用手沿切口方向取下外层敷料(不用镊子),内面朝上放在弯盘内,再次洗手;再用镊子取下内层敷料。与伤口黏着的内层敷料,应先用生理盐水浸湿后再揭去。

(4)观察伤口情况进行不同处理。

(5)一把镊子直接用于接触伤口,另一把镊子专用于传递换药碗中物品。

(6)用碘伏棉球由内向外消毒2次,消毒范围大于伤口周围5 cm。覆盖消毒纱布。

(7)覆盖消毒纱布及用胶布粘贴(垂直于身体长轴)。

(8)换药结束后分类整理物品,帮助患者整理衣物及床单,洗手,向患者及其家属交代注意事项,如保持伤口干燥、清洁,不要剧烈运动等。

(四) 注意事项

(1)严格遵守无菌外科手术,换药者如已接触伤口的绷带和敷料,不应再接触换药车或无菌换药碗。需要物件时可由护士供给或洗手后再取。各种无菌棉球、敷料从容器中取出后,不得放回原容器内。污染的敷料须立即放入污物盘或敷料桶内。

(2)换药者应先为清洁伤口换药,如拆线等,然后再为污染伤口换药,最后为严重感染的伤口换药。

(3)操作过程中要询问患者是否疼痛,体现人文关怀。

附录

换药操作评分标准

项目	换药				
	操作项目	项目分	内容	满分/分	得分/分
操作要点与评分细则	操作准备	15分	操作者的准备:穿工作服,戴口罩、帽子,洗手(可口述)	3	
			核对患者的床号、姓名	2	
			告知患者操作的目的、操作过程及可能出现的情况,取得配合	3	
			评估环境,注意保暖,保护患者隐私	2	
			物品准备:换药包(治疗碗或盘2个,有齿、无齿镊各1把或血管钳2把、拆线剪1把)、棉球若干、纱布若干、胶布、络合碘等	3	
			协助患者摆好体位	2	
	操作过程	60分	取换药包,检查有效期	5	
			打开换药包,将此次操作需要的物品放入包中	6	

续表

项目	换药				
	操作项目	项目分	内容	满分/分	得分/分
操作要点与评分细则	操作过程	60分	暴露患者换药部位，用手沿切口方向揭开外层敷料，将污染敷料内面向上，放在弯盘内，再次洗手	7	
			用镊子或血管钳轻轻揭去内层敷料，如分泌物干结黏着，可用生理盐水润湿后揭下	5	
			观察伤口愈合情况及有无感染现象	6	
			一把镊子或血管钳直接用于接触伤口，另一把镊子或血管钳专用于传递换药碗中物品	6	
			用蘸有消毒液的棉球自内向外消毒伤口及周围皮肤2次，范围稍大于纱布敷料覆盖的范围	5	
			覆盖敷料，胶布固定(长短适宜，方向、位置适当)	5	
			整理患者衣物和床单	6	
			整理用物，垃圾分类处理，洗手	4	
			向患者及其家属交代换药后的注意事项，如保持伤口干燥、清洁，不要剧烈运动等	5	
	人文关怀	5分	操作过程中要询问患者是否疼痛，体现人文关怀	5	
	无菌原则	20分	严格无菌操作，违反无菌原则每次扣5分，最多扣20分	20	
	总分	100分		100	

（吴泽兵　张学敏）

第九节 拆线

(一) 目的

(1)无论是愈合伤口还是感染伤口，一切皮肤不可吸收的缝线均应在适当的时间拆除。

(2)手术切口发生感染或者皮下血肿等异常并发症时，拆除切口内的缝线，便于充分引流和线段异物的去除。

(二) 适应证

(1)正常手术切口，已到拆线时间，切口愈合良好，局部及全身无异常表现者。

(2)拆线时间：头面颈部手术后4～5天，下腹部、会阴部手术后6～7天；胸部、上腹部、背部、臀部手术后7～9天；四肢手术后10～12天，近关节处手术和减张缝合需要14天。

(3)术后伤口有红、肿、热、痛等明显感染者,应提前拆线。

(三) 延迟拆线的指征

(1)严重贫血、消瘦、营养不良的患者。

(2)老年体弱及婴幼儿伤口愈合不良者。

(3)有糖尿病史的患者。

(4)服用糖皮质激素的患者等。

(四) 准备工作

(1)个人准备:了解患者的伤口情况,穿工作服,洗净双手,戴帽子、口罩。

(2)物品准备:无菌治疗碗2个(盛无菌敷料)、弯盘1个(放污染敷料)、镊子2把、剪刀1把,备碘伏、酒精棉球、干棉球、纱布、引流条、生理盐水等,根据伤口所选择的敷料、胶布,无菌手套。

(3)患者准备:让患者采取舒适的卧位或坐位,利于暴露创口。评估周围环境,冬天应注意保暖,避免着凉,若为床旁换药,应注意保护患者隐私。

(五) 操作步骤

(1)核对患者信息,告知患者拆线的目的、操作过程及可能的情况,得到患者配合。

(2)检查拆线包,取、开拆线包符合无菌操作(内层包布不用手)。

(3)暴露患者拆线部位,用手沿切口方向取下外层敷料(不用镊子),内面朝上放在弯盘内,再次洗手;再用镊子取下内层敷料。

(4)观察伤口情况,一把镊子直接用于接触伤口,另一把镊子专用于传递治疗碗中的物品。

(5)用碘伏棉球由内向外消毒2次,消毒范围大于伤口周围5 cm。用镊子将线头提起,将埋在皮内的线段拉出针眼之外1~2 mm,将剪尖插进线结下空隙,紧贴针眼,在由皮内拉出的部分将线剪断。以镊子向剪线侧拉出缝线,避免向对侧硬拉,动作要轻柔。

(6)再用碘伏棉球消毒皮肤一遍后,覆盖消毒纱布,用胶布粘贴(垂直于身体长轴)。

(7)拆线结束后分类整理物品,帮助患者整理衣物及床单,洗手,向患者及其家属交代注意事项,如保持伤口干燥、清洁,不要剧烈运动等。

附录

拆线操作评分标准

<table>
<tr><td>项目</td><td colspan="5">拆线</td></tr>
<tr><td rowspan="25">操作要点与评分细则</td><td>操作项目</td><td>项目分</td><td>内容</td><td>满分/分</td><td>得分/分</td></tr>
<tr><td rowspan="6">操作准备</td><td rowspan="6">15分</td><td>操作者的准备:穿工作服,戴口罩、帽子,洗手(可口述)</td><td>3</td><td></td></tr>
<tr><td>核对患者的床号、姓名</td><td>2</td><td></td></tr>
<tr><td>告知患者操作的目的、操作过程及可能出现的情况,取得配合</td><td>3</td><td></td></tr>
<tr><td>评估环境,注意保暖,保护患者隐私</td><td>2</td><td></td></tr>
<tr><td>物品准备:拆线包(治疗碗或盘2个,有齿、无齿镊各1把或血管钳2把、拆线剪1把)、棉球若干、纱布若干、胶布、络合碘等</td><td>3</td><td></td></tr>
<tr><td>协助患者摆好体位</td><td>2</td><td></td></tr>
<tr><td rowspan="14">操作过程</td><td rowspan="14">60分</td><td>取拆线包,检查有效期</td><td>4</td><td></td></tr>
<tr><td>打开拆线包,将此次操作需要的物品放入包中</td><td>5</td><td></td></tr>
<tr><td>暴露患者拆线部位,用手沿切口方向揭开外层敷料,将污染敷料内面向上,放在弯盘内,再次洗手</td><td>6</td><td></td></tr>
<tr><td>用镊子或血管钳轻轻揭去内层敷料,如分泌物干结黏着,可用生理盐水润湿后揭下</td><td>4</td><td></td></tr>
<tr><td>观察伤口愈合情况及有无感染现象</td><td>5</td><td></td></tr>
<tr><td>一把镊子或血管钳直接用于接触伤口,另一把镊子或血管钳专用于传递换药碗中物品</td><td>5</td><td></td></tr>
<tr><td>用蘸有消毒液的棉球自内向外消毒伤口及周围皮肤2次,范围稍大于纱布敷料覆盖的范围</td><td>5</td><td></td></tr>
<tr><td>用镊子夹起线头轻轻提起,把埋在皮内的线段拉出针眼之外1~2 mm,将剪尖插进线结下空隙,紧贴针眼,在由皮内拉出的部分将线剪断</td><td>5</td><td></td></tr>
<tr><td>将皮外缝线向切口的缝线剪断侧拉出,避免向对侧硬拉</td><td>4</td><td></td></tr>
<tr><td>用消毒液再擦拭1次,覆盖敷料,胶布固定(长短适宜、方向、位置适当)</td><td>4</td><td></td></tr>
<tr><td>整理患者衣物和床单</td><td>5</td><td></td></tr>
<tr><td>整理用物,垃圾分类处理,洗手</td><td>4</td><td></td></tr>
<tr><td>向患者及其家属交代拆线后注意事项,如保持伤口干燥、清洁,不要剧烈运动等</td><td>4</td><td></td></tr>
<tr><td colspan="3" style="display:none"></td></tr>
<tr><td>人文关怀</td><td>5分</td><td>操作过程中要询问患者是否疼痛,体现人文关怀</td><td>5</td><td></td></tr>
<tr><td>无菌原则</td><td>20分</td><td>严格无菌操作,违反无菌原则每次扣5分,最多20分</td><td>20</td><td></td></tr>
<tr><td>总分</td><td>100</td><td></td><td>100</td><td></td></tr>
</table>

（吴泽兵　张学敏）

第十节 清创缝合术

（一） 目的

掌握清创缝合术的基本操作。

（二） 适应证

(1)伤后6～8 h的新鲜伤口。

(2)污染较轻,不超过24 h的伤口。

(3)头面部伤口,一般在伤后24～48 h,争取清创后一期缝合。

（三） 禁忌证

(1)超过24 h、污染严重的伤口。

(2)有活动性出血、休克、昏迷的患者,必须首先进行有效的抢救措施,待病情稳定后,再不失时机地进行清创。

（四） 操作准备

1. 患者准备

(1)综合评估病情,如有颅脑伤或胸腹部严重损伤,或已有轻微休克迹象者,需及时采取综合治疗措施。

(2)X线摄片,了解是否有骨折,以及骨折的部位和类型。

(3)防治感染,早期、合理应用抗生素。

(4)与患者及其家属谈话,做好各种解释工作,如:一期缝合的原则、发生感染的可能性和局部表现,若不缝合下一步的处理方法,对伤肢功能和美容的影响等。争取清醒患者的配合,并签署有创操作知情同意书。

(5)良好的麻醉状态。

2. 材料准备

无菌手术包、无菌软毛刷、肥皂液、无菌生理盐水、3%过氧化氢溶液、3%碘酊、75%酒精、无水乙醚、0.5%碘伏、0.1%苯扎溴铵(新洁尔灭)、止血带、无菌敷料、绷带等。

3. 操作者准备

(1)戴帽子、口罩、手套。

(2)了解伤情,检查伤部,判断有无重要血管、神经、肌腱和骨骼损伤;针对伤情,进行必要的准备,以免术中忙乱。

（五） 操作步骤

1.清洗

(1)皮肤的清洗：先用无菌纱布覆盖伤口，剃去伤口周围的毛发，其范围应距离伤口边缘5 cm以上，有油污者，用酒精或乙醚擦除。更换覆盖伤口的无菌纱布，戴无菌手套，用水和用无菌软毛刷蘸肥皂液刷洗伤肢及伤口周围皮肤2～3次，每次用大量无菌生理盐水冲洗，每次冲洗后更换毛刷及手套，更换覆盖伤口的无菌纱布，至清洁为止，注意勿使冲洗液流入伤口内。

(2)伤口的清洗：揭去覆盖伤口的纱布，用无菌生理盐水冲洗伤口，并用无菌小纱布球轻轻擦去伤口内的污物和异物，用3%过氧化氢溶液冲洗，待创面呈现泡沫后，再用无菌生理盐水冲洗干净。擦干皮肤，用碘酊、酒精或碘伏在伤口周围消毒后，铺无菌巾准备手术。

2.清理

术者按常规洗手、穿手术衣、戴无菌手套。依解剖层次由浅入深仔细探查，识别组织活力，检查有无血管、神经、肌腱与骨骼损伤，在此过程中如有较大的出血点，应给予止血。若四肢创面有大量出血，可用止血带，并记录上止血带的压力及时间。

(1)皮肤清创：切除因撕裂和挫伤而已失去活力的皮肤。对不整齐、有血供的皮肤，沿伤口边缘切除1～2 mm的污染区域加以修整。彻底清除污染、失去活力、不出血的皮下组织，直至正常出血部位为止。对于撕脱伤剥脱的皮瓣，切不可盲目直接缝回原位，应彻底切除皮下组织，仅保留皮肤行全厚植皮覆盖创面。

(2)清除失活组织：充分显露潜行的创腔、创袋，必要时切开表面皮肤，彻底清除存留其内的异物、血肿。沿肢体纵轴切开深筋膜，彻底清除挫裂严重、失去生机、丧失血供的组织，尤其是坏死的肌肉，应切至出血、刺激肌组织有收缩反应为止。

(3)重要组织清创：

- 血管清创：血管仅受污染而未断裂，可将污染的血管外膜切除；完全断裂、挫伤、血栓栓塞的肢体重要血管，则需将其切除后吻合或行血管移植；挫伤严重的小血管应予以切除，断端可结扎。
- 神经清创：对污染轻者，可用生理盐水棉球小心轻拭；污染严重者，可将已污染的神经外膜小心剥离切除，并尽可能保留其分支。
- 肌腱清创：严重挫裂、污染、失去生机的肌腱应予以切除；未受伤的肌腱，小心加以保护。
- 骨折断端清创：污染的骨折端可用刀片刮除、用咬骨钳咬除或清洗；污染进入骨髓腔内者，可用刮匙刮除。与周围组织失去联系、游离的小骨片，酌情将其摘除；与周围组织有联系的小碎骨片，切勿草率地游离除去。大块游离骨片在清创后用新洁尔灭浸泡5 min，再用生理盐水清洗后原位回植。

(4)再次清洗：经彻底清创后，用无菌生理盐水再次冲洗伤口2～3次，然后以新洁尔灭浸泡伤口3～5 min。若伤口污染较重、受伤时间较长，可用3%过氧化氢溶液浸泡，最后用生理盐水冲洗。更换手术器械、手套，伤口周围再铺一层无菌巾。

(5)修复：

- 骨折的整复和固定：清创后应在直视下将骨折整复，若复位后较为稳定，可用石膏托、持续骨牵引或骨外固定器行外固定。下列情况可考虑用内固定:①血管、神经损伤行吻合修复者;②骨折整复后,断端极不稳定;③多发骨折、多段骨折。但对损伤污染重、受伤时间较长、不易彻底清创者,内固定感染率高,应用时应慎重考虑。

● 血管修复:重要血管损伤清创后应在无张力下一期吻合。若缺损较多,可行自体血管移植修复。

● 神经修复:神经断裂后,力争一期缝合修复。如有缺损,可游离神经远近端或屈曲邻近关节使两断端靠拢缝合。缺损＞2 cm,行自体神经移植。若条件不允许,可留待二期处理。

● 肌腱修复:利器切断、断端平整、无组织挫伤,可在清创后将肌腱缝合。

● 伤口引流:伤口表浅、止血良好、缝合后无死腔,一般不必放置引流物。伤口深、损伤范围大且重、污染严重的伤口,以及有死腔、可能有血肿形成时,应在伤口低位或另外切口放置引流物,并保持引流通畅。

● 伤口闭合:组织损伤及污染程度较轻、清创及时(伤后6～8 h)彻底者,可一期直接或减张缝合;否则,宜延期缝合伤口。有皮肤缺损者可行植皮术。若有血管、神经、肌腱、骨骼等重要组织外露者,宜行皮瓣转移修复伤口,覆盖外露的重要组织。最后用酒精消毒皮肤,覆盖无菌纱布,并妥善包扎固定。

附录

清创缝合术操作评分标准

项目	清创缝合术				
	操作项目	项目分	内容	满分/分	得分/分
操作要点与评分细则	操作准备	15分	术者准备:穿工作服,戴口罩、帽子,洗手(可口述)	1	
			核对患者信息,测量生命体征	2	
			了解病史及伤口情况,有无其他合并伤	3	
			体查及X线检查有无骨折征象(口述)	2	
			了解麻醉药物过敏史,无禁忌证	2	
			知情同意并签字	1	
			评估环境	1	
			用物准备:清创包、缝线、引流条或橡皮膜、毛刷、肥皂液、生理盐水、3%过氧化氢溶液、络合碘、2%利多卡因、绷带、纱布、胶布、5 ml注射器、备皮剃刀等。检查物品有效期	3	
	操作过程	65分	充分暴露受伤部位,必要时备皮(可口述)	1	
			取清创包,检查包的有效期	1	
			打开包的外层3/4	1	
			持物钳打开包的外层1/4及内层	1	
			检查灭菌指示卡	2	
			正确戴手套+清点物品	1	
			用无菌纱布覆盖伤口	1	
			肥皂液刷洗伤口周围皮肤30 cm,再用生理盐水冲洗干净	2	

续表

项目	清创缝合术				
	操作项目	项目分	内容	满分/分	得分/分
操作要点与评分细则	操作过程	65分	如皮肤上有油垢可先用酒精或乙醚擦洗干净(口述)	1	
			反复冲洗2～3次，每次更换无菌手套、毛刷及纱布(可口述)	2	
			用生理盐水冲洗伤口并擦干	1	
			去除伤口内较大的异物、血凝块	2	
			3%过氧化氢溶液冲洗伤口，待呈现泡沫后再用生理盐水冲洗，擦干	2	
			用无菌纱布覆盖创面	1	
			再次洗手(可口述)、穿手术衣、更换无菌手套	2	
			以伤口为中心，由内向外，常规消毒伤口周围皮肤3遍	2	
			铺洞巾	1	
			核对麻醉药，正确开启2%利多卡因局部麻醉	2	
			修整皮缘，切除1～2 mm明显受挫伤、失活的创缘皮肤	2	
			依解剖层次由浅入深仔细探查，识别组织活力，检查有无血管、神经、肌腱、骨骼损伤	2	
			如有出血，彻底止血	1	
			清除伤口内血凝块、异物、污染失活组织	2	
			必要时可扩大切口，以便处理深部损伤组织(可口述)	1	
			生理盐水冲洗伤口2～3次并擦干	2	
			稀释络合碘浸泡伤口3～5 min、生理盐水冲洗并擦干	2	
			过氧化氢溶液浸泡、生理盐水冲洗并擦干	2	
			用无菌纱布覆盖创面	1	
			正确打开缝合包，检查灭菌指示卡	2	
			再次洗手(可口述)，更换手套	1	
			加铺洞巾，以伤口为中心由内向外(1分)消毒1次(1分)	3	
			选择合适大小三角针(2分)、1号丝线(2分)进行缝合	4	
			缝合方法正确，缝合间距恰当，所留线结长度合适	5	
			若有必要，在伤口较深处放置引流膜(可口述)	2	
			从近心端到远心端挤出皮下积血，对合皮肤	2	
			再次消毒	1	
			纱布覆盖，胶布固定	1	
			复原患者衣物，取舒适体位	1	
			整理用物，垃圾分类处理	1	
			洗手(可口述)，记录	1	
	注意事项	20分	交代术后注意事项，监测生命体征	2	
			术后注射TAT(破伤风抗毒素)、定期换药(口述)，注意出血及感染情况	5	
			动作熟练，配合默契有序	3	
			违反无菌原则每次扣5分，最多扣10分	10	
	总分	100分		100	

(吴泽兵　张学敏)

第十一节 开放性伤口的止血包扎

(一) 目的

掌握开放性伤口的止血和包扎方法。

(二) 适应证

适用于各种出血情况下的急救止血与包扎，尤其是大出血的急救处理，用以压迫止血、保护伤口、固定敷料、减少污染、固定骨折与关节、减少疼痛。

(三) 物品准备

手术镊、缝合器械（持针器、三角针、缝合线）、剪刀、外用生理盐水、75%酒精或络合碘、过氧化氢溶液或高锰酸钾溶液、棉垫、消毒纱布、胶布、绷带（四头带）、止血带、夹板、三角巾、手套、担架。

(四) 操作步骤

(1)检视开放性伤口，评估患者总体情况，与患者沟通，争取配合。

(2)充分暴露伤口，检查伤情，检查是否有骨折。

(3)摆放体位：在上止血带前应抬高患肢2～3 min，以增加静脉血向心回流。

(4)指压止血/止血带止血，大致清理伤口，有条件的进行适当消毒，填塞止血/包扎止血/屈曲加垫（无骨折），包扎。

● 止血方法：

○ 加压包扎法：最常用的急救止血方法。用敷料盖住伤口，再用绷带加压包扎。

○ 堵塞止血法：用消毒的纱布、棉垫等敷料堵塞在伤口内，再用绷带、三角巾或四头带加压包扎，松紧度以达到止血为宜。常用于颈部、臀部等较深伤口。

○ 指压止血法：用手指压迫出血的血管上端，即近心端，使血管闭合阻断血流以达到止血目的。适用于头、面、颈部及四肢的动脉出血急救。按压点：颞浅动脉（压向下颌关节）、面动脉（压向下颌骨）、枕动脉（压向乳突）、颈动脉（压向第6颈椎横突）、锁骨下动脉（压向第1肋）、肱动脉（压向肱骨干）、桡动脉（压向桡骨干）、尺动脉（压向尺骨干）、指动脉（压向指骨干）、股动脉（压向深部）、腘动脉（压向前面）、足背动脉（压向跖骨）、胫后动脉（压向跟骨）。

○ 屈曲加垫止血法：当前臂或小腿出血时，可在肘窝或腘窝内放置棉纱垫、毛巾或衣服等物品。屈曲关节，用三角巾或布带做“8”字形固定。注意有骨折或关节脱位者不能使用，同时此方法对伤者造成的痛苦较大，不宜首选。

○ 止血带止血法：适用于四肢大血管破裂或经其他急救止血无效者。

a. 橡皮止血带止血法：常用气囊止血带或长1 m左右的橡皮管，先在止血带部位垫一层布或单衣，再以左手拇指、示指、中指持止血带头端，另一手拉紧止血带绕肢体缠2～3圈，并将橡皮管末端压在紧缠的橡皮管下固定。

b. 绞紧止血法：急救时可用布带、绳索、三角巾或者毛巾替代橡皮管，先垫衬垫，再将带子在垫上绕肢体一圈打结，在结下穿一短棒，旋转此短棒使带子绞紧，至不流血为止，最后将短棒固定在肢体上。禁用细绳索或电线等充当止血带。局部必须先给予包布或单衣保护皮肤，接触面积应较大；止血带必须包在伤口的近心端；止血带松紧要适宜，以出血停止、远端摸不到脉搏搏动为好；上臂绑在中上1/3，压力300 mmHg；下肢绑在上1/3，压力500 mmHg；必须注明每一次上止血带的时间，并每隔45～60 min放松止血带1次，每次放松止血带的时间为3～5 min，松开止血带之前应用手压迫动脉干近端；松解止血带之前，应先输液或输血，补充血容量，打开伤口，准备好止血用器材，然后再松止血带；因止血带使用时间过长，远端肢体已发生坏死者，应在原止血带的近端加上新止血带，然后再行截肢术。

● 包扎方法：包扎材料尤其是直接覆盖伤口的纱布应严格无菌，没有无菌敷料则尽量应用相对清洁的材料，如干净的毛巾、布类等。包扎不能过紧或过松，打结或固定的部位应在肢体的外侧面或前面。

○ 绷带包扎法：主要用于四肢及手、足部伤口的包扎及敷料、夹板的固定等。包括：环形包扎法——主要用于腕部和颈部；"8"字形包扎法——用于关节附近的包扎；螺旋形包扎法——主要用于上肢和大腿；"人"字形包扎法——多用于前臂和小腿等。

○ 三角巾包扎法：依据伤口不同部位，采用不同的三角巾包扎方法，常见的有以下几种。

a. 头顶部伤口：采用帽式包扎法，将三角巾底边折叠约3 cm宽，底边正中放在眉间上部，顶尖拉向枕部，底边经耳上向后在枕部交叉并压住顶角，再经耳上绕到额部拉紧打结，顶角向上反折至底边内或用别针固定。

b. 头顶、面部或枕部伤口：将三角巾顶角打结放在额前，底边中点打结放在枕部，底边两角拉紧包住下颌，再绕至枕骨结节下方打结，称为风帽式包扎法。

c. 颜面部较大范围的伤口：采用面具式包扎法，将三角巾顶角打结，放在下颌处，上提底边罩住头面，拉紧两底角至后枕部交叉，再绕至前额部打结，包扎好后根据伤情在眼、鼻、口处剪洞。

d. 头、眼、耳处外伤：采用头眼包扎法。三角巾底边打结放在鼻梁上，两底角拉向耳后下，枕后交叉后绕至前额打结，反折顶角向上固定。

e. 一侧眼球受伤：采用单眼包扎法。将三角巾折叠成4指宽的带形，用带子的上1/3盖住伤眼，下2/3从耳下至枕部，再经健侧耳上至前额，压住另一端，最后绕经伤侧耳上，枕部至健侧耳上打结。

f. 双眼损伤：采用双眼包扎法。先将带子中部压住一眼，下端从耳后到枕部，经对侧耳上至前额，压住上端，反折上端斜向下压住另一眼，再绕至耳后、枕部，至对侧耳上打结。

g. 下颌、耳部、前额或颞部伤口：采用下领带式包扎法。将带巾经双耳或颞部向上，长端绕顶后在颞部与短端交叉，将两端环绕头部，在对侧颞部打结。

h. 肩部伤口:可用肩部三角巾包扎法、燕尾式包扎法或衣袖肩部包扎法包扎。燕尾式包扎法:将三角巾折成燕尾式放在伤侧,向后的角稍大于向前的角,两底角在伤侧腋下打结,两燕尾角于颈部交叉,至健侧腋下打结。

i. 前臂悬吊带:前臂大悬吊带适用于前臂外伤或骨折。方法:将三角巾平展于胸前,顶角与伤肢肘关节平行,屈曲伤肢,提起三角巾下端,两端在颈后打结,顶尖向胸前外折,用别针固定。前臂小悬吊带适用于锁骨、肱骨骨折、肩关节损伤和上臂伤。方法:将三角巾叠成带状,中央放在伤侧前臂的下1/3,两端在颈后打结,将前臂悬吊于胸前。

j. 胸背部伤口:包括单胸包扎法、胸背部燕尾式包扎法、胸背部双燕尾式包扎法。

k. 腹部伤口:包括腹部兜式包扎法、腹部燕尾式包扎法。

l. 臀部伤口:单臀包扎法。需两条三角巾,将一条三角巾盖住伤臀,顶角朝上,底边折成两指宽在大腿根部绕成一周作结;另一三角巾折成带状压住三角巾顶角,围绕腰部一周作结,最后将三角巾顶角折回,用别针固定。

m. 四肢肢体包扎法:将三角巾折叠成适当宽度的带状,在伤口部环绕肢体包扎。

n. 手(足)部三角巾包扎法:将手或足放在三角巾上,与底边垂直,反折三角巾顶角至手或足背,底边缠绕打结。

以手外伤包扎为例,综合叙述包扎的操作:止血局部加压包扎是手部创伤最简便而有效的止血方法,即使尺、桡动脉损伤,加压包扎一般也能达到止血目的。手外伤时采用腕部压迫或橡皮管捆扎止血,阻断了手部静脉回流,不能完全阻断动脉血流,出血会更严重。因此,这种方法是错误的。大血管损伤所致大出血才采用止血带止血。应用气囊止血带缚于上臂上1/3部位,记录时间,迅速转运。压力控制在250～300 mmHg,如时间超过1 h,应放松数分钟后再加压,以免引起肢体缺血性肌挛缩或坏死。放松止血带时,应在受伤部位加压,以减少出血。缚于上臂下1/3的橡皮管止血带易引起桡神经损伤,不宜采用。

用无菌敷料或清洁布类包扎伤口,防止创口进一步被污染,创口内不要涂用药水或撒敷抗感染药物。局部固定转运过程中,无论伤手是否有明显骨折,均应适当加以固定,以减轻患者疼痛和避免进一步加重组织损伤。固定器材可就地取材、因地制宜,采用木板、竹片、硬纸板等。固定范围应达腕关节以上。

○ 四头带包扎法主要用于鼻部、下颌、前额及头后部的创伤。

○ 毛巾、被单、衣服包扎操作方法同前。

○ 特殊损伤的包扎:

a. 开放性颅脑损伤:将干净的碗扣在伤口上,或者用敷料或其他的干净布类做成大于伤口的圆环,放在伤口周围,然后包扎,避免包扎时骨折片陷入颅内,同时保护膨出的脑组织。

b. 开放性气胸:若胸部外伤伴有气胸,对较小的伤口采用紧密包扎,阻断气体从伤口进出;可先用厚敷料或塑料布覆盖,再用纱布垫或毛巾垫加压包扎;对伤口较大或胸壁缺损较多者,可用葫芦形纱布填塞压迫;先将一块双层凡士林纱布经伤口填塞胸腔内,再在其中心部位填塞干纱布,外加敷料,用胶布粘贴、加压固定。

c. 肋骨骨折:胸部外伤伴有多发肋骨骨折,可用衣物、枕头等加压包扎伤侧,以遏制胸壁浮动,必要时可将伤者侧卧在伤侧。单根肋骨骨折可用宽胶布固定:用胶布3～4条,每条宽7～8 cm,长度为胸廓周径的2/3,在患者最大呼气末时固定,从健侧肩胛下向前至健侧锁骨中线，上下胶布重叠 2～3 cm。

d. 开放性骨折并骨端外露：包扎时外露的骨折端不要还纳，如自行还纳，还需特别注明。

e. 腹部外伤并内脏脱出：脱出的内脏不能还纳，包扎时屈曲双腿，放松腹肌，将脱出的内脏用大块无菌纱布盖好，再用干净饭碗、木勺等凹形物扣上，或用纱布、布卷、毛巾等做成圆圈状，以保护内脏，再包扎固定。

附录

开放性伤口的止血包扎操作评分标准

<table>
<tr><td>项目</td><td colspan="5">开放性伤口的止血包扎(以右小腿开放性伤口为例)</td></tr>
<tr><td rowspan="24">操作要点与评分细则</td><td>操作项目</td><td>项目分</td><td>内容</td><td>满分/分</td><td>得分/分</td></tr>
<tr><td rowspan="3">操作准备</td><td rowspan="3">15分</td><td>工作服、帽子、口罩穿戴整齐</td><td>2</td><td></td></tr>
<tr><td>手术镊、缝合器械(持针器、三角针、缝合线)、剪刀、外用生理盐水、75%酒精或络合碘、过氧化氢溶液或高锰酸钾溶液、棉垫、消毒纱布、胶布、绷带、止血带、夹板、三角巾、手套、担架(漏一项必需品扣1分)</td><td>10</td><td></td></tr>
<tr><td>检查患者脉搏、血压、有无其他部位受伤</td><td>3</td><td></td></tr>
<tr><td rowspan="14">操作过程</td><td rowspan="14">75分</td><td>上止血带位置：右大腿中上1/3</td><td>5</td><td></td></tr>
<tr><td>在止血带绕扎处有衬垫</td><td>5</td><td></td></tr>
<tr><td>止血带绕扎松紧适度，以伤口停止出血、右足背动脉无搏动为止</td><td>7</td><td></td></tr>
<tr><td>做一明显标记：记录开始上止血带的时间</td><td>5</td><td></td></tr>
<tr><td>剪刀剪开裤脚</td><td>5</td><td></td></tr>
<tr><td>清洗创面</td><td>5</td><td></td></tr>
<tr><td>无菌敷料覆盖创面，绷带加压予以包扎，以减少再污染</td><td>5</td><td></td></tr>
<tr><td>选择适当夹板放置在患肢左右，紧贴肢体</td><td>8</td><td></td></tr>
<tr><td>上端固定至大腿，下端固定至踝关节及足底；也可将患者两腿并拢用绷带捆扎(简易固定法，也可得分)，但必须在大腿、小腿踝关节处多道捆扎以固定</td><td>5</td><td></td></tr>
<tr><td>固定松紧合适</td><td>5</td><td></td></tr>
<tr><td>夹板不与皮肤直接接触</td><td>5</td><td></td></tr>
<tr><td>膝关节、踝关节处垫以敷料，再以绷带捆扎</td><td>5</td><td></td></tr>
<tr><td>正确移动肢体(用剪刀剪开衣裤，而不是脱去衣裤)</td><td>5</td><td></td></tr>
<tr><td>迅速转运</td><td>5</td><td></td></tr>
<tr><td rowspan="3">注意事项</td><td rowspan="3">10分</td><td>术前告知患者操作目的</td><td>3</td><td></td></tr>
<tr><td>术中询问患者感觉</td><td>3</td><td></td></tr>
<tr><td>注意患肢血运，每小时松开止血带 3～5 min</td><td>4</td><td></td></tr>
<tr><td>总分</td><td>100分</td><td></td><td>100</td><td></td></tr>
</table>

（吴泽兵　张学敏）

第十二节 外科手卫生

（一） 目的

掌握外科手卫生的方法。

（二） 适应证

所有参加手术的人员都必须进行手术前洗手。

（三） 禁忌证

(1)参加手术的人员手臂皮肤有破损或有化脓性感染。
(2)参加手术的人员患有传染性疾病(如流感等),且处于传染期。

（四） 物品准备

灭菌的手刷,无菌小毛巾,肥皂液,消毒剂。

（五） 操作步骤

1. 肥皂液刷手法

(1)普通洗手:术者先用普通肥皂进行一般洗手(可按七步洗手法洗手)。

(2)无菌刷手:用消毒毛刷蘸消毒肥皂液刷洗手指尖、手、腕、前臂至肘上10 cm处,两上肢交替进行刷洗。刷完1次后用清水将肥皂液冲去。共刷洗3遍,时间共10 min。冲洗后保持拱手姿势(手指朝上、肘朝下姿势)。

(3)擦手:用无菌小毛巾由手向前臂、肘部到上臂(肘上10 cm处)顺序擦干,先擦干一侧,翻转毛巾再擦另一侧,擦过肘部的毛巾不能再接触手和前臂。

(4)将手、前臂到肘部6 cm处浸泡在70%酒精内,共5 min。涂抹手消毒液。

(5)保持拱手姿势,待其自然干。

2. 简易洗手法

(1)普通洗手:术者先用普通肥皂进行一般洗手(可按七步洗手法洗手)。

(2)刷手:用消毒毛刷蘸洗手液刷洗手指尖、手、腕、前臂至肘上10 cm处,刷时用相当力量,注意甲缘下及指间部位,保持指尖朝上、肘朝下,两上肢交替进行刷洗,刷完1次后用清水将洗手液冲去,时间3 min。冲洗后保持拱手姿势。

(3)擦手:用无菌小毛巾由手向前臂、肘部到上臂(肘上10 cm处)顺序擦干,先擦干一侧,翻转毛巾再擦另一侧,擦过肘部的毛巾不能再接触手和前臂。

(4)将手消毒液均匀涂于每只手和前臂1遍,双手搓擦至干。

3. 七步洗手法

(1)在流动水下,将双手充分淋湿。

(2)取适量肥皂(肥皂液),均匀涂抹至整个手掌、手背、手指和指缝。

(3)认真揉搓双手至少15 s,应注意清洗双手所有皮肤,包括指背、指尖和指缝,具体揉搓步骤如下:

- 掌心相对,手指并拢,相互揉搓。
- 手心对手背沿指缝相互揉搓,交换进行。
- 掌心相对,双手交叉指缝相互揉搓。
- 弯曲手指使关节在另一手掌心旋转揉搓,交换进行。
- 右手握住左手大拇指旋转揉搓,交换进行。
- 将五个手指尖并拢放在另一手掌心旋转揉搓,交换进行。
- 右手握住左手手腕旋转揉搓,交换进行。

(4)在流动水下彻底冲净双手,擦干,取适量护手液护肤。

附录

外科手卫生操作评分标准

<table>
<tr><td>项目</td><td colspan="5">外科手卫生</td></tr>
<tr><td rowspan="16">操作要点与评分细则</td><td>操作项目</td><td>项目分</td><td>内容</td><td>满分/分</td><td>得分/分</td></tr>
<tr><td rowspan="4">操作准备</td><td rowspan="4">15分</td><td>更换手术衣裤、鞋帽、口罩,修剪指甲,并除去甲缘下积垢</td><td>3</td><td></td></tr>
<tr><td>摘下手表、戒指等饰物,充分暴露双上肢至上臂上1/2段</td><td>5</td><td></td></tr>
<tr><td>用物准备:清洁剂、手刷、小毛巾、手消毒剂</td><td>2</td><td></td></tr>
<tr><td>物品放置合理,检查流动水洗手设施完好</td><td>5</td><td></td></tr>
<tr><td rowspan="7">操作过程</td><td rowspan="7">75分</td><td>先用肥皂和水清洗手和上臂(七步洗手法),最少15 s,清水冲洗,持物钳取无菌小方巾擦干</td><td>5</td><td></td></tr>
<tr><td>用持物钳夹取消毒手刷蘸肥皂液涂于双手上</td><td>5</td><td></td></tr>
<tr><td>刷手顺序:从一侧指尖→指间→手背→手掌→腕部,到对侧指尖→指间→手背→手掌→腕部→前臂→肘部,再到手前臂→肘部→上臂,最后到对侧上臂。每遍3 min,刷毕,将刷子弃于洗手池内</td><td>20</td><td></td></tr>
<tr><td>如此重复3次。刷手过程中肘为最低位,冲洗时指尖向上,水液不得反流,同时手上不得越过双肩,下不低于腰</td><td>20</td><td></td></tr>
<tr><td>刷手结束后,抓取无菌巾中心部位,擦干双手。将擦手巾弃于固定容器内</td><td>10</td><td></td></tr>
<tr><td>取适量外科手消毒液,搓揉双手至肘窝上6 cm,时间不能少于2~6 min</td><td>10</td><td></td></tr>
<tr><td>保持双手上举,手臂不可下垂。待药液自行挥发至干燥。不可碰触有菌物品,如触碰应重新刷手</td><td>5</td><td></td></tr>
<tr><td rowspan="3">注意事项</td><td rowspan="3">10分</td><td>操作熟练,程序清楚</td><td>2</td><td></td></tr>
<tr><td>动作轻、稳、准,时间适宜</td><td>3</td><td></td></tr>
<tr><td>操作符合无菌原则</td><td>5</td><td></td></tr>
<tr><td>总分</td><td>100分</td><td></td><td>100</td><td></td></tr>
</table>

（吴泽兵　吴泓波）

第十三节 颈椎脊髓损伤搬运

（一）目的

掌握颈椎脊髓损伤时的搬运方法。

（二）适应证

创伤后存在下述情况者：

(1)脊柱区疼痛或触痛，活动受限。

(2)出现神经损伤症状或体征。

(3)脊柱畸形。

（三）物品准备

担架(硬板)、颈托、腰带、颈垫、血压计、听诊器。

（四）操作步骤

(1)发现有人倒地，评估环境安全。

(2)拍肩呼喊判断意识，嘱配合且勿自主活动，排除明显四肢骨折。

(3)摆放体位，快速骨科查体，助手准备好担架和绑带。

(4)3人至患者同侧跪下、插手，同时抬高、换单腿、起立、搬运、换单腿、下跪、换双腿，将患者放于硬质担架上，颈两侧垫软垫，伤处垫软垫，绑多根绑带，搬运担架，用硬质担架或木板搬运。

● 现场救护：现场救护具体要求包括下列几个方面。

○ 迅速将伤者撤离可能再次发生意外的创伤现场，避免重复或加重创伤。

○ 确保伤者呼吸道通畅，如果通气功能明显障碍，可在现场做紧急气管插管或气管切开。

○ 损伤的颈椎在未做处理之前不宜随意转动或搬动，直到采用支具固定或临时固定器材固定后，才可搬动伤者。

○ 凡怀疑有颈椎、脊髓损伤者，一般常规按照有损伤处理。

○ 搬动病员时，至少需要3人，动作要轻、稳、准，并协调一致。颈椎不可扭曲或转动，要平抬平放。

○ 应用无弹性担架，并保持头略低位，防止过伸或过屈位。

○ 输送途中，密切观察伤者全身状况并保持呼吸道通畅。避免使用热水敷，以防烫伤。注意保暖和静脉输液，每1～2 h翻身1次，防止压疮(压力性损伤)。

○ 关于颈托(或颈领)在急救中使用的问题，有些学者主动废弃不用，其原因包括：①颈托在急性颈椎损伤时不能够起到保持颈椎稳定的作用，还可能影响对呼吸功能状况的观察；②如果合并颈部软组织损伤，尤其是合并血管或气管损伤，颈托固定将影响对创口的观察，还容易引起对气管的压迫。长途运送中宜采用简易颈部支架固定，既能保证稳定又便于观察。

● 急诊室处理：

○ 迅速准备全身检查。首先确定有无休克、颅脑和其他重要脏器损伤；有无其他部位骨关节合并伤，凡存在危及生命的合并伤，必须先处理，绝不可延误时机。

○ 全身情况稳定后，方允许行颈椎检查，并初步确定损伤部位，有无损伤脊髓和损伤严重程度。

○ 保持呼吸道通畅并给氧。

○ 输液，必要时备血和输血；可在输液的同时，静脉内使用激素（地塞米松 20～40 mg）、利尿剂（呋塞米 20 mg）等药物。留置导尿，观察尿量和常规检查。

○ 特殊检查：经过初步处理，若病情稳定，则可以进行 X 线摄片、CT 扫描或磁共振成像等检查。对于危重伤者需要在医护人员护送陪同下实施。如果需要特殊位置的摄片，必须由医师协助进行，以防止在操作时发生意外。

○ 颈椎脊髓损伤的诊断明确后，又无其他需要紧急处理的合并伤，患者可转入病房做进一步处理。

附录

颈椎脊髓损伤搬运操作评分标准

<table>
<tr><td>项目</td><td colspan="5">颈椎脊髓损伤搬运</td></tr>
<tr><td rowspan="14">操作要点与评分细则</td><td>操作项目</td><td>项目分</td><td>内容</td><td>满分/分</td><td>得分/分</td></tr>
<tr><td rowspan="4">操作准备</td><td rowspan="4">10分</td><td>4 名医疗救护人员共同参与搬运，1 名指挥员、3 名助手</td><td>2</td><td></td></tr>
<tr><td>服装鞋帽整洁，着装符合要求</td><td>3</td><td></td></tr>
<tr><td>用物准备：硬质担架、颈托、绑带、沙袋、清洁敷料、绷带</td><td>3</td><td></td></tr>
<tr><td>物品摆放合理，便于操作</td><td>2</td><td></td></tr>
<tr><td rowspan="9">操作过程</td><td rowspan="9">75分</td><td>指挥员环顾四周评估环境安全后下令救护</td><td>5</td><td></td></tr>
<tr><td>表明身份，安慰伤者，询问伤势，要求伤者整个身体静止、保持不动</td><td>5</td><td></td></tr>
<tr><td>评估伤情，做疑似诊断</td><td>5</td><td></td></tr>
<tr><td>“头锁”手法固定伤者头部</td><td>5</td><td></td></tr>
<tr><td>理顺伤者躯干和四肢，硬质担架放于伤者一侧</td><td>5</td><td></td></tr>
<tr><td>用颈托进行颈部固定</td><td>5</td><td></td></tr>
<tr><td>1 人在伤者的头部，双肘夹于头部侧，双手放于伤者肩下，固定头颈部</td><td>5</td><td></td></tr>
<tr><td>另 3 人在伤者一侧，单膝跪地。分别在伤者的肩背部、腰臀部、膝踝部，双手掌从伤者背下平伸到伤者肢体背侧</td><td>10</td><td></td></tr>
<tr><td>指挥员发出统一数数的口令，4 人同时用力，保持伤者脊柱为一轴线，平稳地抬起伤者，放于硬质担架上</td><td>10</td><td></td></tr>
</table>

续表

<table>
<tr><td>项目</td><td colspan="5">颈椎脊髓损伤搬运</td></tr>
<tr><td rowspan="7">操作要点与评分细则</td><td>操作项目</td><td>项目分</td><td>内容</td><td>满分/分</td><td>得分/分</td></tr>
<tr><td rowspan="2">操作过程</td><td rowspan="2">75分</td><td>使用沙袋或者折好的衣物放置在颈部的两侧加以固定。用绑带固定伤者额部、上臂，以及胸部、盆部、膝部、踝部</td><td>10</td><td></td></tr>
<tr><td>平稳抬起硬质担架，对伤者进行转运</td><td>10</td><td></td></tr>
<tr><td rowspan="3">注意事项</td><td rowspan="3">15分</td><td>判断伤情准确</td><td>5</td><td></td></tr>
<tr><td>动作轻稳、准确、娴熟，每种手法的应用范围和姿势正确</td><td>5</td><td></td></tr>
<tr><td>与伤者沟通合理有效，操作中体现人文关怀</td><td>5</td><td></td></tr>
<tr><td>总分</td><td>100分</td><td></td><td>100</td><td></td></tr>
</table>

（吴泽兵　吴泓波）

第十四节 四肢骨折现场急救外固定技术

（一）目的

（1）避免骨折端在搬运时移动而过多地损伤软组织、血管、神经或内脏。同时防止骨折继续移位。

（2）骨折固定后即可止痛，有利于防止休克及减轻肿胀。

（3）便于抢救和搬运。

（二）准备工作

1. 物品准备

小夹板、绷带、扎带、衬垫、剪刀、三角巾、2% 利多卡因、纱布、5 ml 注射器、碘伏、无菌棉签、胶布。

2. 个人准备

口罩，帽子，环顾四周评估周围环境安全并报告。

3. 患者准备

表明身份，安慰患者，让患者做好心理准备并配合操作。

（三）操作步骤

1. 固定前检查

检查患者生命体征，查看患肢有无畸形、压痛、骨擦感、异常活动、患肢末梢循环和关节的活动情况。

2.手法复位后固定(可先局部麻醉后再手法复位)

(1)上臂骨折固定:充分暴露伤口,去除伤口周围污物。伤口处覆盖无菌纱布或棉垫,并包扎。将夹板放在上臂骨折的外侧,用绷带固定;再固定肩肘关节,用一条三角巾折叠成燕尾式悬吊前臂于胸前,另一条三角巾围绕患肢于健侧腋下打结。若无夹板固定,可用三角巾将伤肢固定于胸廓,然后用三角巾将伤肢悬吊于胸前。

(2)前臂骨折固定:将夹板置于前臂外侧,然后固定腕、肘关节,用三角巾将前臂屈曲悬吊于胸前,用另一条三角巾将伤肢固定于胸廓。若无夹板固定,则先用三角巾将伤肢悬吊于胸前,然后用三角巾将伤肢固定于胸前。

(3)股骨骨折的固定:

● 健肢固定法:用绷带或三角巾将双下肢绑在一起,在膝关节、踝关节及两腿之间的空隙加棉垫。

● 躯干固定法:用长夹板从脚跟至腋下,短夹板从脚跟至大腿跟,分别置于患腿的内外侧,用绷带或三角巾固定。

(4)小腿骨折固定:用长度由脚跟至大腿根部的两块夹板,分别置于小腿内外侧,再用三角巾或绷带固定。亦可用三角巾将患肢固定于健肢。

3.固定后

检查固定带松紧度。上下移动不超过1 cm。将患肢摆放于正确位置。检查末梢循环。交代患者注意事项,感谢患者的配合。

附录

四肢骨折现场急救外固定技术操作评分标准

<table>
<tr><td>项目</td><td colspan="6">四肢骨折现场急救外固定技术</td></tr>
<tr><td rowspan="12">操作要点与评分细则</td><td>操作项目</td><td>项目分</td><td colspan="2">内容</td><td>满分/分</td><td>得分/分</td></tr>
<tr><td rowspan="3">操作准备</td><td rowspan="3">10分</td><td colspan="2">服装鞋帽整洁,着装符合要求</td><td>2</td><td></td></tr>
<tr><td colspan="2">用物准备:无菌纱布、棉垫、三角巾、夹板、绷带</td><td>5</td><td></td></tr>
<tr><td colspan="2">物品摆放合理,便于操作</td><td>3</td><td></td></tr>
<tr><td rowspan="8">操作过程</td><td rowspan="8">75分</td><td colspan="2">(举手示意开始)环顾四周评估环境安全</td><td>3</td><td></td></tr>
<tr><td colspan="2">表明身份,安慰伤者,询问伤势,要求伤者整个身体静止、保持不动</td><td>2</td><td></td></tr>
<tr><td colspan="2">评估伤情,做疑似诊断,与伤者沟通,取得伤者配合</td><td>3</td><td></td></tr>
<tr><td rowspan="5">上臂骨折</td><td>充分暴露伤口,去除伤口周围污物</td><td>3</td><td></td></tr>
<tr><td>伤口处覆盖无菌纱布或棉垫,并包扎</td><td>3</td><td></td></tr>
<tr><td>将三角巾折成燕尾式,中央放在前臂的中下1/3处</td><td>5</td><td></td></tr>
<tr><td>三角巾两端在颈后打结,将前臂悬吊于胸前</td><td>3</td><td></td></tr>
<tr><td>另用一条三角巾围绕患肢上臂于健侧腋下打结,固定患侧肩、肘关节于胸壁</td><td>5</td><td></td></tr>
</table>

续表

项目	四肢骨折现场急救外固定技术					
操作要点与评分细则	操作项目	项目分	内容		满分/分	得分/分
	操作过程	75分	前臂骨折	夹板固定前用毛巾等软物铺垫在夹板与肢体间	2	
				夹板放在骨折前臂的外侧,夹板长度超过肘关节和手腕	2	
				夹板上端固定至上臂,下端固定至手掌	3	
				用绷带捆扎固定夹板,先远折端后近折端	2	
				绷带捆扎,松紧度以绷带上下可移动1 cm为宜	3	
				三角巾折成燕尾式,中央放在前臂的中下1/3处	3	
				三角巾两端在颈后打结,将前臂悬吊于胸前	3	
				另用一条三角巾将患肢固定于胸廓,在腋下后方打结固定	3	
			胫腓骨骨折	充分暴露伤口,去除伤口周围污物	3	
				伤口处覆盖无菌纱布或棉垫,并包扎	3	
				选用两块夹板,长度超过膝关节及踝关节,至于患侧小腿的内外侧	5	
				固定前用毛巾等软物铺垫在夹板与肢体间	5	
				夹板上端固定至大腿,下端固定至踝关节及足底	5	
				绷带捆扎,松紧度以绷带上下可移动1 cm为宜	3	
			告知患者注意事项,观察患者反应(举手示意结束)		3	
	注意事项	15分	判断伤情准确		5	
			操作规范,动作轻稳、准确、娴熟		5	
			与伤者沟通合理有效,操作中体现人文关怀		5	
	总分	100分			100	

(吴泽兵　吴泓波)

第十五节 吸氧术

(一) 目的

(1)掌握吸氧的适应证和禁忌证。

(2)熟悉吸氧的操作要点。

(二) 适应证

(1)呼吸系统障碍(肺泡通气不足,通气血流比例失调,右至左的分流增多,弥散功能障碍)。

(2)循环障碍(心肺功能不全、血容量不足、休克等造成微循环障碍)。

(3)氧运载困难(严重贫血,CO中毒)。

(4)组织细胞不能利用氧(氰化物中毒),氧耗增加。

(三) 禁忌证

百草枯中毒。

(四) 物品准备

氧气罐、扳手、调节阀、湿化瓶、纱布、小碗生理盐水、棉签、鼻导管、别针、胶布、观察卡。

(五) 术前准备

(1)个人准备:着装规范,洗手,戴口罩、帽子。

(2)患者准备:核对患者信息,评估患者病情、意识、呼吸、鼻腔和生命体征状况,取得患者及其家属的配合。

(3)明确适应证。

(六) 操作步骤

(1)用手电筒检查患者鼻腔,用湿棉签清洁两侧鼻孔。

(2)安装氧气表、湿化管和湿化瓶。

(3)开流量开关,检查是否漏气。打开流量表开关,调节氧气流量。

(4)连接鼻导管,湿润并检查鼻导管是否通畅。

(5)调节氧流量。

(6)将鼻导管插入患者鼻腔,长度合适,绕过耳后并固定于下颌,松紧适宜。

(7)安置患者、向患者解释用氧注意事项、鼻导管的更换。

(8)记录:用氧方式、用氧开始时间和氧流量。

(9)停氧:向患者说明停氧的理由。

(10)用纱布包裹,取下鼻导管,揩净鼻面部。

(七) 术后处理

整理用物,医疗垃圾分类处置,并做详细记录。

附录

吸氧术操作评分标准

<table>
<tr><td>项目</td><td colspan="5">吸氧术</td></tr>
<tr><td rowspan="26">操作要点与评分细则</td><td>操作项目</td><td>项目分</td><td>内容</td><td>满分/分</td><td>得分/分</td></tr>
<tr><td rowspan="4">操作准备</td><td rowspan="4">15分</td><td>术者准备:穿工作服,戴口罩、帽子,洗手(可口述)</td><td>2</td><td></td></tr>
<tr><td>核对床号、姓名,解释操作目的</td><td>4</td><td></td></tr>
<tr><td>环境评估:安全、“四防”(防火、防热、防震、防油)、无烟火及易燃品,是否适合用氧</td><td>5</td><td></td></tr>
<tr><td>用物准备:治疗碗、弯盘、氧气流量表、湿化瓶、纱布、棉签、一次性吸氧管(检查有效期及包装)、手电筒、用氧记录单、蒸馏水、笔。注:湿化瓶内装入无菌蒸馏水(1/3~1/2),治疗碗中盛温开水</td><td>4</td><td></td></tr>
<tr><td rowspan="21">操作过程</td><td rowspan="21">75分</td><td>协助患者取舒适体位</td><td>2</td><td></td></tr>
<tr><td>用手电筒检查患者双侧鼻腔(2分),用棉签清洁双侧鼻腔,只清洁一侧扣2分(4分)</td><td>6</td><td></td></tr>
<tr><td>打开氧气筒的总开关进行除尘关氧气流量表开关</td><td>2</td><td></td></tr>
<tr><td>用手电筒检查患者双侧鼻腔</td><td>3</td><td></td></tr>
<tr><td>装鼻导管</td><td>3</td><td></td></tr>
<tr><td>装湿化瓶,倒入1/3~1/2的无菌蒸馏水</td><td>2</td><td></td></tr>
<tr><td>连接鼻导管,并检查是否漏气</td><td>3</td><td></td></tr>
<tr><td>打开流量表开关,调节氧气流量</td><td>4</td><td></td></tr>
<tr><td>试气并润湿鼻导管</td><td>3</td><td></td></tr>
<tr><td>将鼻导管插入患者鼻孔1 cm</td><td>3</td><td></td></tr>
<tr><td>绕过耳后并固定于下颌,松紧适宜</td><td>2</td><td></td></tr>
<tr><td>安置患者,向患者解释用氧注意事项、鼻导管的更换</td><td>5</td><td></td></tr>
<tr><td>记录:用氧方式、用氧开始时间、氧流量、签名</td><td>4</td><td></td></tr>
<tr><td>用氧过程中观察:缺氧状况有无改善(2分),氧气装置是否漏气(1分),是否通畅(1分),流量是否正确(1分)</td><td>5</td><td></td></tr>
<tr><td>停氧:向患者说明停氧的理由</td><td>3</td><td></td></tr>
<tr><td>用纱布包裹,取下鼻导管,揩净鼻面部。停氧方法不正确扣2分;动作粗暴扣2分;未用纱布扣2分;未揩净鼻面部扣2分</td><td>8</td><td></td></tr>
<tr><td>安置患者</td><td>2</td><td></td></tr>
<tr><td>根据患者氧饱和下降,将鼻导管换成面罩吸氧(3分),正确放置(4分),氧流量调节</td><td>7</td><td></td></tr>
<tr><td>卸氧气表:关流量开关、卸湿化瓶、氧气表。少一项扣1分,顺序错一项扣1分</td><td>3</td><td></td></tr>
<tr><td>记录:氧气停止时间、用氧效果、签名</td><td>3</td><td></td></tr>
<tr><td>整理用物,洗手(可口述)</td><td>2</td><td></td></tr>
</table>

续表

项目	吸氧术				
操作要点与评分细则	操作项目	项目分	内容	满分/分	得分/分
	注意事项	10分	态度友好、诚恳、热情，说话清晰	2	
			操作过程中不时询问患者有无不适	2	
			正确调节氧流量：一般成人轻度缺氧的吸氧流量为1～2 L/min，中度缺氧的吸氧流量为2～4 L/min，重度缺氧的吸氧流量为4～6 L/min	3	
			带氧插管，带氧拔管	3	
	总分	100分		100	

（吴泽兵　吴泓波）

第十六节 吸痰术

（一）目的

（1）掌握吸痰术的适应证和禁忌证。

（2）熟悉吸痰术的操作要点。

（二）适应证

（1）老年体弱者。

（2）昏迷、危重、麻醉未苏醒者。

（3）各种原因所致的咳嗽反射迟钝或会厌功能不全，不能自行清除呼吸道分泌物或误吸呕吐物的患者。

（4）各种原因引起的窒息患者。

（5）正在行机械通气的患者出现以下情况：

● 出现明显痰鸣音或从人工气道观察到有痰液冒出。血氧饱和度（SaO_2）和动脉血氧分压（PaO_2）明显下降。患者机械通气时呼吸机上（使用容量控制模式）显示气道峰压明显增加或（使用压力控制模式）显示潮气量明显下降。

● 患者机械通气时，呼吸机波形图上显示，压力-时间或流速-时间曲线中，吸气相和呼气相同时出现锯齿图形。

（三）禁忌证

1. 绝对禁忌证

通常无，但对颅底骨折患者禁忌经鼻腔吸痰。

2. 相对禁忌证

严重缺氧者、严重心律失常者。

（四） 物品准备

中心吸引装置和/或电动吸引器。

治疗盘：治疗碗2个（内盛无菌生理盐水，分别用于吸痰前预吸及吸痰后冲洗导管）、已消毒的吸痰管（或一次性吸痰管）数根、无菌镊及无菌缸、一次性治疗巾、一次性无菌手套、手电筒、弯盘、压舌板、口咽气道管、连接吸引器上玻璃接管、插电板。

（五） 术前准备

1. 患者准备

测量生命体征（心率、血压、呼吸），身体健康评估。讲解吸痰目的，嘱患者尽力配合操作者操作。

2. 操作者准备

了解患者病情，同时进行身体健康及合作程度评估；检查患者意识状态及口腔、鼻腔，取出活动义齿；检查气道分泌物的量、黏稠程度、部位。

（六） 操作步骤

（1）操作者检查吸引器储液瓶内消毒液（需200 ml），拧紧瓶盖，连接导管，接通电源，打开开关，调节合适负压，将吸引器放于床边适当处。

（2）操作者洗手，戴口罩。将所用物品携带至床旁，核对患者信息，向患者解释操作目的，取得患者同意，以配合操作。

（3）用手电筒检查患者口腔、鼻腔。

（4）协助患者将头偏向一侧，略向后仰，铺治疗巾于颌下。

（5）戴手套，连接吸痰管，打开吸引器开关，试吸少量生理盐水，检查吸引器是否通畅，润滑导管前端。

（6）根据吸痰采用的不同入口进行下列操作并进行相应指标监测。

● 经口/鼻腔吸痰：

○ 嘱患者张口，对昏迷者，用压舌板或口咽气道协助张口。

○ 一手反折吸痰管末端，另一手用无菌持物钳持吸痰管前端，插入口咽部，然后放松导管末端。

○ 先吸口咽部分泌物，再吸气管内分泌物，在患者吸气时顺势将吸痰管经咽喉插入气管达一定深度（约为15 cm），将吸痰管自深部向上提拉，左右旋转并缓慢上提吸净痰液。

○ 吸痰管取出后，吸生理盐水冲净痰液，以免堵塞。

○ 吸痰结束后取出压舌板或口咽气道。

○ 必要时更换无菌钳及吸痰管经鼻腔吸引。

● 经气管插管/气管切开吸痰：

○ 将呼吸机氧浓度调到100%，给患者吸纯氧2 min。

○ 一手断开呼吸机与气管导管接口，将呼吸机接口放于无菌纸巾上，用戴无菌手套的另一手迅速并轻轻地沿气管导管送入吸痰管，感觉吸痰管遇到阻力后加负压，轻轻旋转上提并吸引。

○ 吸痰结束后立即接呼吸机通气，再次吸纯氧 2 min，等待血氧饱和度升至正常水平后再将氧浓度调到原有水平。

○ 吸痰管取出后，吸生理盐水冲净痰液，以免堵塞，如须继续吸痰，需重新更换吸痰管。

（七）术后处理

(1)关上吸引器开关，擦净患者面部分泌物，脱手套。

(2)协助患者取安全、舒适体位，安置好患者后处理用物。

(3)洗手、摘口罩、做记录。

附录

吸痰术操作评分标准

项目	吸痰术				
	操作项目	项目分	内容	满分/分	得分/分
操作要点与评分细则	操作准备	15分	术者的准备：穿工作服，戴口罩、帽子，洗手（可口述）	2	
			核对患者床号、姓名	2	
			评估患者病情、意识、呼吸情况	2	
			检查鼻腔、口腔，取出活动性假牙，听诊双肺及喉部痰鸣音	3	
			给患者拍背	1	
			讲解吸痰目的，嘱患者配合	2	
			器械准备：电动吸引器，治疗碗2个（内盛无菌生理盐水），吸痰管数根，吸痰包（内含止血钳、弯盘，必要时备压舌板、开口器、舌钳）手电筒、治疗巾等。检查包装是否完好，是否在有效期内	3	
	操作过程	65分	检查电动吸引器设备完好	2	
			吸引器储液瓶内消毒液（不超过2/3瓶）	2	
			将消毒瓶挂于床头	2	
			打开开关，调节合适负压（成人0.04~0.053 MPa，儿童<0.04 MPa）	3	
			体位：患者头偏向一侧，略后仰，铺治疗巾于颌下	2	
			取吸痰包，检查有效期	2	
			正确戴手套	1	
			再次检查调节负压（1分），连接合适型号的吸痰管（2分）	3	
			用无菌止血钳持吸痰管前端	2	
			先吸口腔中分泌物，再吸咽喉部分泌物，最后吸气管内分泌物	6	
			每次吸痰前，需试吸生理盐水	3	

续表

项目	吸痰术				
操作要点与评分细则	操作项目	项目分	内容	满分/分	得分/分
	操作过程	65分	嘱患者张口,昏迷患者用压舌板或开口器协助张口	2	
			禁止带负压插管	5	
			吸痰管插入预定部位后,带负压轻轻左右旋转吸痰管上提吸痰	6	
			注意观察患者反应及生命体征,吸出物性状、量、颜色等	4	
			每次吸痰时间为10～15 s	3	
			每吸一个部位更换一次吸痰管	3	
			吸痰结束后,吸生理盐水冲洗导管	3	
			关闭吸引器开关,将玻璃接头插入消毒液瓶内	2	
			擦净患者面部分泌物,撤治疗巾,脱手套	2	
			检查口腔黏膜有无损伤,听诊双肺痰鸣音情况	3	
			协助患者取舒适体位,整理床单	2	
			整理用物,垃圾分类处理	1	
			洗手(可口述),做好操作记录	1	
	注意事项	20分	交代注意事项,指导有效咳嗽及排痰方法	5	
			吸痰动作轻柔,熟练	5	
			吸气管内痰液时,吸痰管插入预定部位后,稍退0.5～1 cm	2	
			违反无菌原则每次扣2分	6	
			口述:痰液黏稠时给予相应处理(雾化治疗等)	2	
	总分	100分		100	

（吴泽兵　吴泓波）

第十七节 胃管置入术

（一） 目的

(1)掌握胃管置入术的适应证和禁忌证。

(2)熟悉胃管置入术的操作要点。

（二） 适应证

(1)胃扩张、幽门狭窄及食物中毒等。

(2)钡剂检查或手术治疗前的准备。

(3)昏迷、极度厌食者插管行营养治疗。

(4)口腔及喉手术须保持手术部位清洁者。

(5)胃液检查。

(6)胃肠减压。

(三) 禁忌证

严重的食管静脉曲张、腐蚀性胃炎、鼻腔阻塞、食管或贲门狭窄或梗阻,严重呼吸困难。

(四) 物品准备

胃管、弯盘、钳子或镊子、10 ml注射器、纱布、治疗巾、液状石蜡、棉签、胶布、夹子及听诊器。

(五) 术前准备

(1)训练患者插管时的配合动作,以保证插管顺利进行。

(2)检查胃管是否通畅,长度标记是否清晰。

(3)插管前先检查鼻腔通气情况,选择通气顺利一侧鼻孔插管。

(六) 操作方法

(1)患者取坐位或半卧位。

(2)用液状石蜡润滑胃管前段,左手持纱布托住胃管,右手持镊子夹住胃管前段,沿一侧鼻孔缓慢插入到咽喉部(14~16 cm),嘱患者做吞咽动作,同时将胃管送下,插入深度为45~55 cm(相当于患者发际到剑突的长度)。然后用胶布固定胃管于鼻翼处。

(3)检查胃管是否在胃内:

- 抽——胃管末端接注射器抽吸,如有胃液抽出,表示已插入胃内。
- 听——用注射器从胃管内注入少量空气,同时将听诊器置于胃部听诊,如有气过水声,表示胃管已插入胃内。
- 看——将胃管末端置于盛水碗内应无气体逸出,若有气泡连续逸出且与呼吸相一致,表示误入气管内。

(4)证实胃管在胃内后,将胃管末端折叠用纱布包好,用夹子夹住,置于患者枕旁备用。

(七) 术后处理

(1)注意保持胃管通畅,记录每天引流液的量和性质,长期鼻饲者应每天进行口腔护理,定期更换胃管。

(2)洗胃时应反复灌洗,直至洗出液澄清、无味为止,在洗胃过程中,若患者出现腹痛,流出血性灌洗液或出现休克症状,应停止灌洗,及时进行止血和抗休克处理。

(3)胶布松动应及时更换,防止胃管脱落。

附录

胃管置入术操作评分标准

项目	胃管置入术				
	操作项目	项目分	内容	满分/分	得分/分
操作要点与评分细则	操作准备	10分	术者的准备:穿工作服,戴口罩、帽子,洗手(可口述)	2	
			核对床号、姓名,询问有无鼻咽部病史,知情同意并签字	3	
			用湿棉签清洁、检查双侧鼻腔,提前向患者说明操作中需配合吞咽	2	
			用物准备:一次性胃管、弯盘、钳子或镊子、50 ml注射器、手套、纱布、治疗巾、液状石蜡、手电筒、棉签、胶布、夹子、听诊器、压舌板(均在有效期内)	3	
	操作过程	80分	协助患者取坐位或半卧位(昏迷患者取仰卧位或左侧卧位),铺治疗巾于患者颌下	2	
			打开胃管插管包,将操作所需用品打入包内,备好胶布	2	
			戴手套	2	
			弯盘置于患者口角旁	1	
			检查胃管的型号及有无破损,检查胃管是否通畅	2	
			比量长度:患者前额发际至剑突的长度,做好标记	5	
			封闭胃管远端,用液状石蜡润滑胃管	3	
			术者左手持纱布托住胃管,右手用止血钳夹住胃管前端,自患者鼻孔轻轻插入	6	
			胃管插入14～16 cm时,检查是否盘曲在口中	6	
			嘱患者吞咽,送至标记长度,查看标记	6	
			初步固定胃管于双鼻翼	2	
			抽取胃液:第一次插管成功抽出胃液得30分,第二次插管成功抽出胃液得20分,第三次及以上插管成功抽出胃液得10分,未抽出胃液得0分	30	
			胃管末端置于清水中检验是否有气泡,判断胃管是否误入气管	4	
			注射器向胃管内注入少量空气,听诊器于胃泡鼓音区听气过水声	4	
			用胶布固定胃管于面颊部	2	
			将胃管开口端连接负压引流袋	2	
			操作完成后为患者复原衣物	1	
	注意事项	10分	操作过程应该注意观察患者生命体征,如有呛咳、呼吸困难、发绀等,应立即拔出胃管,重新插入,操作过程中注意询问患者的感受	2	
			操作后向患者交代注意事项	2	
			术后观察生命体征、保持胃管通畅等	3	
			操作中与患者交流,安抚患者,动作轻巧细致,操作后清洁患者口鼻部	3	
	总分	100分		100	

（吴泽兵　吴泓波）

第十八节 男性导尿术

（一）目的

(1)掌握男性导尿术的适应证和禁忌证。
(2)熟悉男性导尿术的操作要点。

（二）适应证

(1)减轻尿潴留。
(2)获得无污染的尿标本。
(3)尿流动力学检查。
(4)危重症患者测量尿量。
(5)膀胱内灌注药物治疗。
(6)腹部手术术前准备。

（三）禁忌证

(1)急性下尿路感染。
(2)尿道狭窄及先天畸形无法留置尿管者。
(3)相对禁忌证为严重的全身出血性疾病。

（四）物品准备

治疗盘内备弯盘、无菌治疗碗、手套、血管钳、0.1%苯扎溴铵酊(或络合碘)、无菌导尿包(导尿管2根、弯盘1个、治疗碗1个、小药杯盛消毒棉球数个、石蜡油瓶、标本瓶、血管钳2把、洞巾1块)、无菌持物钳、无菌手套1双、橡胶单、治疗巾、绒毯、屏风,车下备便盆及便盆布。

（五）术前准备

1. 医生护士准备

衣帽整洁、洗手、戴口罩。

2. 患者准备

了解导尿目的、导尿过程及其注意事项,积极配合。

3. 环境准备

关门窗、调节室温、拉上床帘或用屏风遮挡。

（六） 操作步骤

(1)洗手、戴口罩，备齐用物推至床边，核对床号、姓名，向患者解释导尿的目的及过程，使其配合操作。关闭门窗，用屏风遮挡，必要时调节气温。

(2)嘱患者清洗外阴，不能自理者，护士给予协助。

(3)患者取仰卧位，两腿平放略分开，露出外阴。

(4)操作者站在患者右侧，铺橡胶单和治疗巾于臀下，操作者戴手套，右手持止血钳夹消毒棉球消毒外阴、阴囊、阴茎。左手用无菌纱布裹住阴茎，将包皮向后推，用0.1%苯扎溴铵酊棉球擦拭，自尿道口向外旋转消毒尿道口、龟头、包皮及冠状沟，一个棉球限用一次。外阴清洗完毕脱去手套。

(5)取无菌导尿包检查灭菌时间，放于患者两腿之间依次打开，找出内置4个棉球的小药杯，放于包布的外角，倒入0.1%苯扎溴铵酊(或络合碘)溶液，戴无菌手套，铺洞巾，使洞巾下缘连接包布构成一无菌区。

(6)润滑导尿管前端置于治疗碗内，左手用纱布裹住阴茎将包皮向后推，露出尿道口，自尿道口向外旋转的方法消毒尿道口及龟头，用过的棉球及血管钳放入弯盘内移至床尾。

(7)将患者阴茎提起，与腹部呈90°角以伸直尿道，右手持止血钳夹导尿管轻轻插入20～22 cm，见尿液流出，再插入5～7 cm，将尿液引入无菌治疗碗内，若需要留取尿液做培养，用试管或培养器留取中段尿，止血钳夹紧导尿管。

(8)导尿成功后包皮复位，连接尿袋并挂于床下。撤下洞巾，用纱布擦净外阴部，脱手套，协助穿裤，撤去绒毯、橡胶单及治疗巾，整理床单位及用物。

(9)洗手，做记录，留置尿标本者，将尿标本贴好标签后送检。

附录

男性导尿术操作评分标准

项目	男性导尿术				
	操作项目	项目分	内容	满分/分	得分/分
操作要点与评分细则	操作准备	10分	着装整齐，洗手	2	
			核对患者信息(姓名、性别、床号、住院号)	1	
			自我介绍，告知操作目的及注意事项并取得合作；签署知情同意书	4	
			评估环境，保护患者隐私	1	
			物品准备一次性导尿包(导尿管、液状石蜡、络合碘棉球、10 ml注射器、纱布、镊子、引流袋等)，一次性中单(少一样扣0.5分，扣完为止)	2	
	操作过程	65分	叩诊膀胱充盈度	2	
			站患者右侧，臀下垫防水中单	2	
			协助患者褪去一侧裤腿	2	
			取仰卧位，屈膝外展；充分暴露外阴	4	

续表

项目	男性导尿术				
	操作项目	项目分	内容	满分/分	得分/分
操作要点与评分细则	操作过程	65分	衣物或被褥覆盖双腿	2	
			打开导尿包外层，戴手套	4	
			依次消毒外阴、阴茎、阴囊	3	
			无菌纱布裹住阴茎，包皮向后推以暴露尿道外口	4	
			自尿道口向外向后旋转擦拭尿道口、龟头、冠状沟，每个部位1个棉球	4	
			移去清洁外阴物品，脱手套置于医疗垃圾桶内	4	
			打开导尿包内层，戴无菌手套	4	
			铺洞巾(2分)；依次消毒尿道口、龟头、冠状沟，每个部位1个棉球	6	
			检查导尿管球囊完好无漏气，接引流袋	4	
			液状石蜡自前端润滑导尿管20～22 cm	2	
			暴露尿道外口，将阴茎提高与腹壁呈90°角	2	
			嘱患者张口呼吸，持镊子将导尿管插入20～22 cm	6	
			见尿液流出再插入5～7 cm，向球囊注入8～10 cm生理盐水	4	
			向外轻轻牵拉至稍有阻力，导尿成功后包皮复位，尿袋挂于床下	6	
	操作后处理	10分	撤臀下中单，脱手套	4	
			妥善安置患者，整理床单位，交代注意事项	3	
			垃圾分类处理，洗手，记录	3	
	注意事项	15分	人文关怀：操作过程中动作轻柔，沟通合理，体现人文关怀	5	
			无菌观念：操作前、更换手套前分别洗手	10	
	总分	100分		100	

（吴泽兵 吴泓波）

第十九节 女性导尿术

（一）目的

（1）掌握女性导尿术的适应证和禁忌证。

（2）熟悉女性导尿术的操作要点。

（二）适应证

（1）减轻尿潴留。

（2）获得无污染的尿标本。

（3）尿流动力学检查。

（4）危重症患者测量尿量。

(5)膀胱内灌注药物治疗。

(6)腹部手术术前准备。

(三) 禁忌证

(1)急性下尿路感染。

(2)尿道狭窄及先天畸形无法留置尿管者。

(3)相对禁忌证为女性月经期、严重的全身出血性疾病。

(四) 物品准备

治疗盘内备弯盘、无菌治疗碗、手套、血管钳、0.1%苯扎溴铵酊(或络合碘)、无菌导尿包(导尿管2根、弯盘1个、治疗碗1个、小药杯盛消毒棉球数个、石蜡油瓶、标本瓶、血管钳2把、洞巾1块)、无菌持物钳、无菌手套1双、橡胶单、治疗巾、绒毯、屏风,车下备便盆及便盆布。

(五) 术前准备

1. 医生护士准备

衣帽整洁、洗手、戴口罩。

2. 患者准备

了解导尿目的、导尿过程及其注意事项,积极配合。

3. 环境准备

关门窗、调节室温、拉上床帘或用屏风遮挡。

(六) 操作步骤

(1)洗手、戴口罩,备齐用物推至床边,核对床号、姓名,向患者解释导尿的目的及过程,使其配合操作。关闭门窗,用屏风遮挡,必要时调节气温。

(2)嘱患者清洗外阴,不能自理者,护士给予协助。

(3)协助患者脱去一侧裤腿,盖在近侧腿部,再盖大毛巾或绒毯,另一侧用棉被遮盖,注意保暖,取屈膝仰卧位,两腿略向外展,露出外阴。

(4)铺橡胶单和治疗巾于臀下,将弯盘置于近外阴处、治疗碗(治疗碗内有6个棉球、1副手套、1把血管钳)放于弯盘后拿起手套,向碗内倒入0.1%苯扎溴铵酊(或络合碘),戴手套,右手持血管钳夹棉球消毒外阴及尿道口,顺序由外向内、自上而下,每个棉球限用1次。污染棉球及手套置于弯盘内移至治疗车下。

(5)取无菌导尿包检查灭菌时间,将导尿包置于患者两腿之间打开,找出内置4个棉球的小药杯,放于包布的外角,倒入0.1%苯扎溴铵酊(或络合碘)溶液。

(6)检查无菌手套的灭菌时间,戴手套,铺洞巾,使洞巾和导尿包包布连接形成一无菌区,嘱患者勿移动肢体,以免污染无菌区。

(7)按操作顺序排列无菌用物。用液状石蜡润滑两根导尿管前端,一根及血管钳置于治疗碗内,另一根放于无菌包布上备用,将弯盘移至近外阴处,左手分开并固定小阴唇,右手持血管钳夹0.1%苯扎溴铵酊(或络合碘)棉球自上而下、由内向外分别消毒尿道口及双侧小阴唇(尿道口须消毒2次),每个棉球限用1次。用过的血管钳、棉球置于弯盘内移至床尾。

(8)左手继续固定小阴唇,右手将盛导尿管的治疗碗置于洞巾口旁,用血管钳持导尿管对准尿道口轻轻插入4~6 cm,见尿液流出再插入5~7 cm(气囊导尿管再插入3~4 cm),松开左手,下移固定导尿管,将尿液引入无菌治疗碗内或留取中段尿标本。

(9)导尿完毕,拔出导尿管或根据情况留置导尿管。

(10)撤下洞巾,擦净外阴,撤离用物,协助患者穿衣,整理床单位,与患者交流,了解患者对导尿的反应,根据患者具体情况进行健康教育。

(11)洗手并做好记录,将尿标本贴好标签后送检。

附录

女性导尿术操作评分标准

项目	女性导尿术					
	操作项目	项目分	内容		满分/分	得分/分
操作要点与评分细则	操作准备	10分	术者准备:穿工作服,戴口罩、帽子,洗手(可口述)		2	
			核对床号、姓名		2	
			自我介绍,告知操作目的,取得配合,签知情同意书		2	
			评估环境		1	
			用物准备:一次性导尿包(导尿管、液状石蜡、络合碘棉球、10 ml注射器、纱布、镊子、引流袋等),一次性中单。检查有效期		3	
	操作过程	70分	体位	臀下垫中单	1	
				患者褪去一侧裤腿	1	
				取仰卧位、屈膝外展暴露外阴	1	
				衣物、被褥覆盖双腿	1	
			消毒	检查导尿包包装	1	
				打开导尿包首层,戴手套	1	
				消毒顺序:由外向内、由上向下	2	
				依次消毒阴阜、大小阴唇、尿道口,最后一个棉球从尿道口、会阴消毒至肛门	3	
				消毒尿道时以手分开小阴唇,暴露尿道外口	2	
				每个棉球仅用于消毒1处、1次,不可重复	2	
				移去清洁外阴物品,脱手套置于医疗垃圾桶内	1	
				于适当位置打开导尿包内层,戴无菌手套	2	
				铺洞巾	1	
			插管步骤	检查导尿管球囊完好	2	
				无菌液状石蜡润滑导尿管前端至气囊上方4~6 cm	1	
				分开小阴唇,依次消毒尿道口、两侧小阴唇内侧、尿道口	3	

续表

项目	女性导尿术					
操作要点与评分细则	操作项目	项目分	内容		满分/分	得分/分
	操作过程	70分	插管步骤	嘱患者张口呼吸	1	
				持镊子将导尿管插入4～6 cm	2	
				第一次插管见尿流出得30分，第二次插管见尿流出得20分，第三次及以上插管见尿流出得10分，未见尿流出得0分	30	
				再插入5～7 cm	1	
				向球囊注入适量生理盐水(8～10 ml或者根据导尿管上注明的气囊容积向气囊注入等量生理盐水)	1	
				轻拉确定位于膀胱内(1分)，再向内插入1 cm(1分)	2	
				用无菌试管取5 ml中段尿送尿检、尿培养(可口述)	2	
				引流袋下端封闭，连接导尿管并将引流袋固定于膀胱以下位置	2	
				撤臀下中单，脱手套(1分)，还原患者衣物、被褥(1分)	2	
				整理用物，垃圾分类处理(1分)，洗手(可口述)，记录(1分)	2	
	注意事项	20分	保护患者隐私(男操作者须有一名女性医务人员在场，女操作者直接得分)		3	
			操作中要随时询问患者感觉		2	
			注意一次放尿不超过500 ml(口述)		2	
			操作后向患者交代注意事项		3	
			违反无菌原则每次扣5分，最多扣10分(无菌区物品不得污染，尿液不得污染非操作区，污染手套不得接触衣物、被褥等)		10	
	总分	100分			100	

(吴泽兵　吴泓波)

第二十节 穿脱隔离衣

(一) 目的

掌握穿脱隔离衣的方法。

(二) 适应证

(1)进入严格隔离病区时：检查、护理(需)特殊隔离患者，工作服可能受其分泌物、排泄物、血液、体液(沾)污染时。

(2)进入易引起院内播散的感染性疾病患者病室时。

(3)进入需要保护性隔离(如大面积烧伤、器官移植、骨髓移植和早产儿等)的患者病区时。

(4)接触不同病种患者时也应更换隔离衣。

（三） 操作准备

1. 物品准备

隔离衣、挂衣架、衣夹、洗手池、洗手液、帽子、口罩、刷子、消毒液、毛巾。

2. 操作者准备

(1)取下手表，卷袖过肘，洗手。

(2)穿隔离衣前要戴好帽子、口罩。

（四） 操作步骤

1. 取衣

手持衣领从衣夹上取下隔离衣，清洁面朝向自己，将衣服向外折，露出肩袖内口。

2. 穿隔离衣

(1)一手持衣领，另一手伸入袖内并向上抖，注意勿触及面部。一手将衣领向上拉，使另一只手露出来，依次穿好另一袖。

(2)双手持衣领，顺边缘由前向后扣好领扣。

(3)扣好袖口或系上袖带。

(4)从腰部向下约5 cm处自一侧衣缝将隔离衣后身部分向前拉，见到衣边捏住，依法将另一边捏住，双手在背后将两侧衣边对齐，向一侧按压折叠，以一手按住，另一手将腰带拉至背后压住折叠处，在背后交叉回到前边打一活结，系好腰带。

3. 脱隔离衣

(1)解开腰带，在前边打一活结。

(2)解开袖口，在肘部将部分袖子塞入工作服内，暴露前臂。

(3)消毒双手，按前臂至指尖顺序刷洗2 min，清水冲洗，擦干。

(4)解开衣领。

(5)一手伸入另一侧袖口内，拉下衣袖过手，用遮盖着的手在外面拉下另一衣袖。

(6)解开腰带，双手在袖内，使袖子对齐，双臂逐渐退出。

(7)双手持领，将隔离衣两边对齐，用衣夹夹衣领挂好。

附录

穿脱隔离衣操作评分标准

<table>
<tr><td>项目</td><td colspan="5">穿脱隔离衣</td></tr>
<tr><td rowspan="6">操作要点与评分细则</td><td>操作项目</td><td>项目分</td><td>内容</td><td>满分/分</td><td>得分/分</td></tr>
<tr><td rowspan="5">操作准备</td><td rowspan="5">15分</td><td>着装整齐，戴帽子、口罩</td><td>3</td><td></td></tr>
<tr><td>卷袖过肘(根据需要着隔离裤、鞋)</td><td>4</td><td></td></tr>
<tr><td>评估需隔离的环境条件及物品</td><td>2</td><td></td></tr>
<tr><td>根据患者病情和需隔离的类别设定环境</td><td>3</td><td></td></tr>
<tr><td>检查隔离衣有无破损等</td><td>3</td><td></td></tr>
</table>

续表

项目	穿脱隔离衣					
操作要点与评分细则	操作项目	项目分	内容		满分/分	得分/分
	操作过程	75分	穿隔离衣	选取大小合适的隔离衣，手持衣领取下隔离衣，清洁面朝穿衣者	5	
				将衣领两端向外折齐，对齐肩缝，露出袖子内口	5	
				右手持衣领，左手伸入袖内上抖，右手将衣领向上拉，使左手露出	5	
				换左手持衣领，右手伸入袖内，举双手将袖抖上，注意勿触及面部	5	
				双手持衣领，由领子中央顺着边缘向后系好颈带	5	
				扎好袖口	5	
				将隔离衣一边（约在腰下5 cm处）渐向前拉，见到边缘捏住，同法捏住另一侧边缘，双手在背后将衣边对齐	5	
				向一侧折叠，一手按住折叠处，另一手将腰带拉至背后折叠处，将腰带在背后交叉，回到前面将带子系好	5	
			脱隔离衣	解开腰带，在前面打一活结	5	
				解开袖带，塞入袖袢内，充分暴露双手	3	
				洗手掌：流水湿润双手，涂抹洗手液（或肥皂），掌心相对，手指并拢相互揉搓	1	
				洗背侧指缝：手心对手背沿指缝相互揉搓，双手交换进行	1	
				洗掌侧指缝：掌心相对，双手交叉沿指缝相互揉搓	1	
				洗拇指：一手握另一手拇指旋转揉搓，双手交换进行	1	
				洗指背：弯曲各手指关节，半握拳把指背放在另一手掌心旋转揉搓，双手交换进行	1	
				洗指尖：弯曲各手指关节，把指尖合拢在另一手掌心旋转揉搓，双手交换进行	1	
				洗手腕：螺旋式擦洗手腕，交替进行（至腕上10 cm）	1	
				解开颈后带子	3	
				右手伸入左手腕部袖内，拉下袖子	5	
				用遮盖着的左手握住右手隔离衣袖子的外面，拉下右侧袖子	5	
				双手转换逐渐从袖管中退出，脱下隔离衣	3	
				左手握住衣领，右手将隔离衣两边对齐，污染面向外悬挂污染区；如果悬挂污染区外，则污染面向里	4	
	注意事项	10分	动作熟练、流畅、准确		5	
			计划性强，从手持衣领至结束不超过5 min，每超过1 min扣1分		5	
	总分	100分			100	

（吴泽兵　吴泓波）

第二十一节 电除颤术

（一）目的

（1）掌握除颤器的使用及其适应证。

（2）掌握非同步电除颤。

（二）适应证

心室扑动（简称“室扑”）、心室颤动（简称“室颤”）、无脉性室性心动过速（简称“室速”）。

（三）物品准备

综合模拟人、除颤器、导电糊、生命体征监测仪、纱布。

（四）术前准备

(1)着装整洁。

(2)洗手、戴口罩。

(3)用物准备：导电糊或盐水纱布、电极片、弯盘、除颤器、记录单、各种抢救器械和药品，如氧气、吸引器、气管插管用品、血压和心电监测设备及配有常规抢救药品的抢救车等。

（五）操作步骤

(1)检查除颤器各项功能是否完好，电源有无故障，充电是否充足，各种导线有无断裂和接触不良，同步性能是否正常。

(2)患者平卧于木板床上，开放静脉通道，充分暴露胸壁。

(3)术前常规做心电图，完成心电记录后把导联线从心电图机上解除，以免电击损坏心电图机。

(4)连接除颤器导线，接通电源，检查非同步性能。

(5)按要求放置电极板，一块电极板放在胸骨右缘第2—3肋间（心底部），另一块放在左腋前线内第5肋间（心尖部）。两块电极板之间的距离不应$<$10 cm。电极板应该紧贴患者皮肤并稍加压（5 kg），不能留有空隙，边缘不能翘起。电极处安放的皮肤应涂导电糊，也可用生理盐水纱布，紧急时甚至可用清水纱布，但绝对禁用酒精纱布，否则可引起皮肤灼伤。消瘦而肋间隙明显凹陷致电极与皮肤接触不良者，宜用生理盐水纱布，并可多用几层，以改善皮肤与电极的接触。

(6)选择电能剂量，充电（单向波能量选择每次360 J，双向波200 J）。所有人员不得接触患者、病床及与患者相连接的仪器设备，以免触电。

(7)放电，而后给予高质量心肺复苏。心电图显示心搏恢复或非室颤无电活动，均可视为电除颤成功。

（六）术后处理

(1)监测心电、血压、呼吸和意识等，注意心律失常、低血压、急性肺水肿、栓塞、心肌损伤等并发症，一般需持续1天。

(2)整理床单、用物归位预处理。

附录

电除颤术操作评分标准

项目	电除颤术				
操作要点与评分细则	操作项目	项目分	内容	满分/分	得分/分
	操作准备	10分	衣帽整齐、仪表端庄	2	
			检查用物	2	
			检查机器性能(口述)	2	
			用物摆放有序,携至患者床旁	2	
			体位:患者去枕平卧于硬板床,充分暴露胸壁	2	
	操作过程	70分	评估抢救环境	4	
			判断意识,同时判断呼吸和脉搏	4	
			启动应急反应系统(呼叫帮助)	4	
			心电监护(避开除颤部位),心电示波出现室颤波	4	
			评估除颤部位皮肤:无潮湿、无敷料、无须备皮	5	
			迅速在电极板上均匀涂导电糊	6	
			检查选择按钮置于“非同步”位置	8	
			充电,单向波能量选择每次360 J、双向波200 J	8	
			放置右电极板(右锁骨下胸骨右缘)和左电极板(与左乳头平齐的左胸下外侧部)	5	
			再次确认是否仍为室颤,必须确定已无人接触患者并大声宣布“离开”,电击除颤	6	
			放电后立即给予高质量心肺复苏,然后再观察患者心电图示波,若未转复,继续除颤	6	
			窦性心律恢复,同时判断呼吸和脉搏,电极板先用干纱布擦净,再用酒精纱布擦拭消毒,电极板归位,继续心电监护并记录	6	
			整理患者及用物	4	
	终末质量标准	20分	动作规范,操作熟练	5	
			感谢、体贴患者,保持患者床单整洁	5	
			记录准确及时	4	
			(提问)适应证:室颤、室扑、无脉性室速;部位:右侧电极板置于患者右锁骨下胸骨右缘,左电极板置于与左乳头平齐的左胸下外侧部;电量:单向波除颤每次360 J、双向波200 J;除颤时两个电极板之间及电极板手柄要保持干燥;导电糊在电极板上要涂抹均匀,防止患者皮肤灼伤;除颤仪用后及时充电,时刻处于功能完好状态	6	
	总分	100分		100	
备注:操作过程中出现严重违反无菌原则或医疗安全制度的在总分上扣50分					

(吴泽兵　吴泓波)

第三章 常见异常心电图及其特点

心电图异常是指心电图上记录到的图形与正常心电图标准不一致,多见于心血管疾病,其中最常见的是心律失常。此外,心肌缺血、损伤和梗死,以及先天性或后天性心脏病、药物对心肌的影响等,均可导致心电图异常。需要注意的是,心电图异常并非一定由病理性因素导致,一些生理原因如情绪激动、妊娠、运动等也可能导致该情况。

第一节 心房心室大

案例1-1

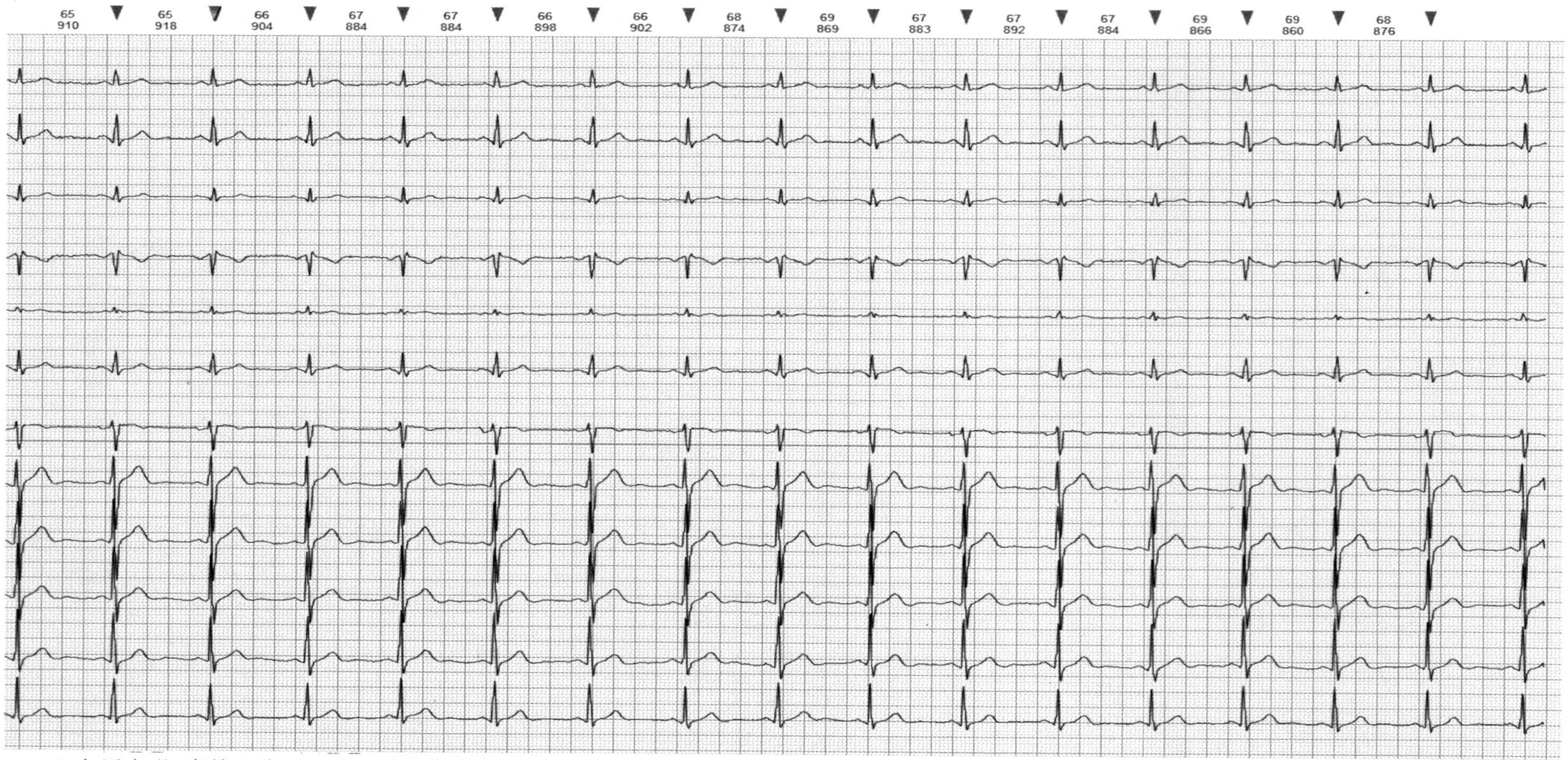

心电图表现：窦性心律，P-P(R-R)匀齐发生，频率约为68次/min。P波时限与形态正常，P-R间期正常，QRS电轴不偏，QRS时限与形态正常，ST-T均在正常范围。

心电图诊断：窦性心律，正常心电图。

案例 1-2

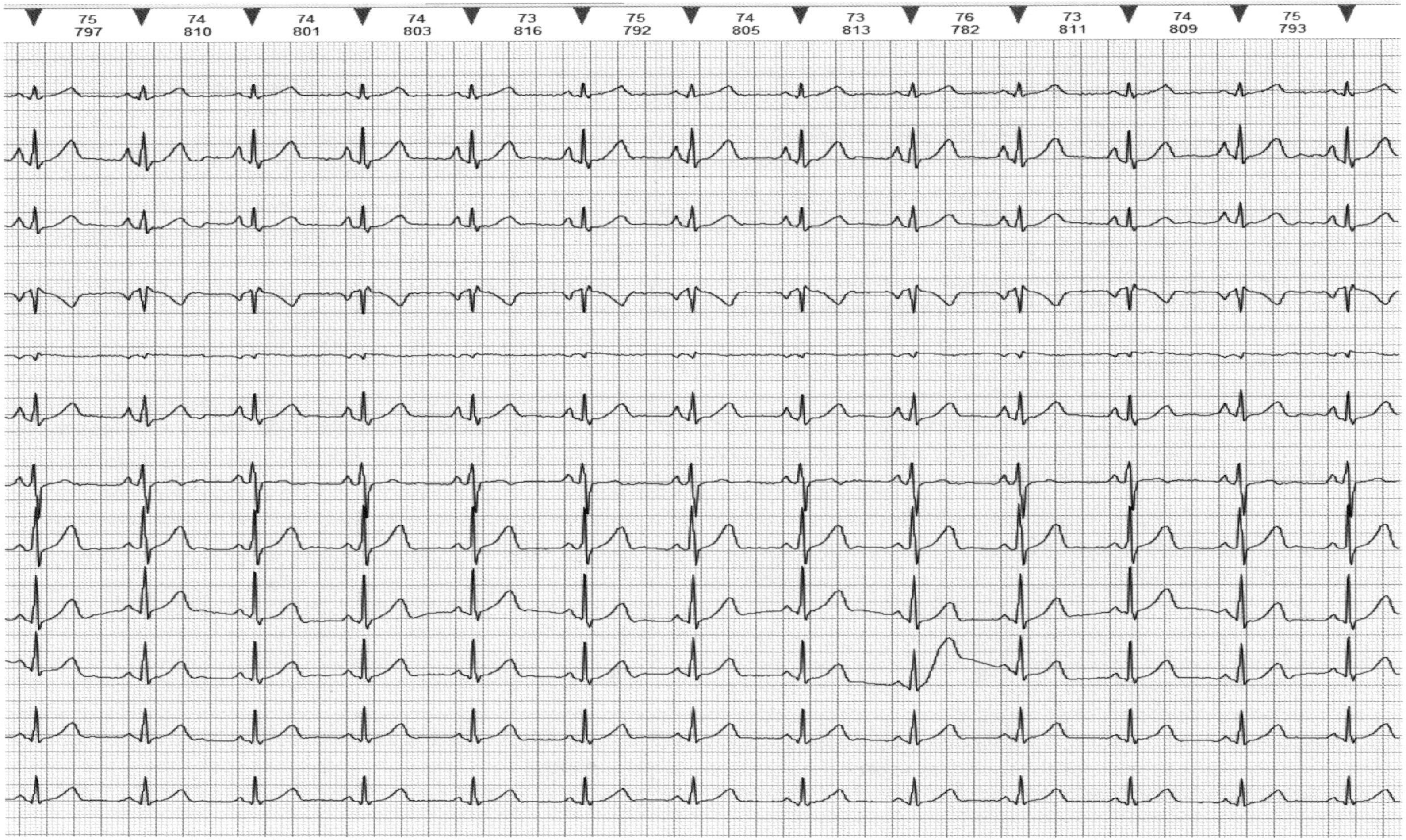

心电图表现：窦性心律，P-P(R-R)匀齐发生，频率约为75次/min。P_{II}、P_{III}、P_{aVF}直立高尖，其中P_{II}振幅>0.25 mV，P_{V1}高尖直立>0.15 mV。P-R间期及QRS波时限形态正常。各导联ST-T正常。

心电图诊断：①窦性心律；②右心房大。

案例 1-3

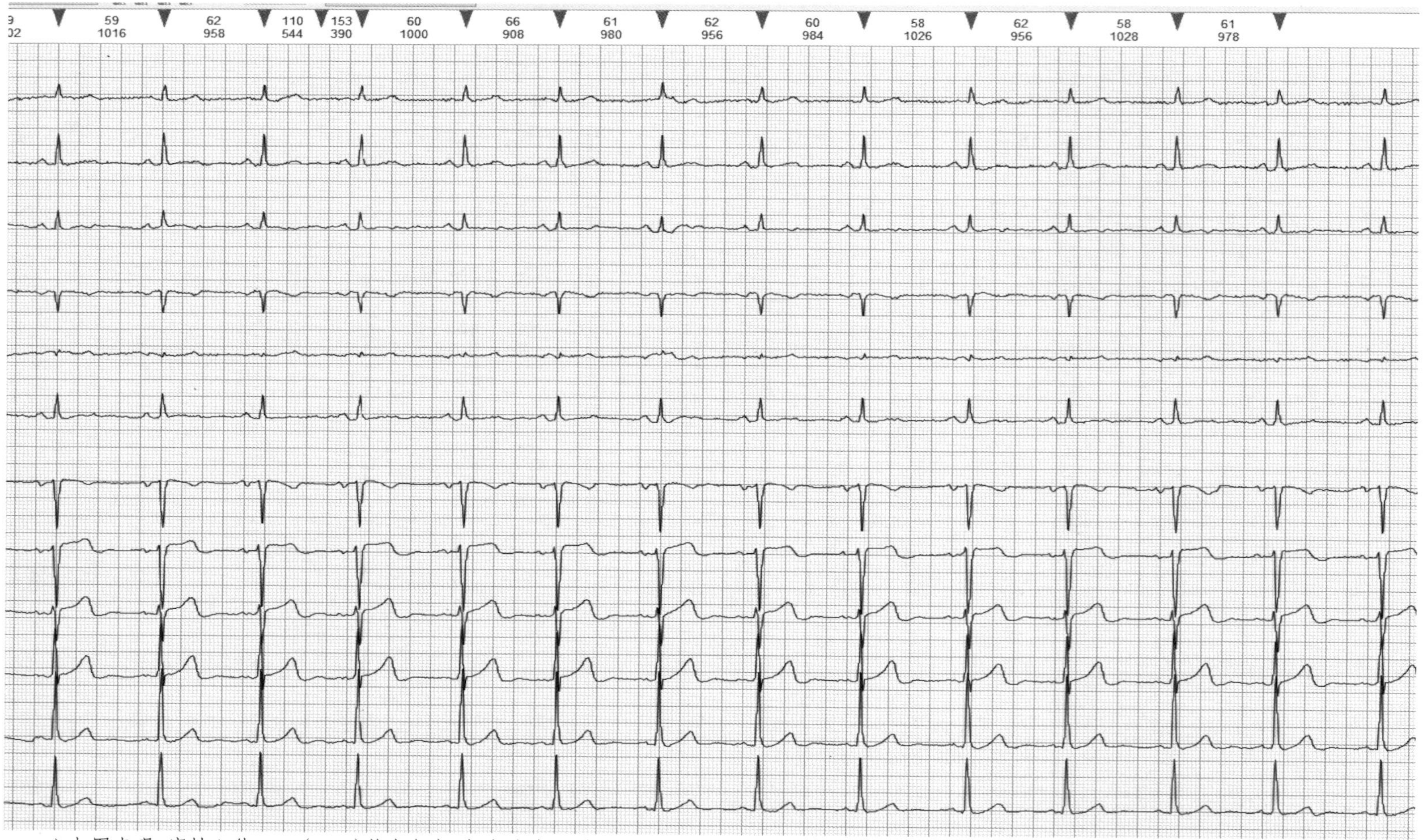

心电图表现：窦性心律，P-P(R-R)基本匀齐，频率约为60次/min。$P_{Ⅰ}$、P_{V4}~P_{V6}双峰切迹，时限均≥0.12 s，P_{V1}正负双向，PtfV1(+)<−0.04 mms。QRS电轴不偏，ST_{V1}~ST_{V3}略上抬。各导联T波尚正常。

心电图诊断：①窦性心律；②左心房大。

案例1-4

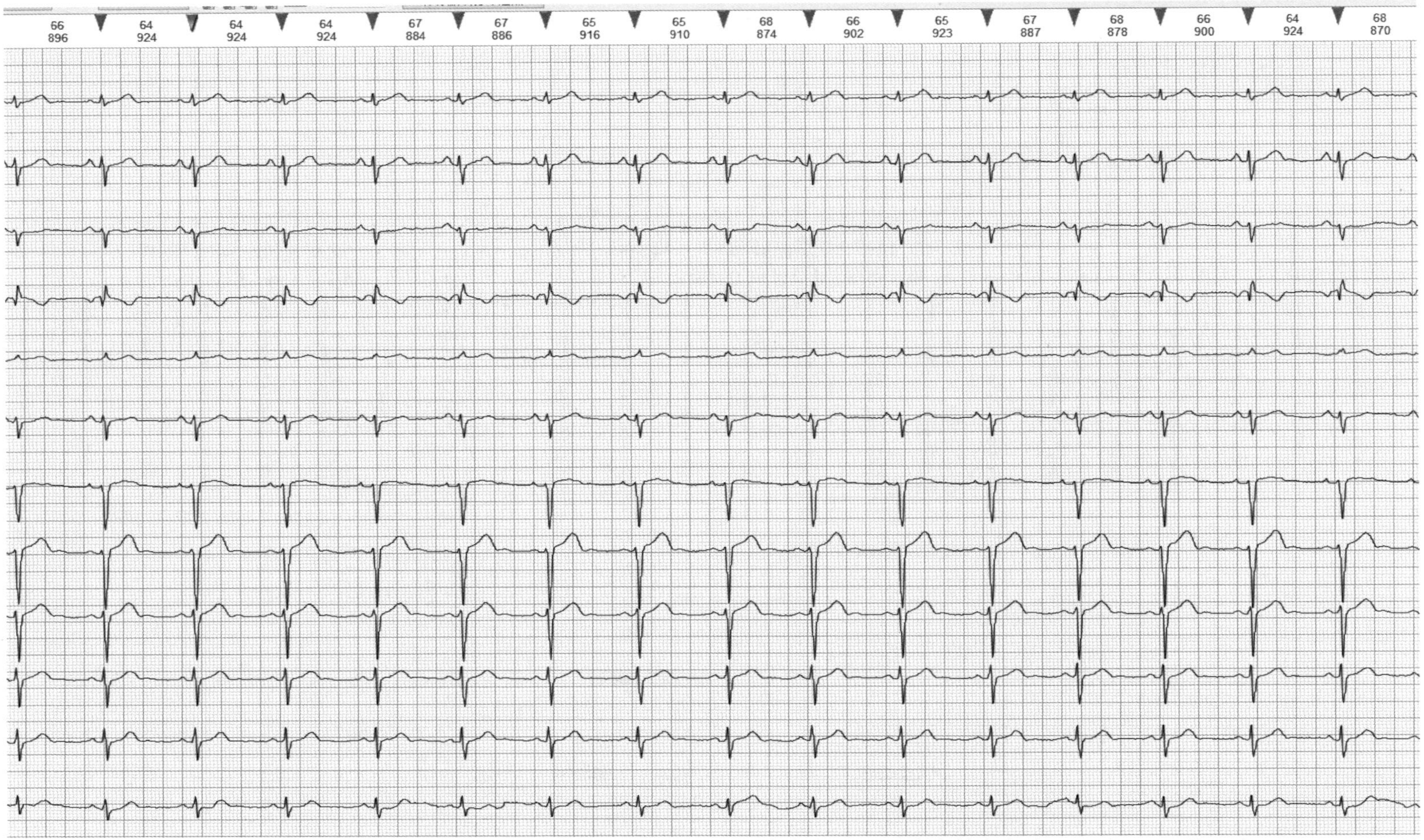

心电图表现：窦性心律，P-P(R-R)基本匀齐，频率约为65次/min。P_{II}、P_{III}、P_{aVF}尖峰状。QRS电轴假性左偏，($S_{II}>S_{III}$)。aVR呈qr型，r/q>1，V1～V4呈rS型，V5、V6 r/s≤1。各导联ST-T尚正常。

心电图诊断：①窦性心律；②提示右心房负荷重；③心电轴假性左偏；④显著顺钟向转位；⑤右心室大。

案例1-5

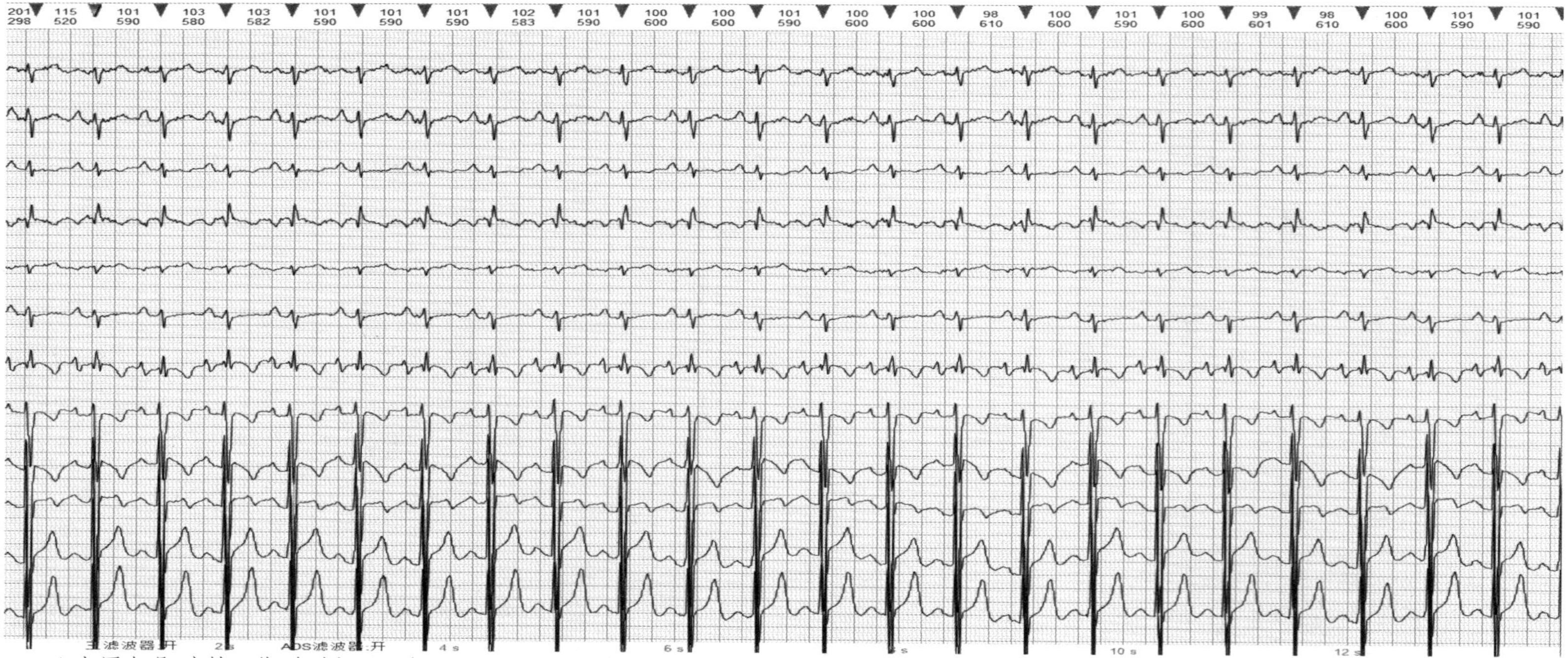

心电图表现：窦性心律，频率≥100次/min。$P_{Ⅱ}$、$P_{Ⅲ}$、P_{aVF}高尖直立，$P_{Ⅱ}$振幅>0.25 mV，P_{V1}正负双向，正向部分尖立>0.15 mV，PtfV1(+)。QRS电轴呈3S电轴。aVR呈qR型，V1呈qRs型，V2呈rS型，V3～V6均呈RS型，R/S<1。T_{V1}～T_{V3}倒置、T_{V4}双向，T_{V5}、T_{V6}直立高耸。

心电图诊断：①窦性心动过速；②P波改变——示双房大或负荷重；③右心室大。

案例1-6

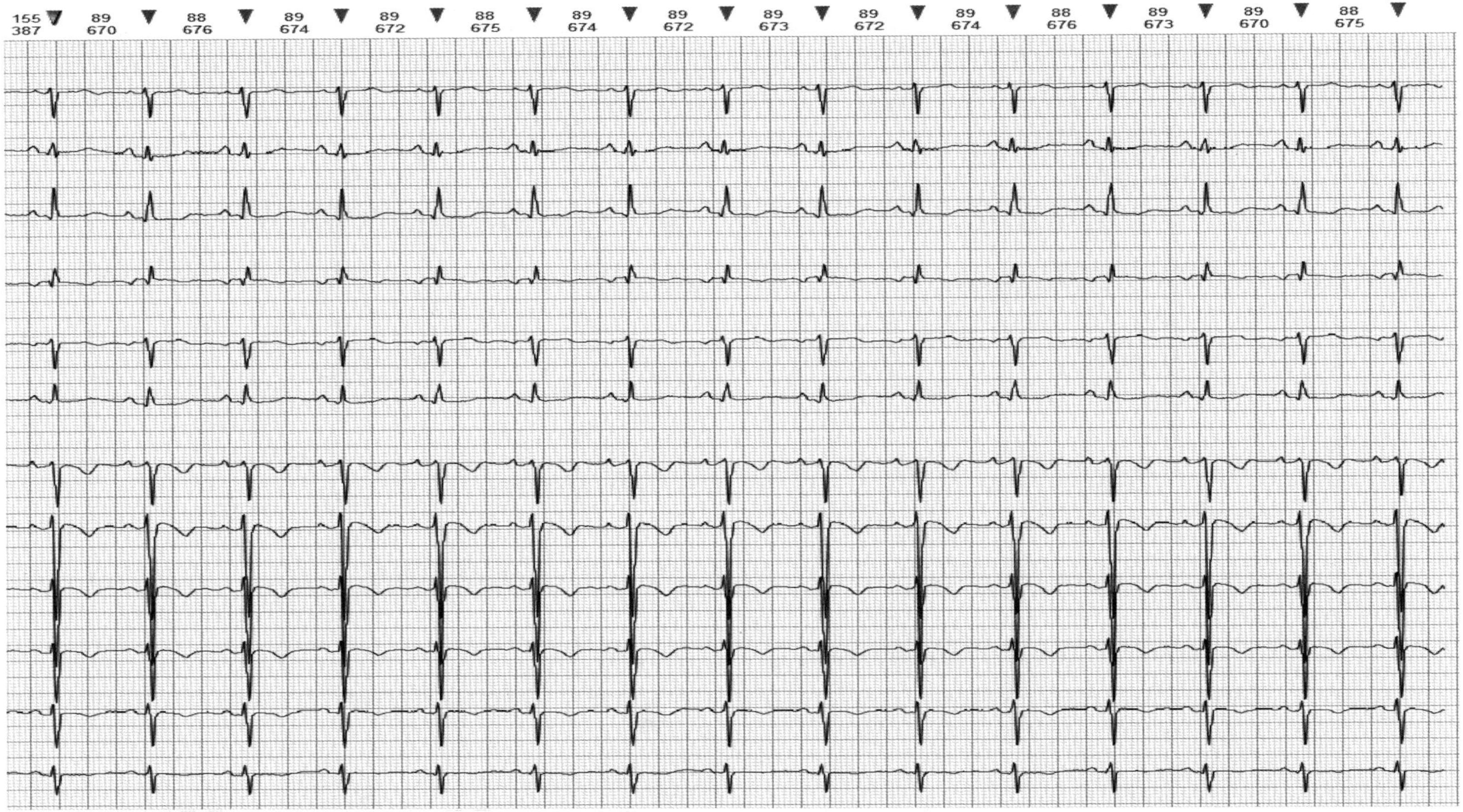

心电图表现：窦性心律，P-P(R-R)匀齐，频率≥88次/min。$P_{Ⅱ}$、$P_{Ⅲ}$、P_{aVF}直立高尖，$P_{Ⅱ}$振幅>0.25 mV，P_{V1}正负双向，正向部分尖立。QRS电轴重度右偏电轴。aVR呈qr型，r/q>1，V1～V6呈rS型。T_{V1}～T_{V6}倒置。

心电图诊断：①窦性心律；②电轴重度右偏；③提示右心房负荷重；④重度顺钟向转位；⑤T波改变。心电图符合右心室大改变。

案例1-7

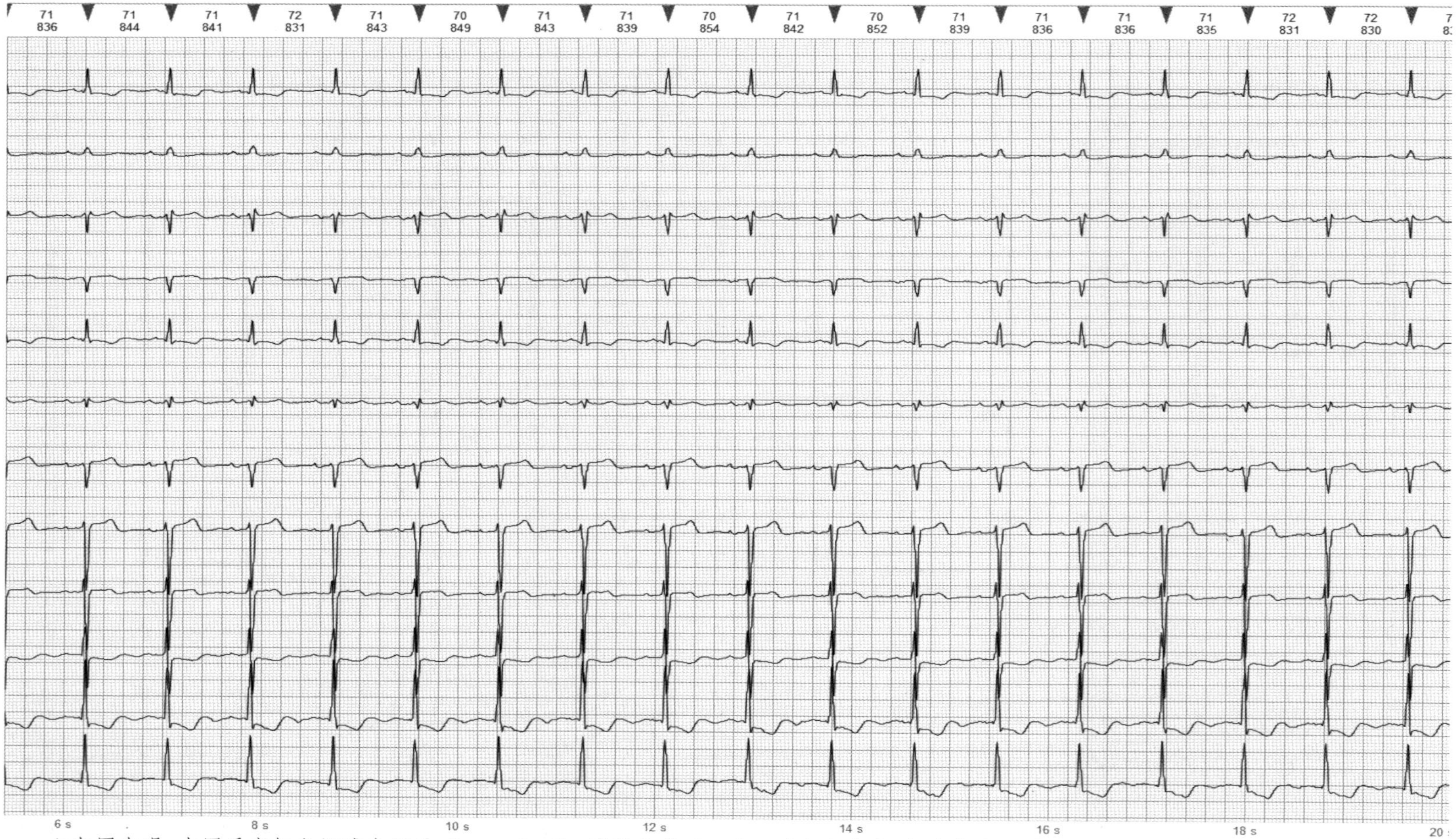

心电图表现：本图系定标电压减半记录，5 mm＝1 mV。窦性心律，P-P(R-R)匀齐发生，频率约为71次/min。QRS电轴轻度左偏，R_{V5}、R_{V6}振幅＞2.5 mV，S_{V2}、S_{V3}振幅＞2.5 mV，$R_{V6}+S_{V2}$振幅＞4.0 mV，R_{aVL}振幅＞1.2 mV。ST_{I}、ST_{aVL}、ST_{V4}～ST_{V6}压低＞0.05 mV，T_{I}、T_{aVL}、T_{V4}～T_{V6}双向，T_{V1}、T_{V2}直立。

心电图诊断：①窦性心律；②左心室大伴劳损。

第二节 心律失常

案例2-1

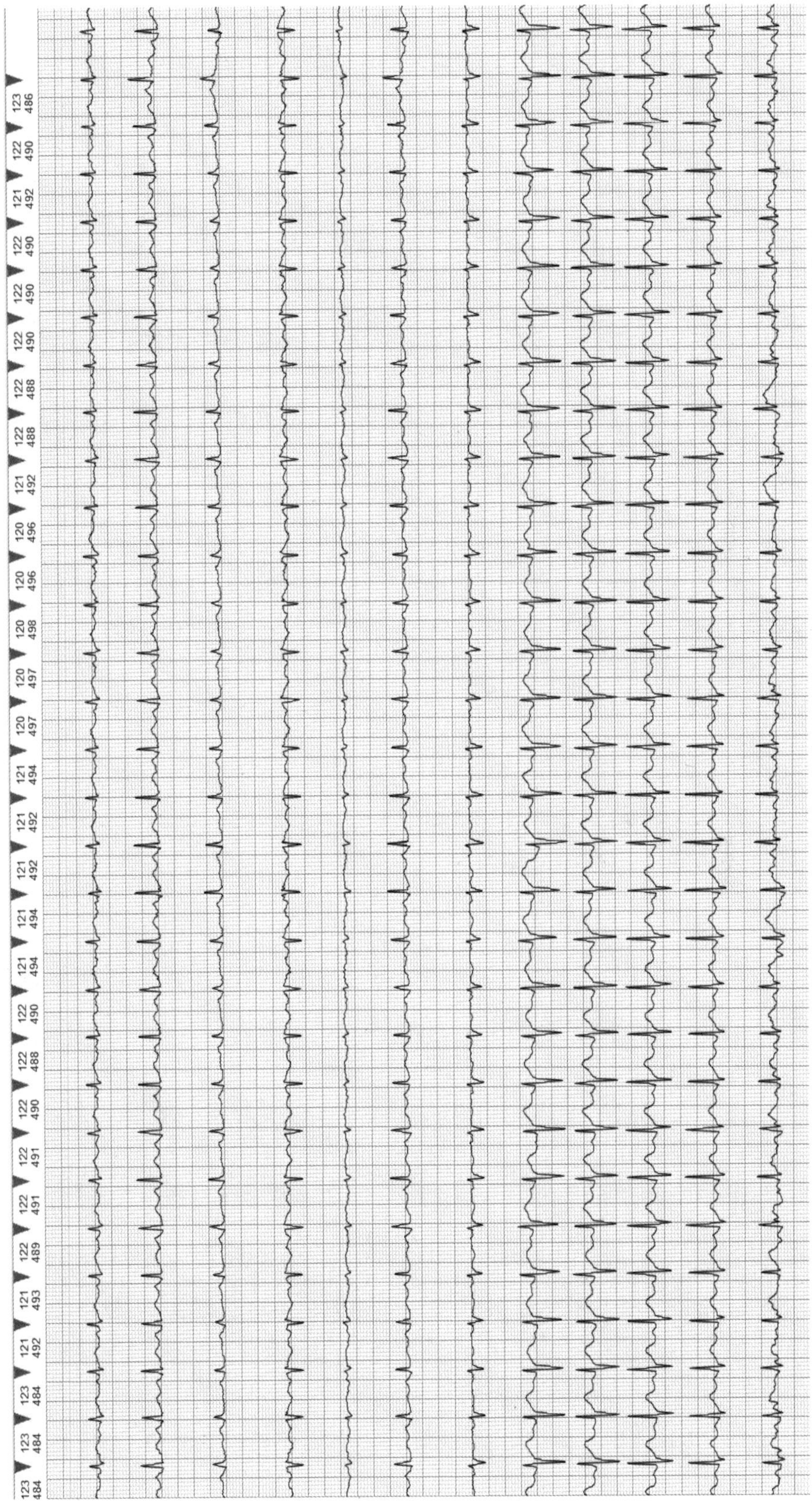

心电图表现：窦性心律，P-P(R-R)匀齐发生，频率约为121次/min。QRS电轴不偏，各导联QRS波形态时限正常，ST-T均正常。

心电图诊断：窦性心动过速。

案例2-2

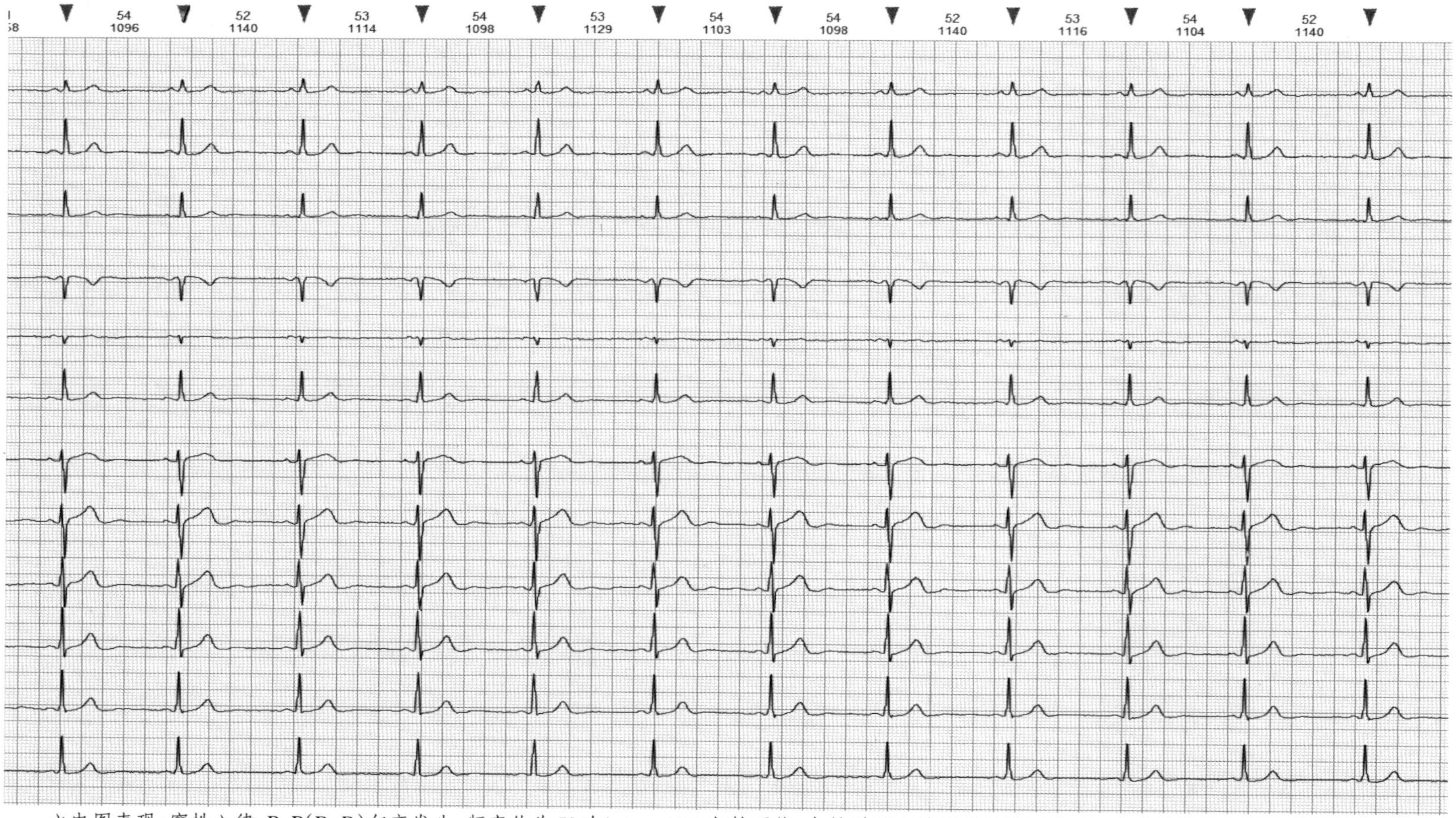

心电图表现：窦性心律，P-P(R-R)匀齐发生，频率约为53次/min。QRS电轴不偏，各导联QRS波形态时限正常，ST-T均正常。
心电图诊断：窦性心动过缓。

案例2-3

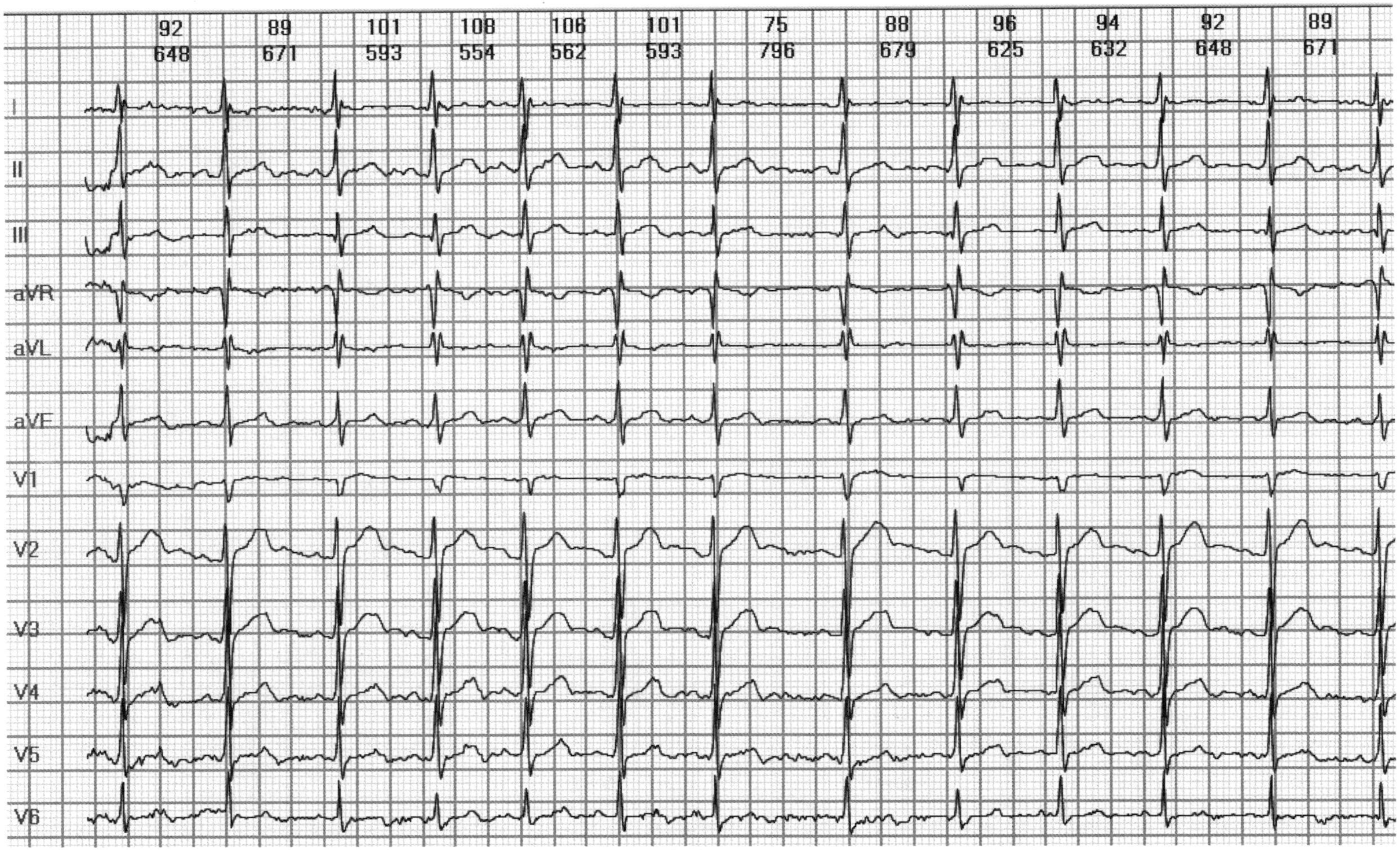

心电图表现：窦性心律，P-P(R-R)间期互差>0.12 s，QRS电轴不偏，QRS波形态时限正常。各导联ST-T尚正常。

心电图诊断：窦性心律不齐。

案例 2-4

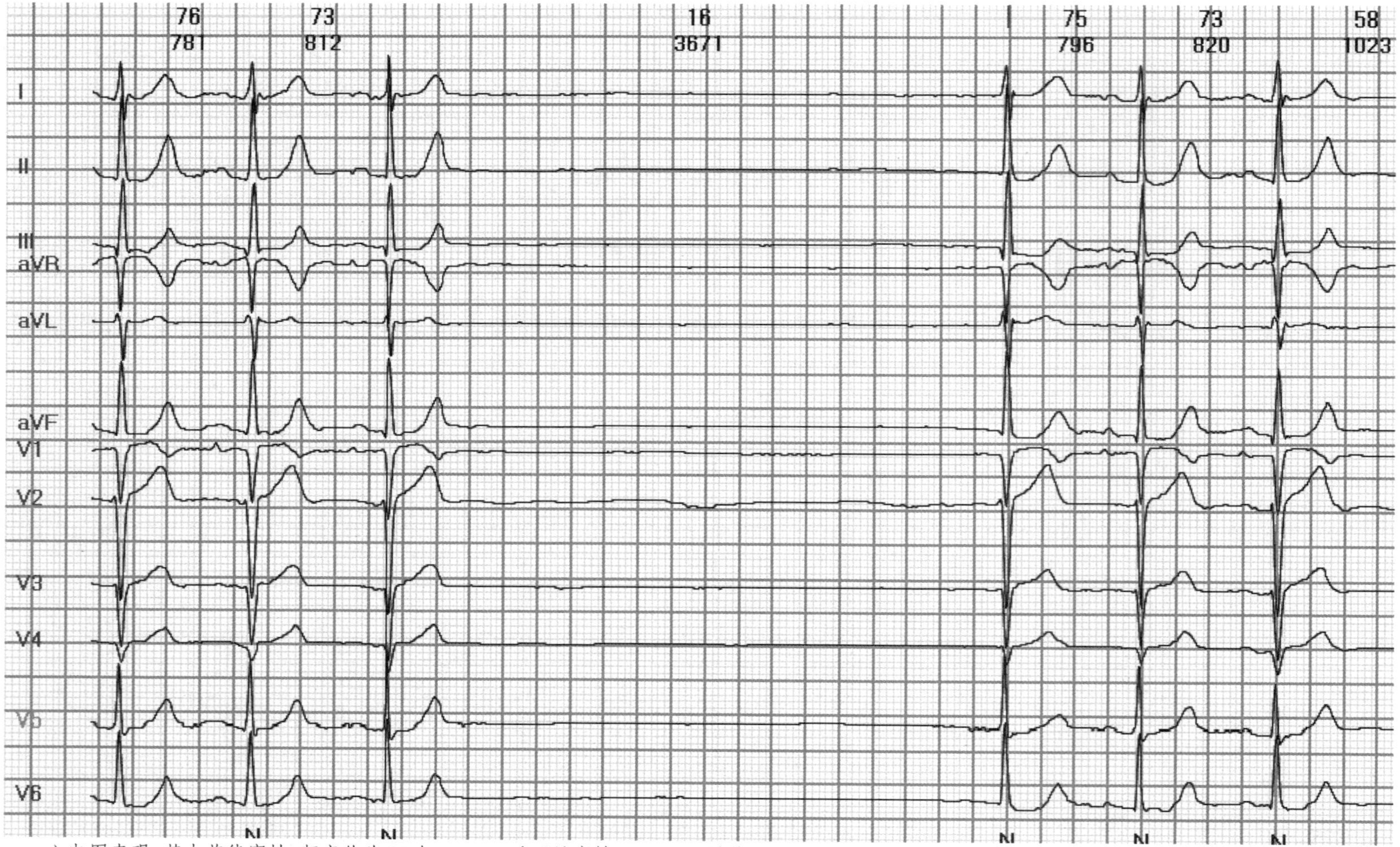

心电图表现：基本节律窦性，频率约为75次/min。P_3后可见窦性P-QRS-T脱落，长达3.67 s，后继交界性逸搏发生。$ST_{Ⅱ}$、$ST_{Ⅲ}$、ST_{aVF}、ST_{V6}压低≥0.5 mV。

心电图诊断：①窦性心律；②窦性停搏，继发短暂性全心停搏；③后继迟发性交界性逸搏——提示双结病变；④ST段改变。

案例2-5

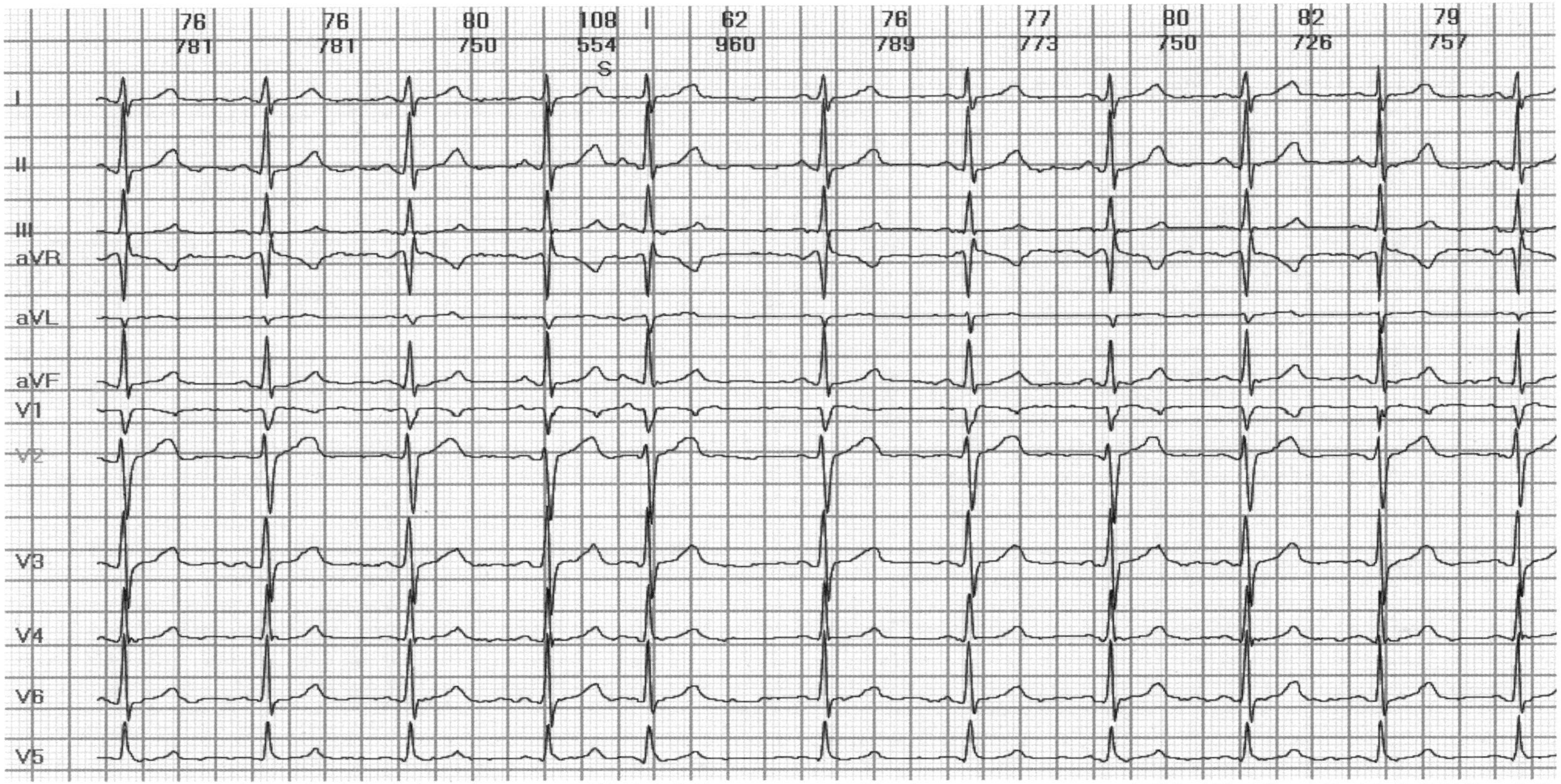

心电图表现：基本节律窦性，频率约为79次/min。可见提前发生的P′-QRS-T波群（P5），P′-R＞0.12 s，QRS波形态时限正常，后见不全代偿间歇。各导联ST-T尚正常。

心电图诊断：①窦性心律；②房性期前收缩。

案例2-6

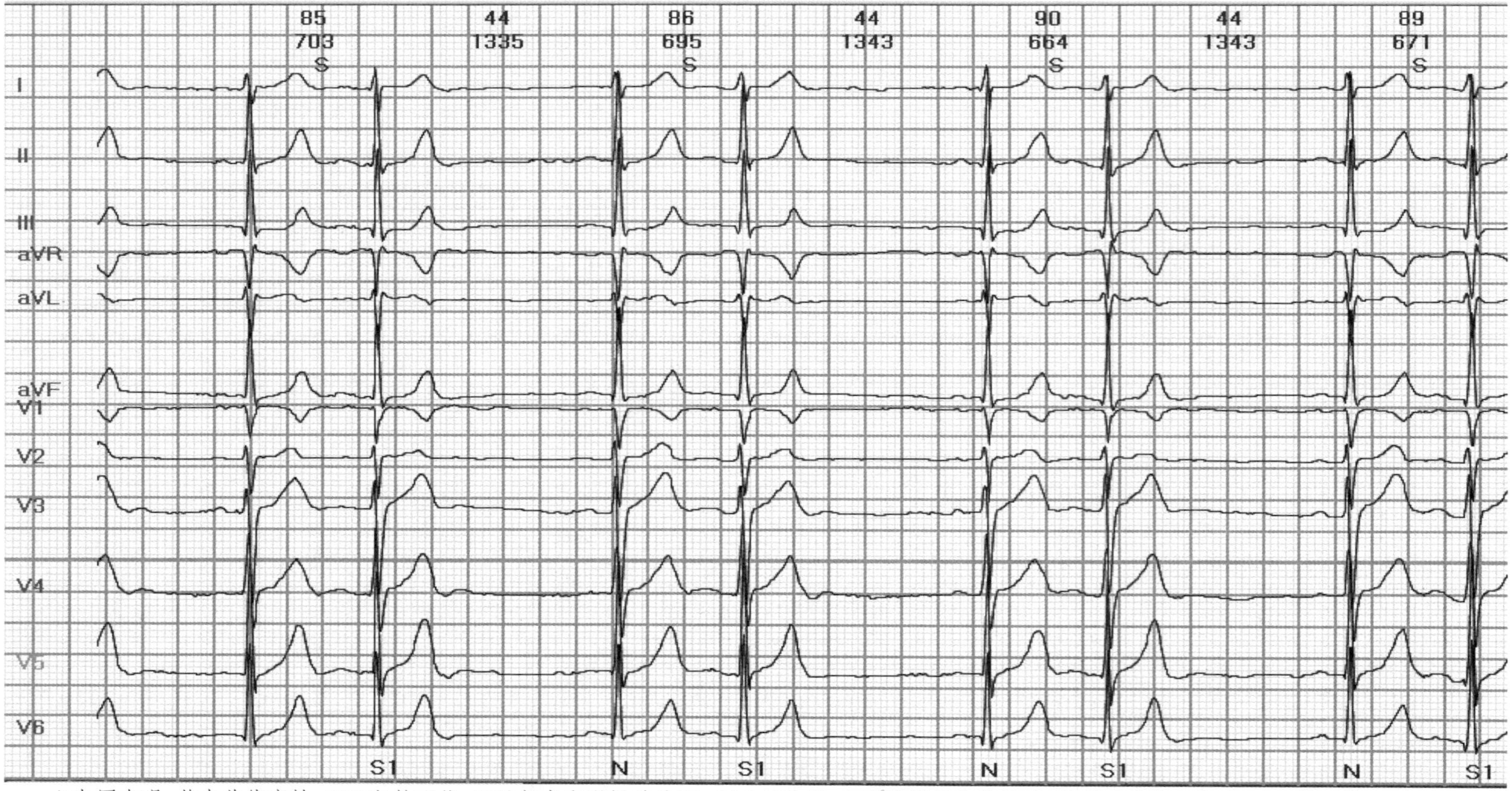

心电图表现：基本节律窦性，QRS电轴不偏，可见频发出现提前的P′-QRS-T波群，与窦性搏动交替发生，形成二联律。各联ST-T尚正常。

心电图诊断：①窦性心律；②频发房性期前收缩二联律。

案例2-7

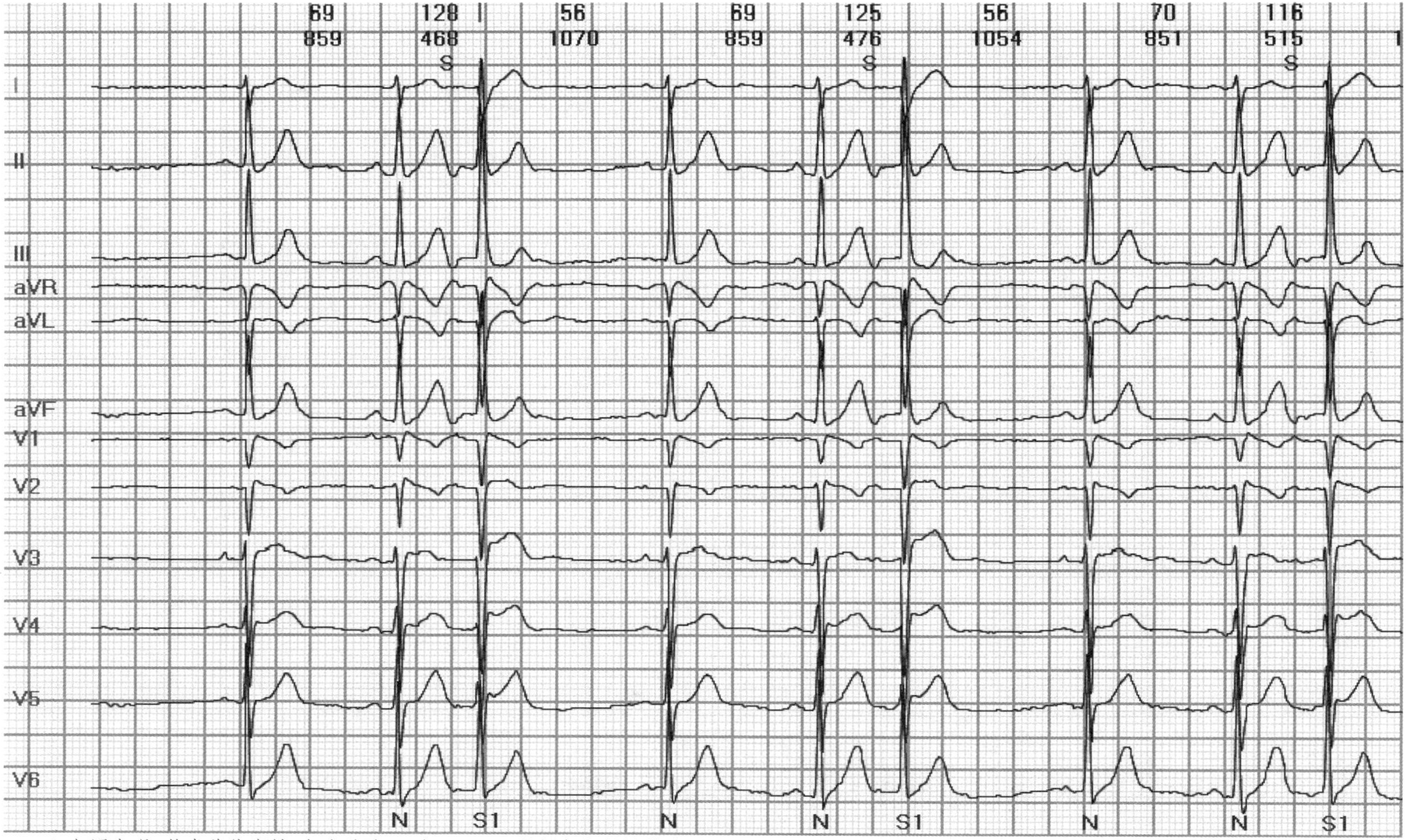

心电图表现：基本节律窦性，频率约为70次/min。可见频发出现提前的P'-QRS-T波群，与窦性搏动形成三联律。各联ST-T尚正常。

心电图诊断：①窦性心律；②频发房性期前收缩三联律。

案例2-8

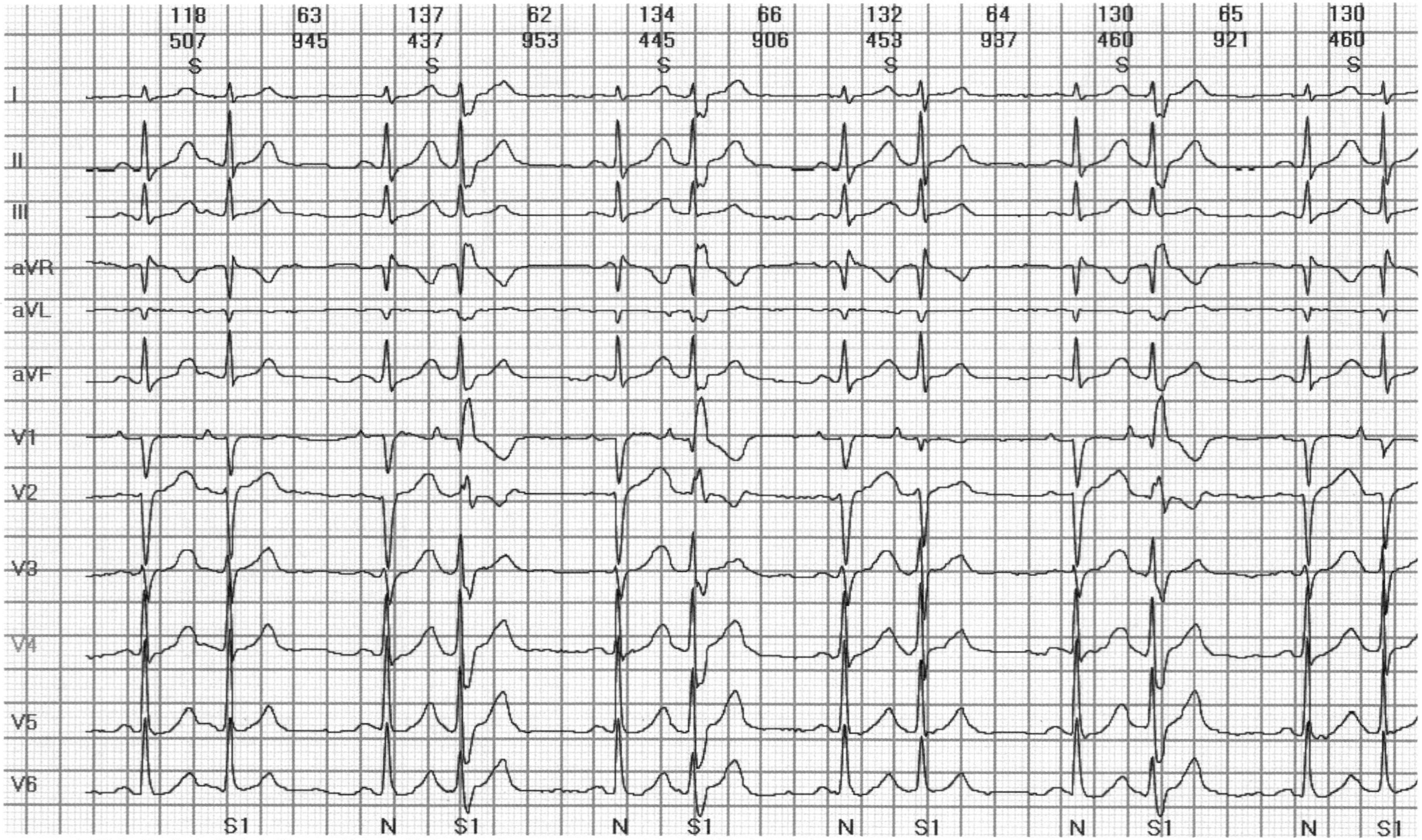

心电图表现：基本节律窦性。可见频发提前发生的P′-QRS-T波群与窦性搏动交替发生，呈二联律改变。部分QRS波宽大畸形呈完全性右束支传导阻滞型改变（R_4、R_6、R_{10}），为心室内差异传导所致。

心电图诊断：①窦性心律；②频发房性期前收缩呈二联律，部分伴心室内差异传导（完全性右束支传导阻滞型）。

案例2-9

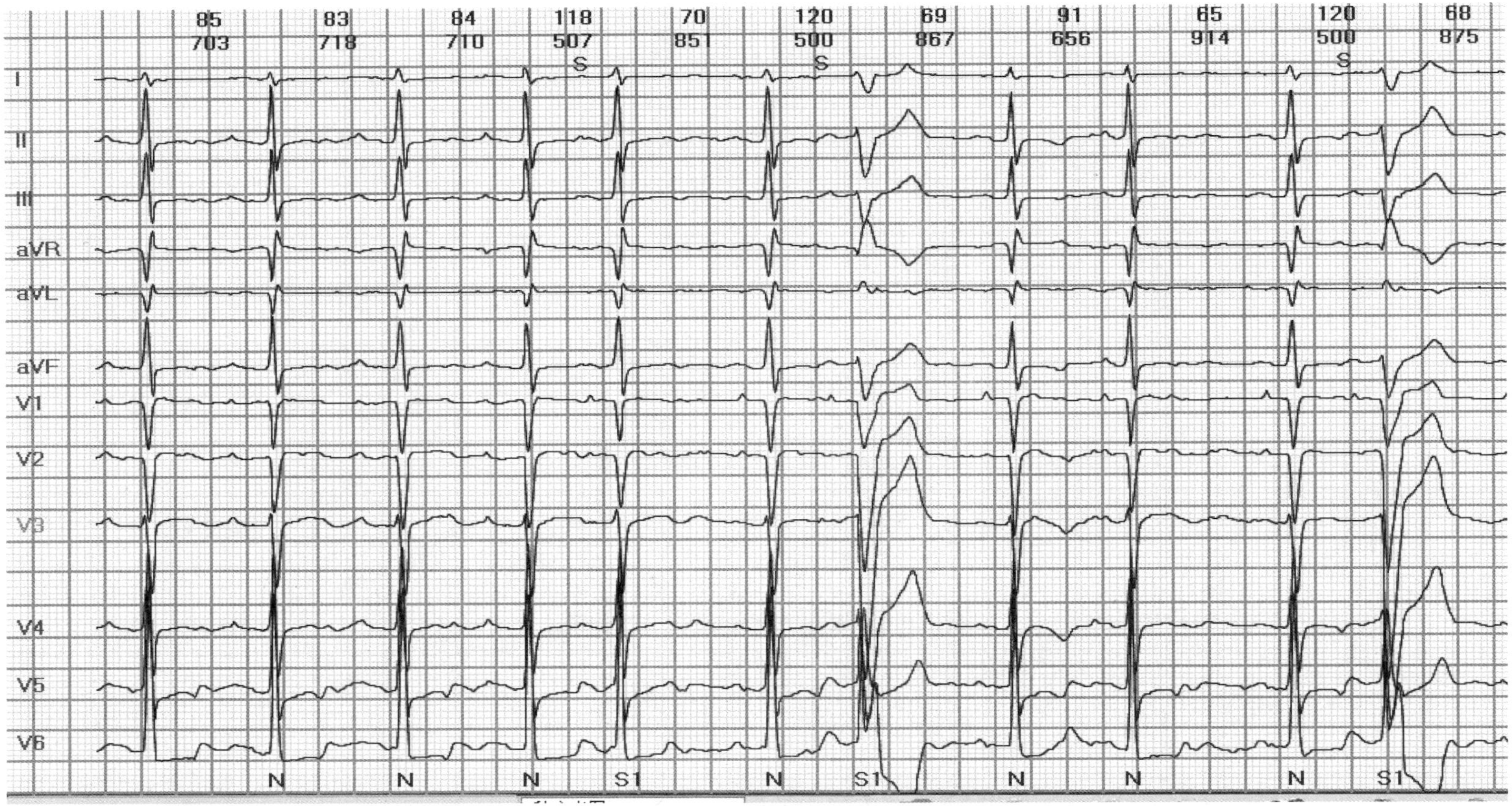

心电图表现：基本节律窦性，频率约为88次/min。P-R间期延长>正常高限，可见频发提前发生的P′-QRS-T波群，呈二联律改变。部分房性期前收缩的QRS波呈完全性左束支传导阻滞型改变，且与QRS波形态正常化的房性期前收缩交替发生。另见房性期前收缩回归周期的P-R间期均恢复正常范围。ST_{V5}、ST_{V6}呈水平或近似水平压低>0.05 mV，$T_{Ⅱ}$、$T_{Ⅲ}$、T_{aVF}双向或浅倒，T_{V4}～T_{V6}切迹明显或双向。

心电图诊断：①窦性心律；②间歇性一度房室传导阻滞提示快频率依赖性阻滞（三相）；③频发房性期前收缩，部分呈二联律伴交替性左束支型心室内差异传导；④ST-T改变。

案例2-10

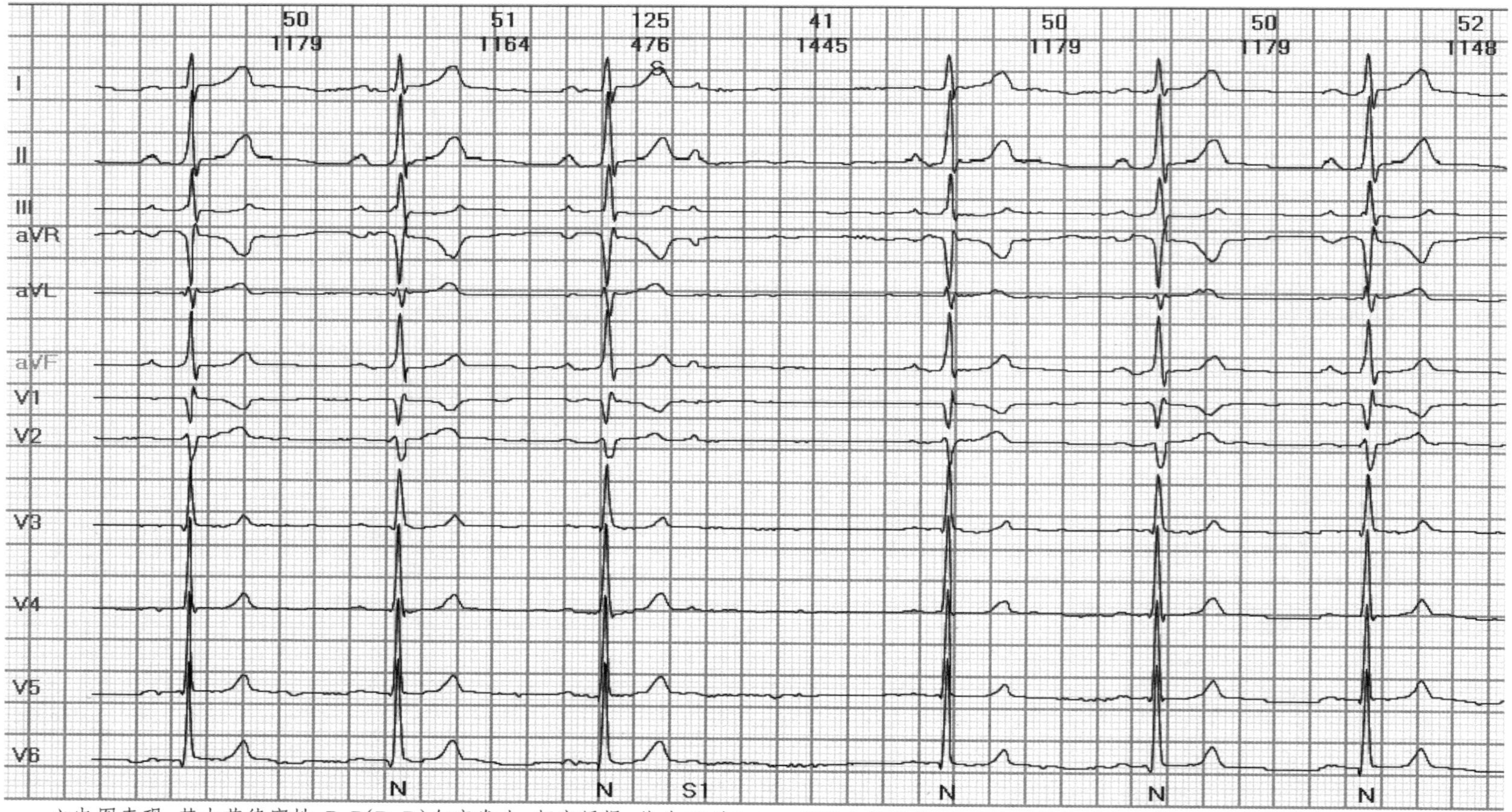

心电图表现：基本节律窦性，P-P(R-R)匀齐发生，频率缓慢，约为50次/min。QRS电轴不偏，QRS波时限与形态正常。P_4为提前发生，形态异于正常窦性P波，后无QRS波下传，代偿间歇后见窦性恢复，各导联ST-T尚正常。

心电图诊断：①窦性心动过缓；②房性期前收缩未下传。

案例2-11

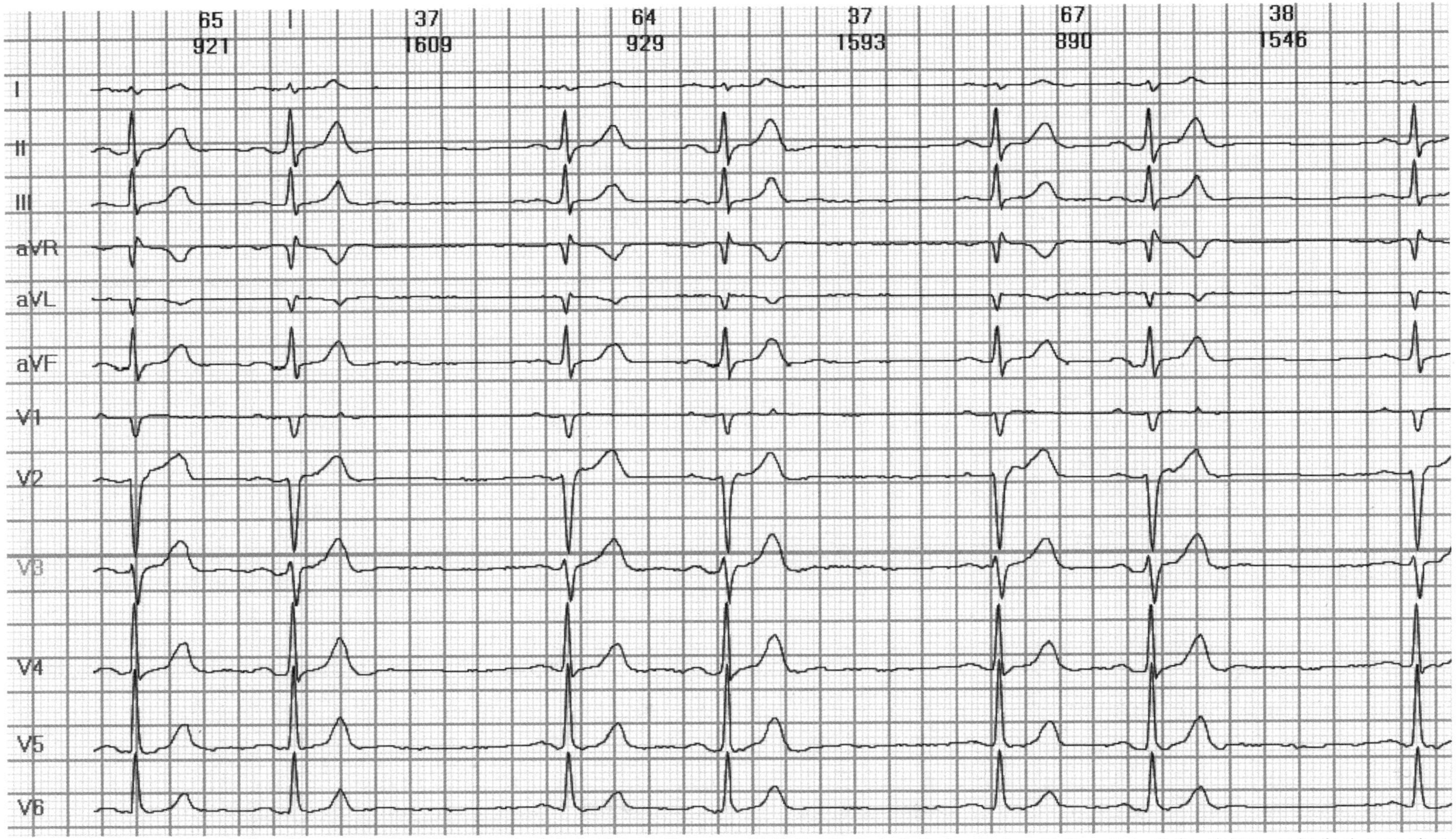

心电图表现：基本节律窦性，QRS电轴不偏，QRS波时限与形态正常。R-R间期呈短-长交替发生，形成二联律。仔细观察：其短R-R间期约QRS波后的T波里均隐藏着一个异位P波，P′以V1导联明显，为频发房性期前收缩未下传，且形成三联律改变。各导联ST-T改变尚正常。

心电图诊断：①窦性心律；②频发房性期前收缩三联律未下传。

案例2-12

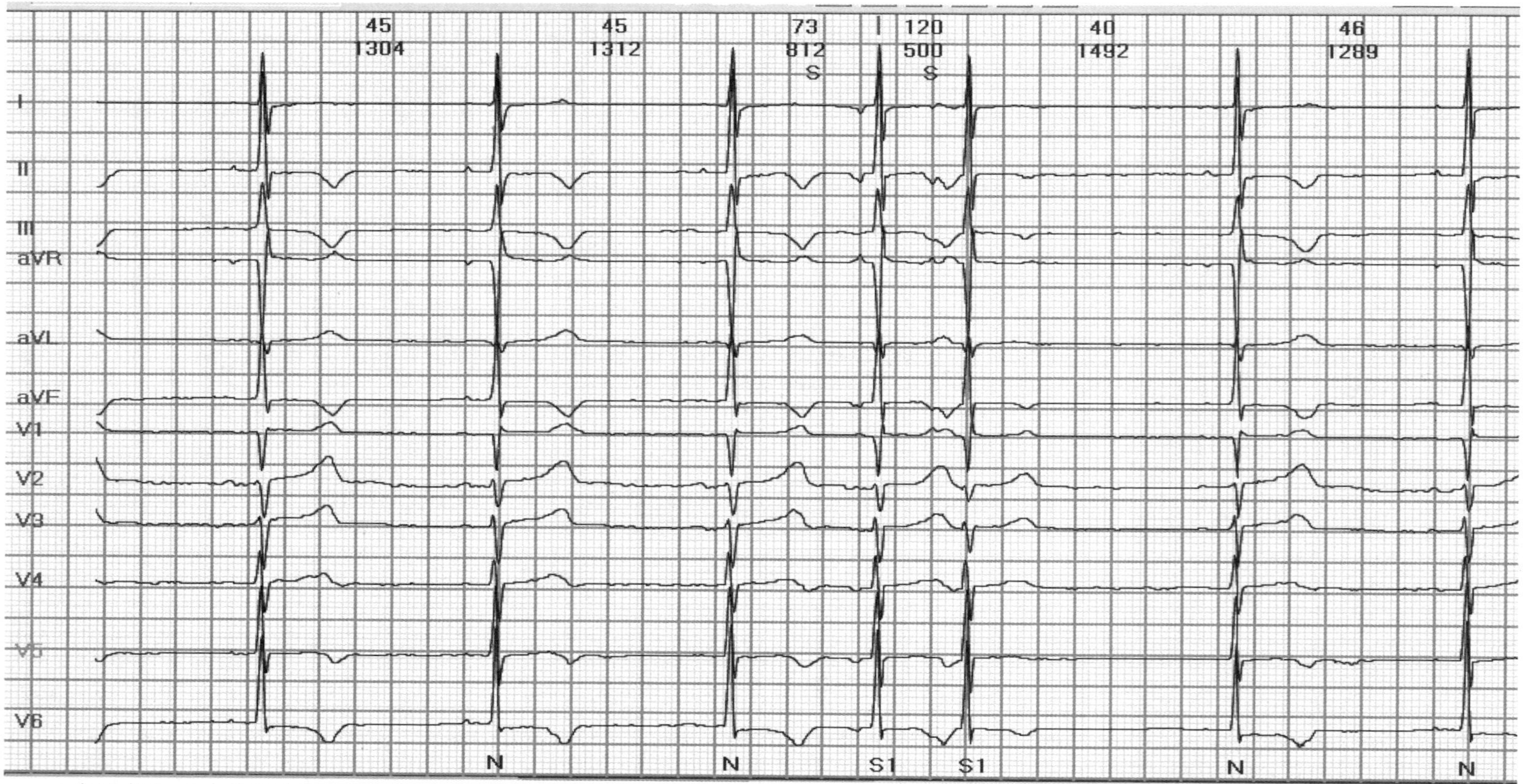

心电图表现：基本节律为窦性，P-P(R-R)缓慢发生，频率约为45次/min。QRS电轴不偏，QRS波时限与形态正常。P_4、P_5为提前发生的异位心房激动波，异位$P'_{Ⅰ}$、$P'_{Ⅱ}$、$P'_{Ⅲ}$、P'_{aVF}、P'_{V4}～P'_{V6}倒置，P'_{V1}、P'_{aVR}直立，P'-R>0.12 s，后继QRS波正常。后见不完全性代偿间歇。$ST_{Ⅱ}$、ST_{V6}呈水平压低>0.05 mV，$T_{Ⅰ}$低平，$T_{Ⅱ}$、$T_{Ⅲ}$、T_{aVF}、T_{V5}、T_{V6}倒置。

心电图诊断：①窦性心动过缓；②成对房性期前收缩，起源于左心房；③部分ST-T改变。

案例2-13

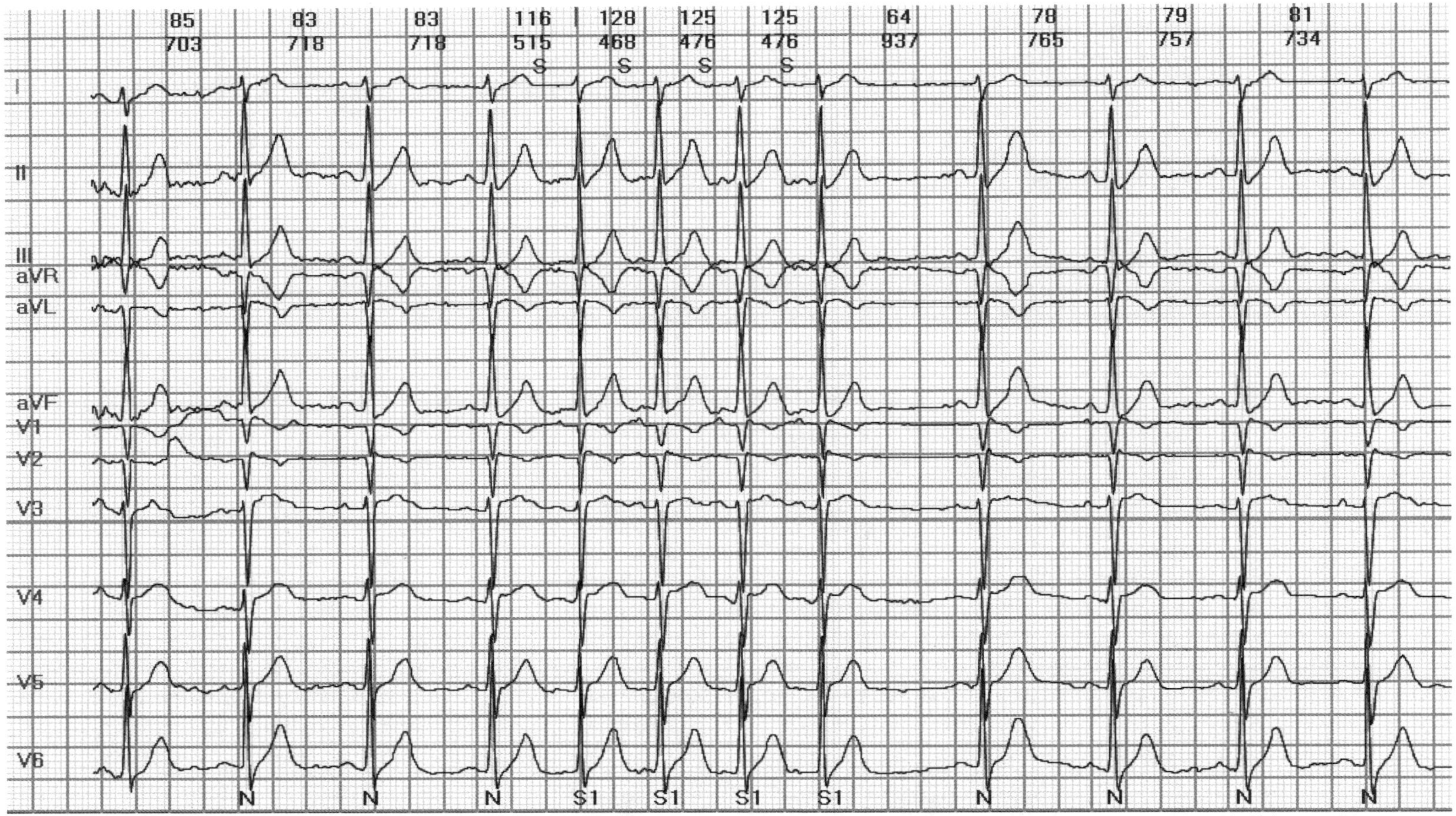

心电图表现：基本节律为窦性，QRS电轴轻度右偏，QRS波时限正常，频率约为81次/min。另见提前发生的P′-QRS-T波群连续发生4次（P'_5～P'_8）。P′-R＞0.12 s，QRS波正常，后见不完全代偿间歇，各导联ST-T在正常范围。

心电图诊断：①窦性心律；②短阵性房性心动过速。

案例2-14

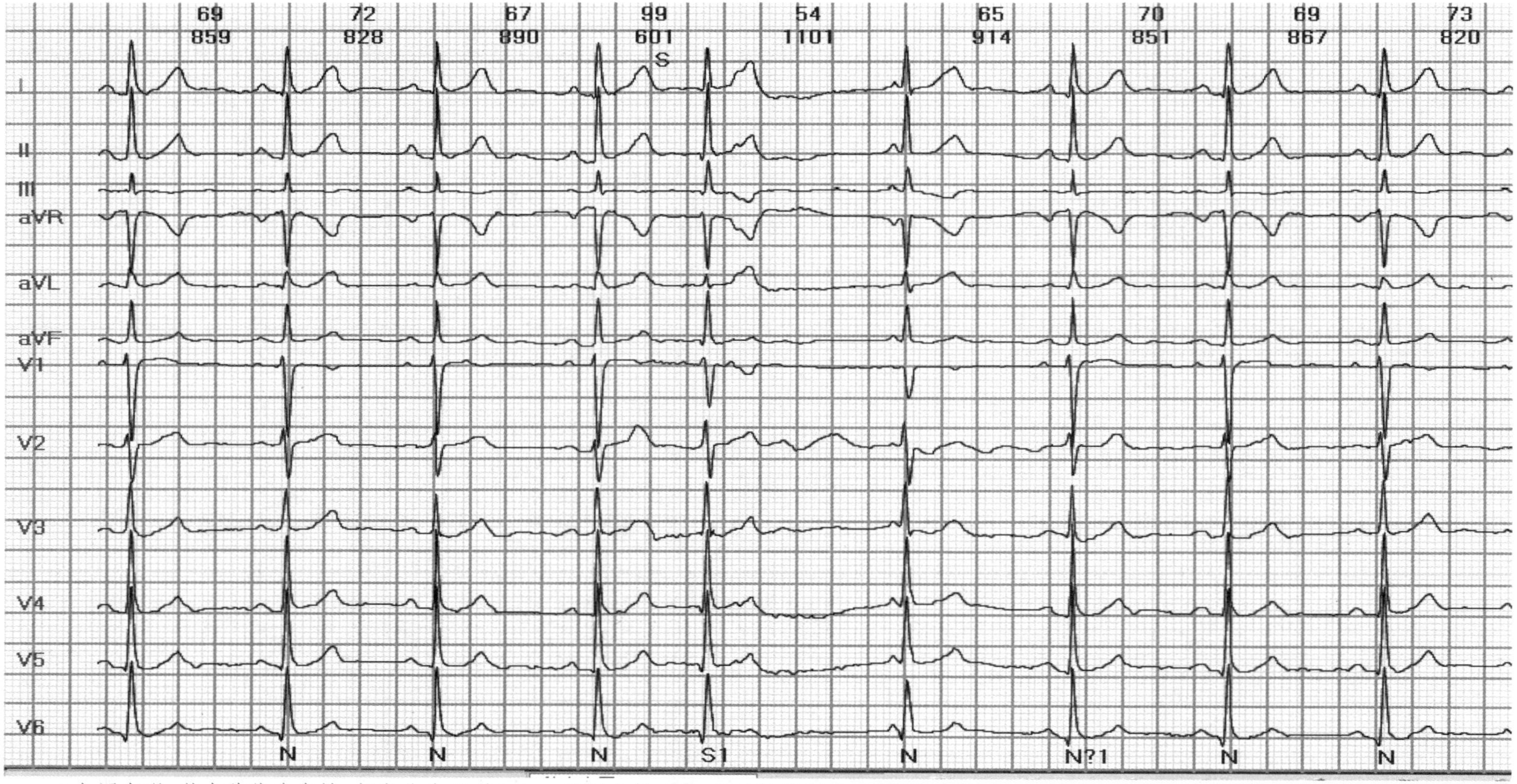

心电图表现：基本节律为窦性，频率约为70次/min。QRS电轴不偏，P-R间期正常，QRS波时限形态正常。R_5为提前发生，形态为室上性，前无心房激动波。在其T波升支处见窦性P波规律发生，后无QRS波下传，为交接性期前收缩，后继的窦性P波与交界性逸搏形成干扰性房室脱节。

心电图诊断：①窦性心律；②交界性期前收缩；③继发性交界性逸搏。

案例2-15

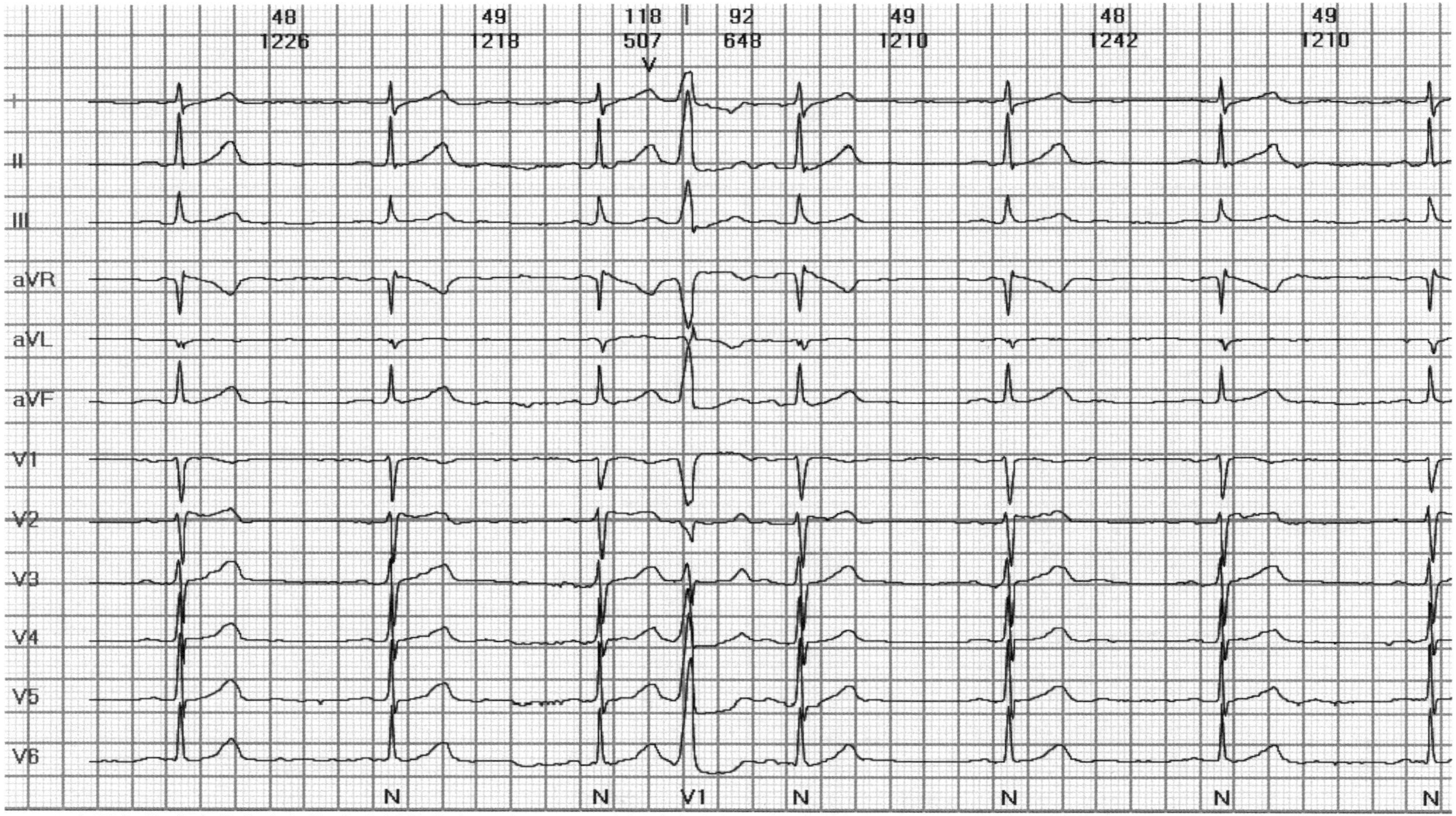

心电图表现：基本节律为窦性，频率缓慢约为48次/min。R_4为提前发生宽大畸形的QRS-T波群，其后无代偿间歇，为间位性室性期前收缩。期前收缩后第一个P-R间期延长≥0.24 s，为室性期前收缩逆传至交界区形成了不应期，致干扰性P-R间期延长。

心电图诊断：①窦性心动过缓；②间位性室性期前收缩；③室性期前收缩后隐匿传导致干扰性P-R间期延长。

案例2-16

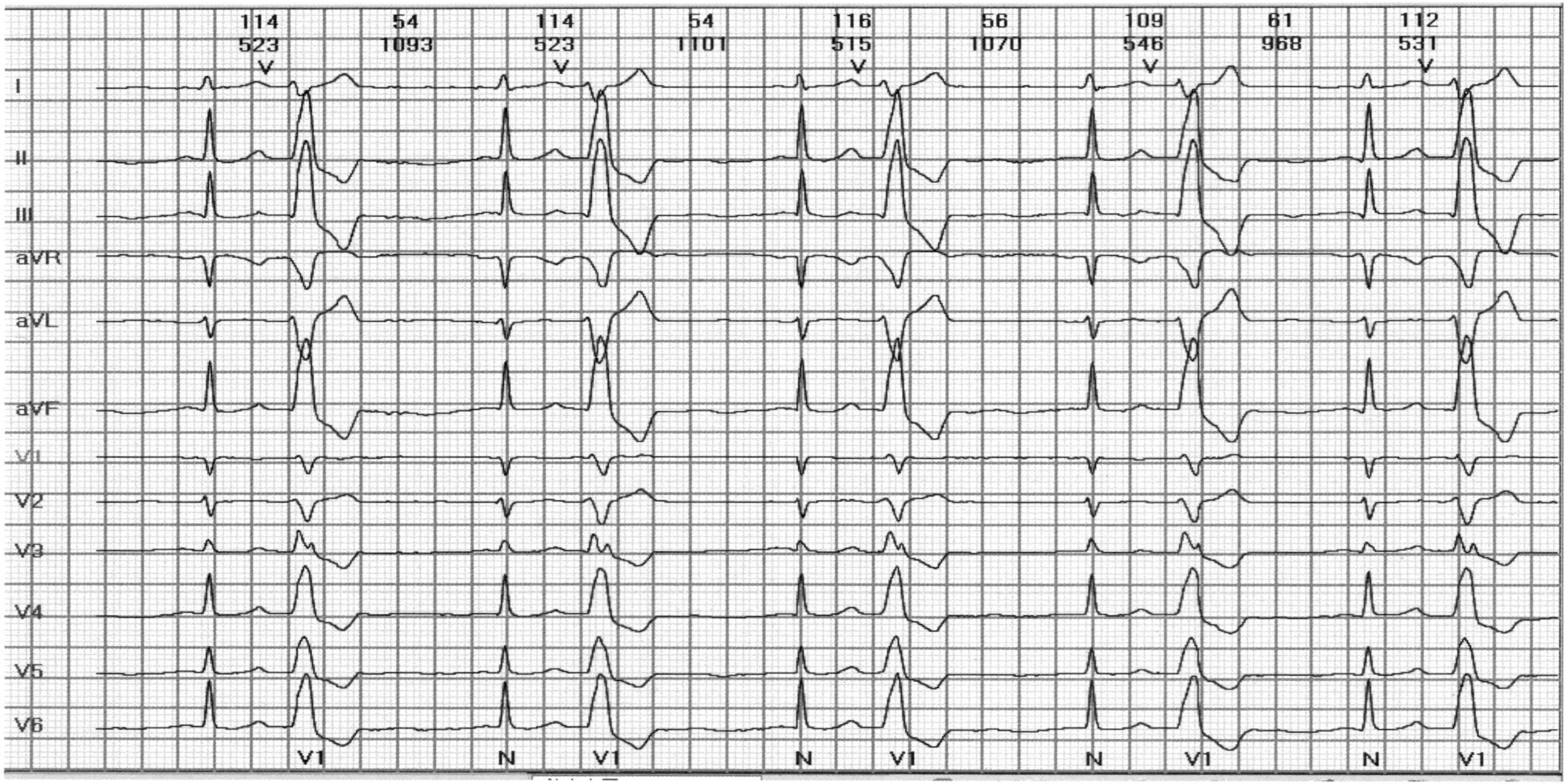

心电图表现：基本节律为窦性，QRS电轴不偏，QRS波时限正常。V1呈QS型，V2呈rs型，V3呈r型，V4～V6呈R型，胸导联QRS波振幅均＜1.0 mV。另见宽大畸形的QRS波频发出现，前无心房激动波，与窦性心搏交替发生，形成二联律改变。各导联ST-T尚正常。

心电图诊断：①窦性心律；②频发室性期前收缩二联律；③逆钟向转位；④胸导联QRS低电压。

案例2-17

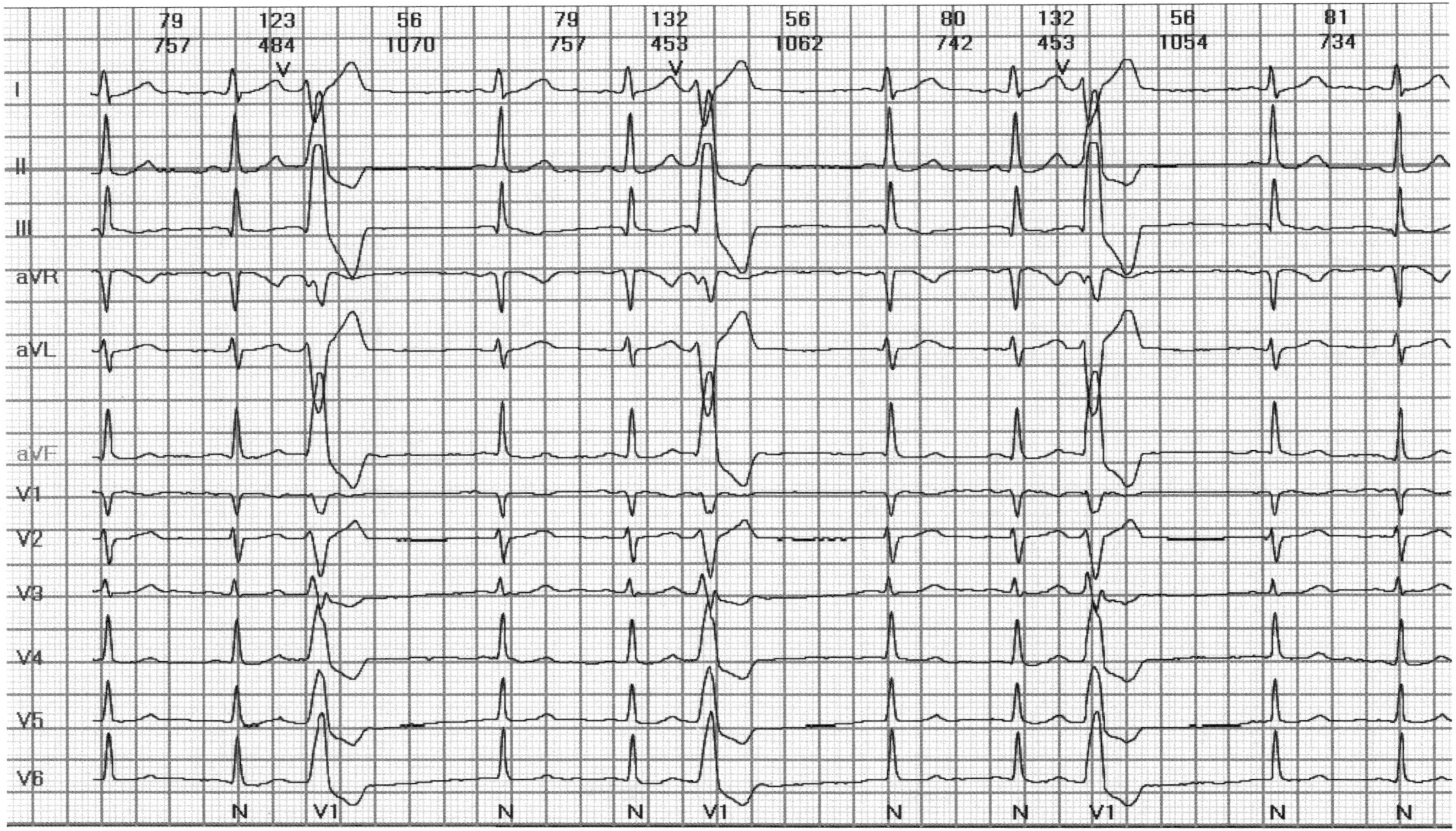

心电图表现：基本节律为窦性，频率约为79次/min。QRS电轴不偏，QRS波时限正常。V1呈QS型，V2呈rs型，V3 r/s＞1，V4～V6呈R型。另见频发出现宽大畸形的QRS-T波群与窦性节律形成三联律，其前无心房激动波。

心电图诊断：①窦性心律；②频发室性期前收缩三联律；③逆钟向转位。

案例2-18

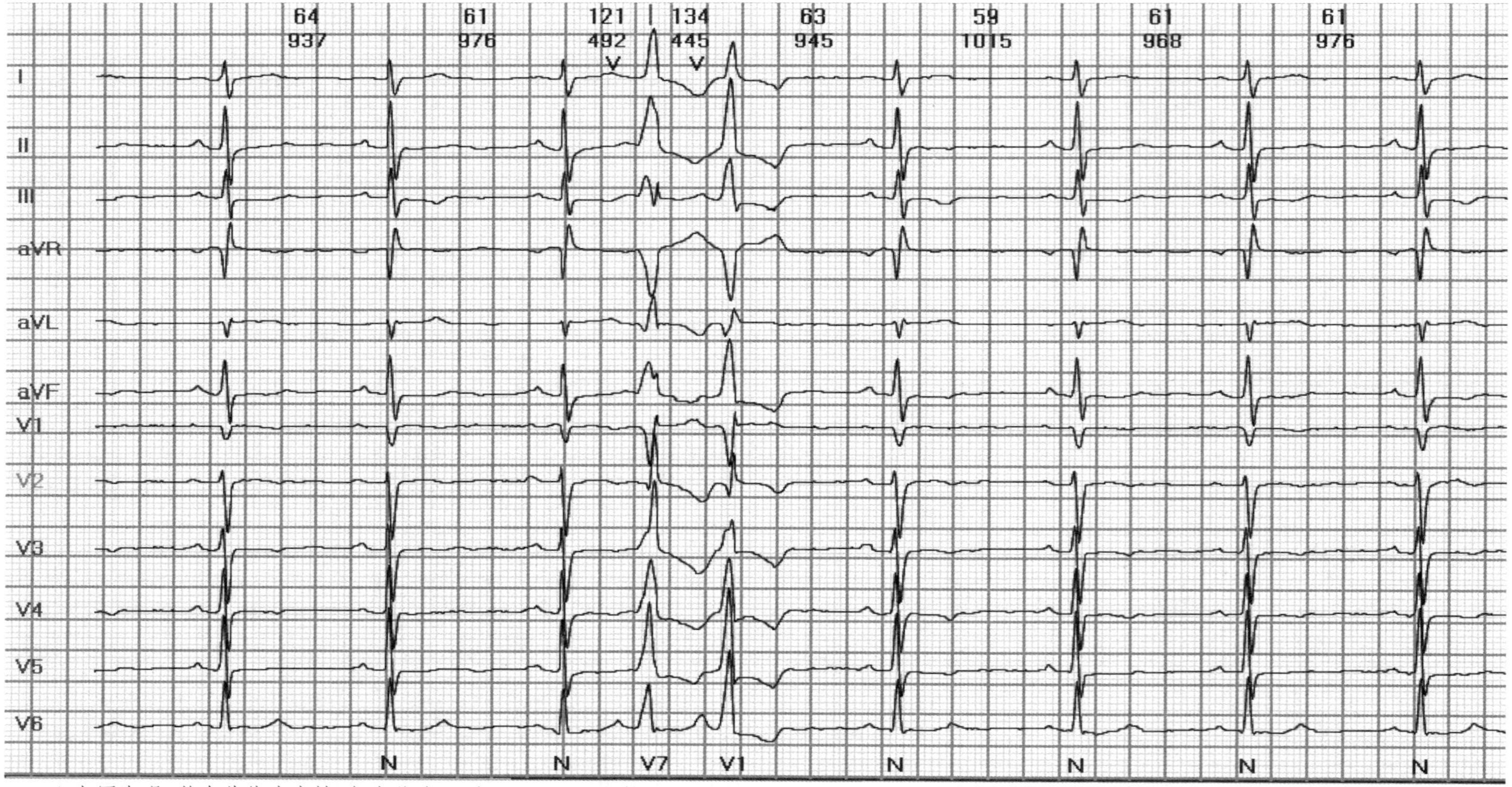

心电图表现：基本节律为窦性，频率约为61次/min。QRS电轴不偏，QRS波时限与形态正常，R_4、R_5为提前发生，前无心房波，QRS波宽大畸形，为成对室性期前收缩。$ST_{Ⅱ}$、$ST_{Ⅲ}$、ST_{aVF}、ST_{V4}～ST_{V6}平直延长伴压低>0.05 mV，$T_{Ⅱ}$低平，T_{V4}浅倒，T_{V5}平坦。

心电图诊断：①窦性心律；②成对室性期前收缩；③ST-T改变。

案例2-19

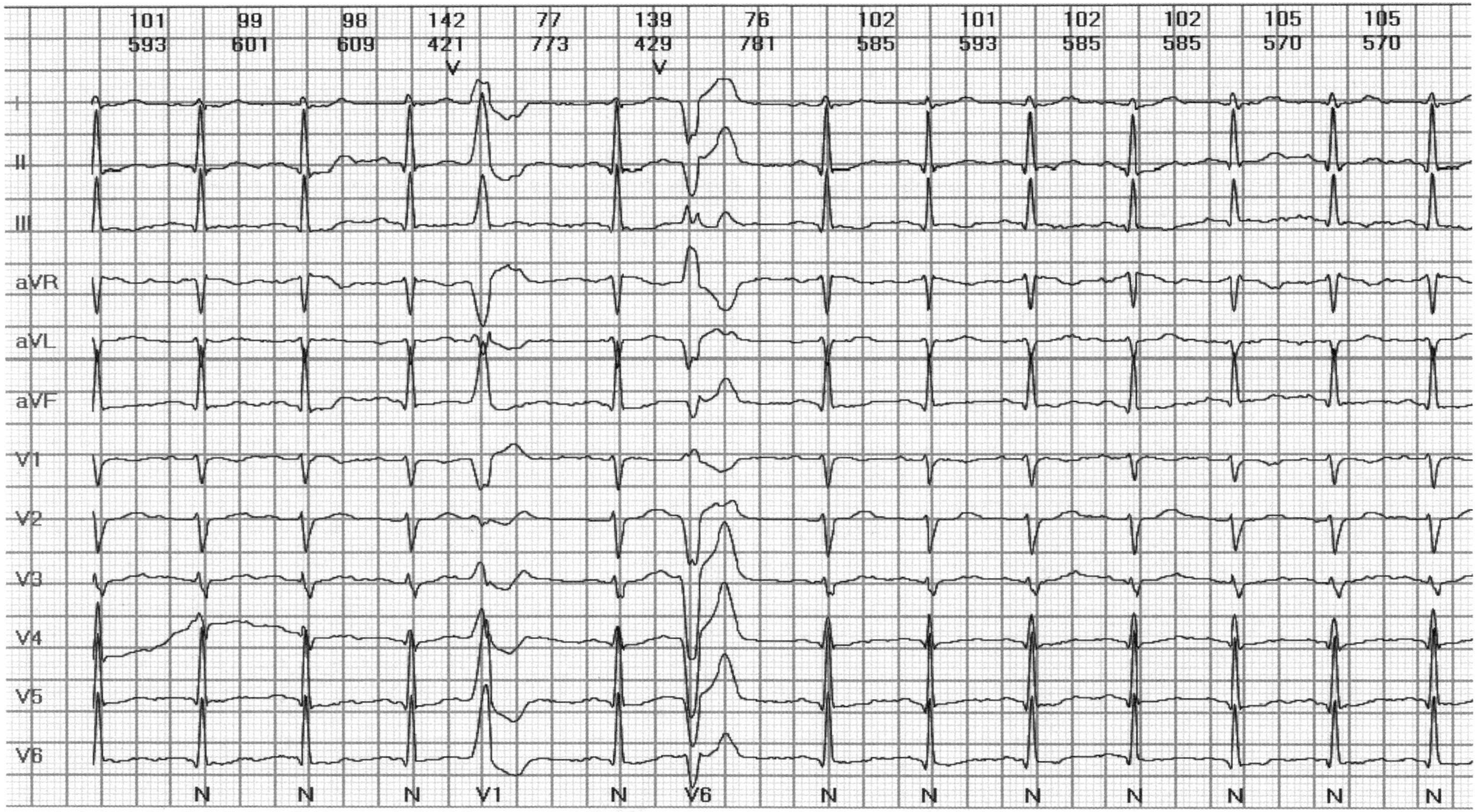

心电图表现：基本节律为窦性，QRS电轴不偏，QRS波时限与形态正常。另见提前发生的宽大畸形的QRS-T波群（R_5、R_7），前无心房激动波，联律间期基本相等，间距差<0.06 s，形态不同。$ST_{Ⅱ}$、$ST_{Ⅲ}$、ST_{aVF}、ST_{V5}、ST_{V6}水平压低>0.05 mV，T_{V4}～T_{V6}低平或平坦。

心电图诊断：①窦性心律；②多形性室性期前收缩；③ST-T改变。

案例2-20

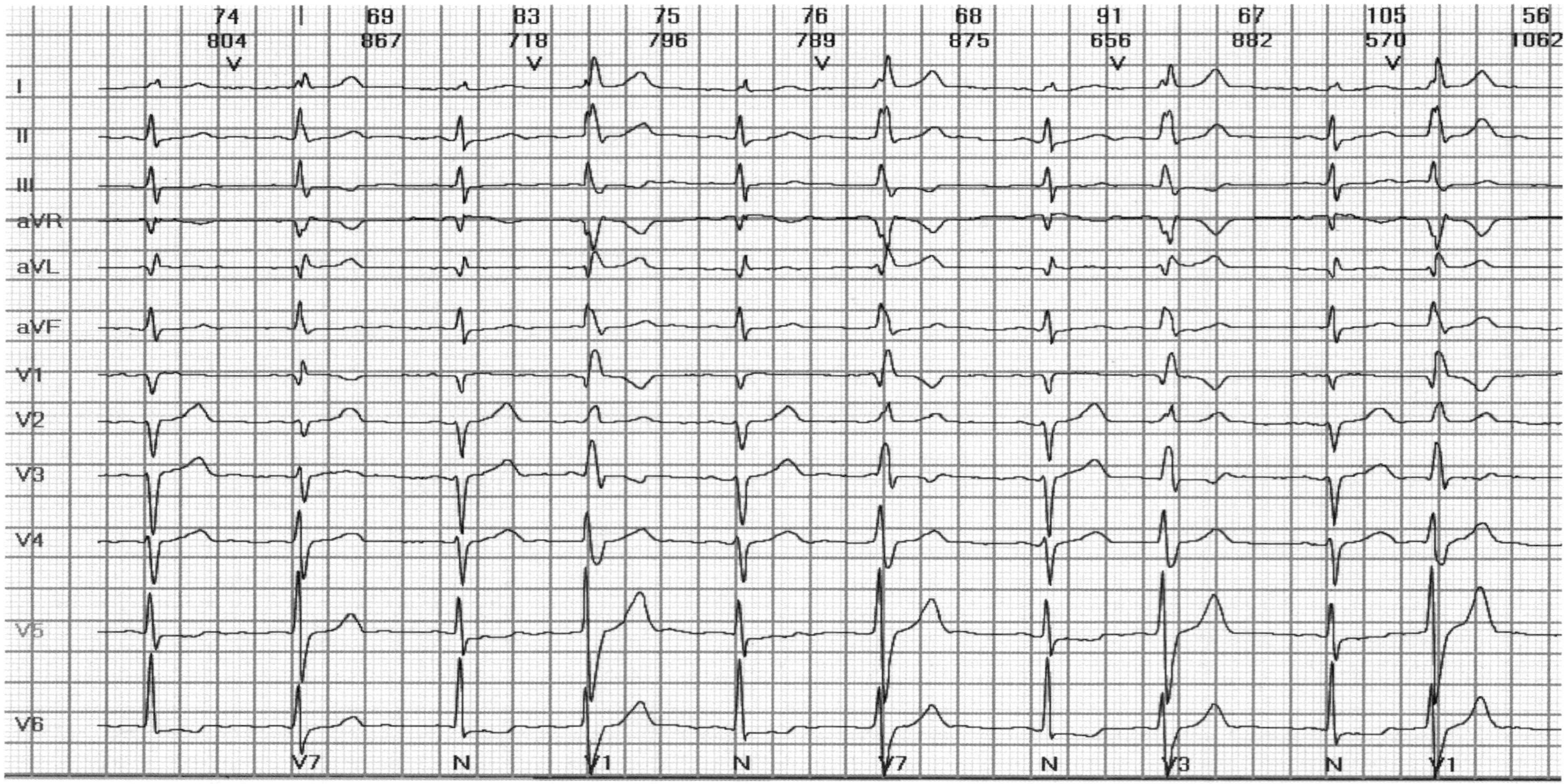

心电图表现：基本节律为窦性，P-P(R-R)基本匀齐，频率约为75次/min。窦性下传的QRS波时限与形态正常，QRS电轴不偏，V1呈QS型，V2～V4呈rS型，V5、V6呈Rs型。另见频发宽大畸形的QRS-T波群与窦性心搏交替发生形成二联律，其联律间期显著不等，R_2为室性融合波，异位搏动之间的间距相等。窦性心搏的ST_{V5}、ST_{V6}压低>0.05 mV，T_{V5}、T_{V6}正负双向。

心电图诊断：①窦性心律；②频发室性期前收缩二联律；③室性融合波(R_2)；④符合室性并行心律；⑤右胸导联r波递增不良；⑥部分ST-T改变。

案例2-21

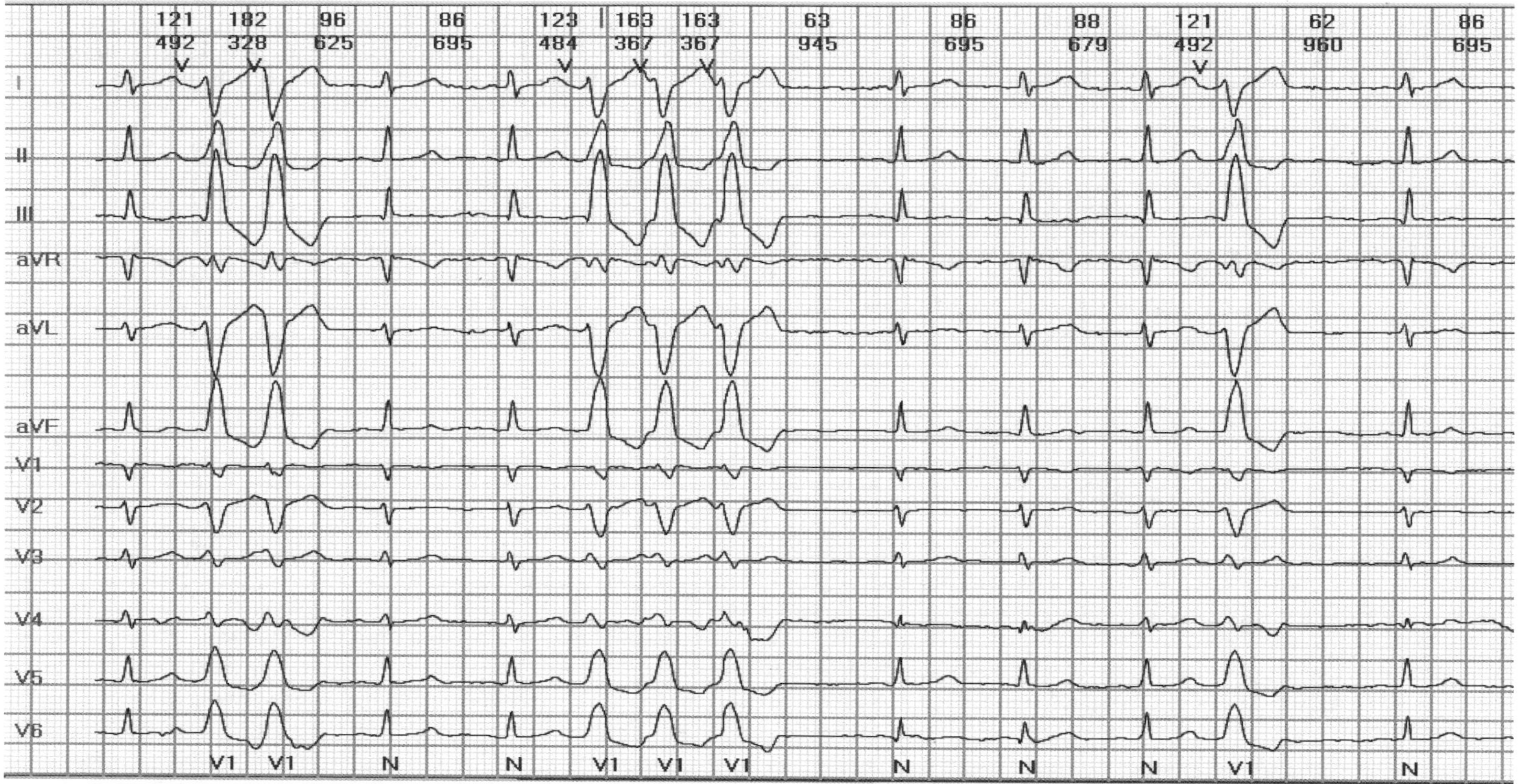

心电图表现：基本节律为窦性，频率约为86次/min。QRS波时限正常，QRS电轴不偏。另见频发提前发生的宽大畸形的QRS-T波群，前无相关的心房激动波。R_2、R_3为成对发生，R_6～R_8为连发3次，R_{12}为单发，胸前导联QRS波振幅均<10 mV，各导联ST-T均正常。

心电图诊断：①窦性心律；②频发室性期前收缩，可见成对室性期前收缩；③短阵性室性心动过速；④胸导联QRS低电压。

案例2-22

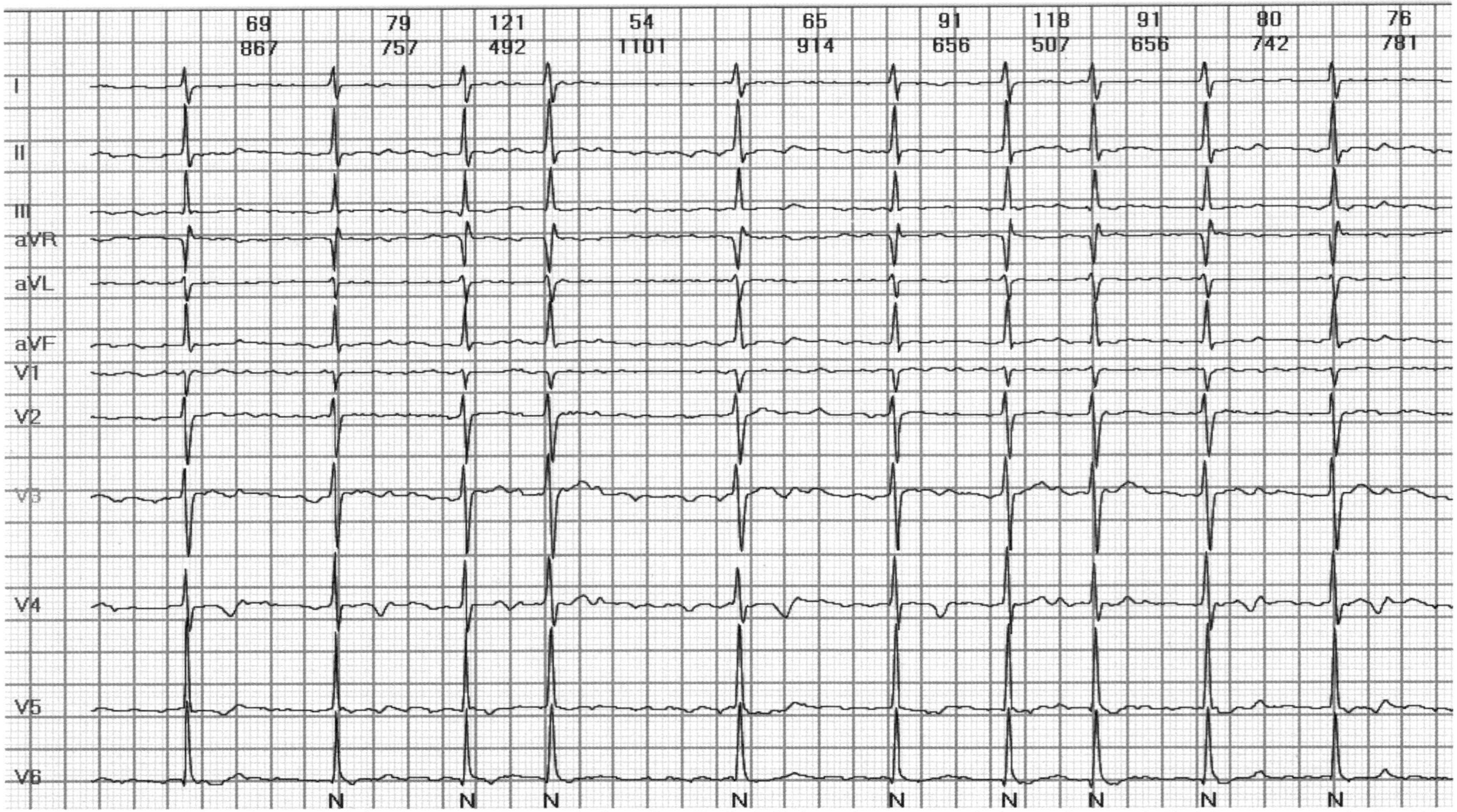

心电图表现：各导联窦性P波消失，代之以“f”波，R-R间期显著不等，频率约为80次/min，QRS波时限正常，QRS电轴不偏。ST_{V5}、ST_{V6}水平压低≥0.05 mV，$T_{Ⅰ}$、$T_{Ⅱ}$、T_{V3}～T_{V6}低平或双向、切迹。

心电图诊断：①心房颤动；②ST-T改变。

案例2-23

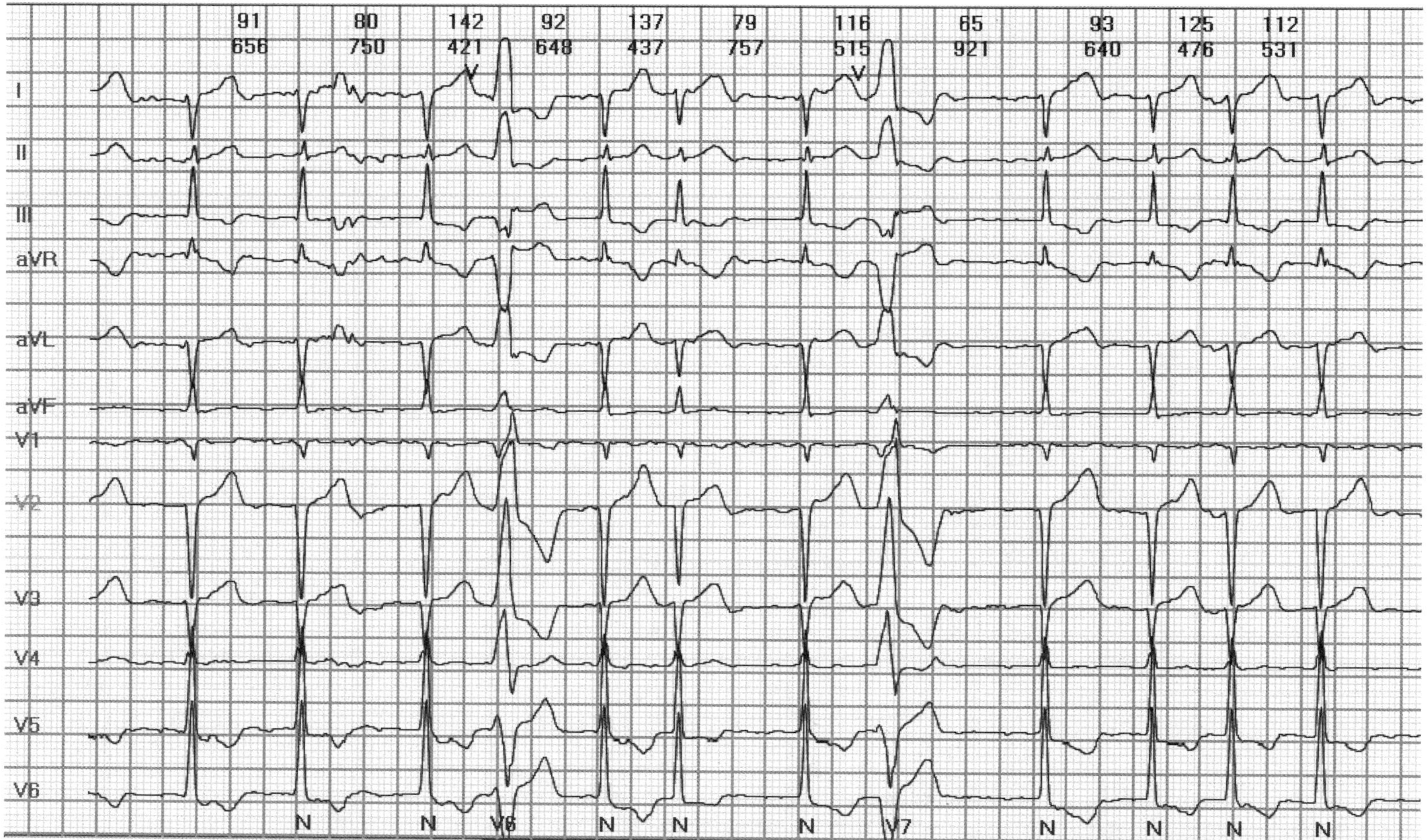

心电图表现：各导联窦性P波消失，代之以“f”波，R-R间期显著不等，频率约为80次/min。QRS波时限正常，QRS电轴显著右偏，aVR导联呈qr型，r/q>1。R_4、R_8为宽大畸形的QRS-T波群，无长短周期规律改变。ST_{V5}、ST_{V6}压低>0.05 mV，T_{V2}、T_{V3}直立、T_{V5}、T_{V6}倒置。

心电图诊断：①心房颤动；②室性期前收缩；③ST-T改变；④提示右心室大。

案例2-24

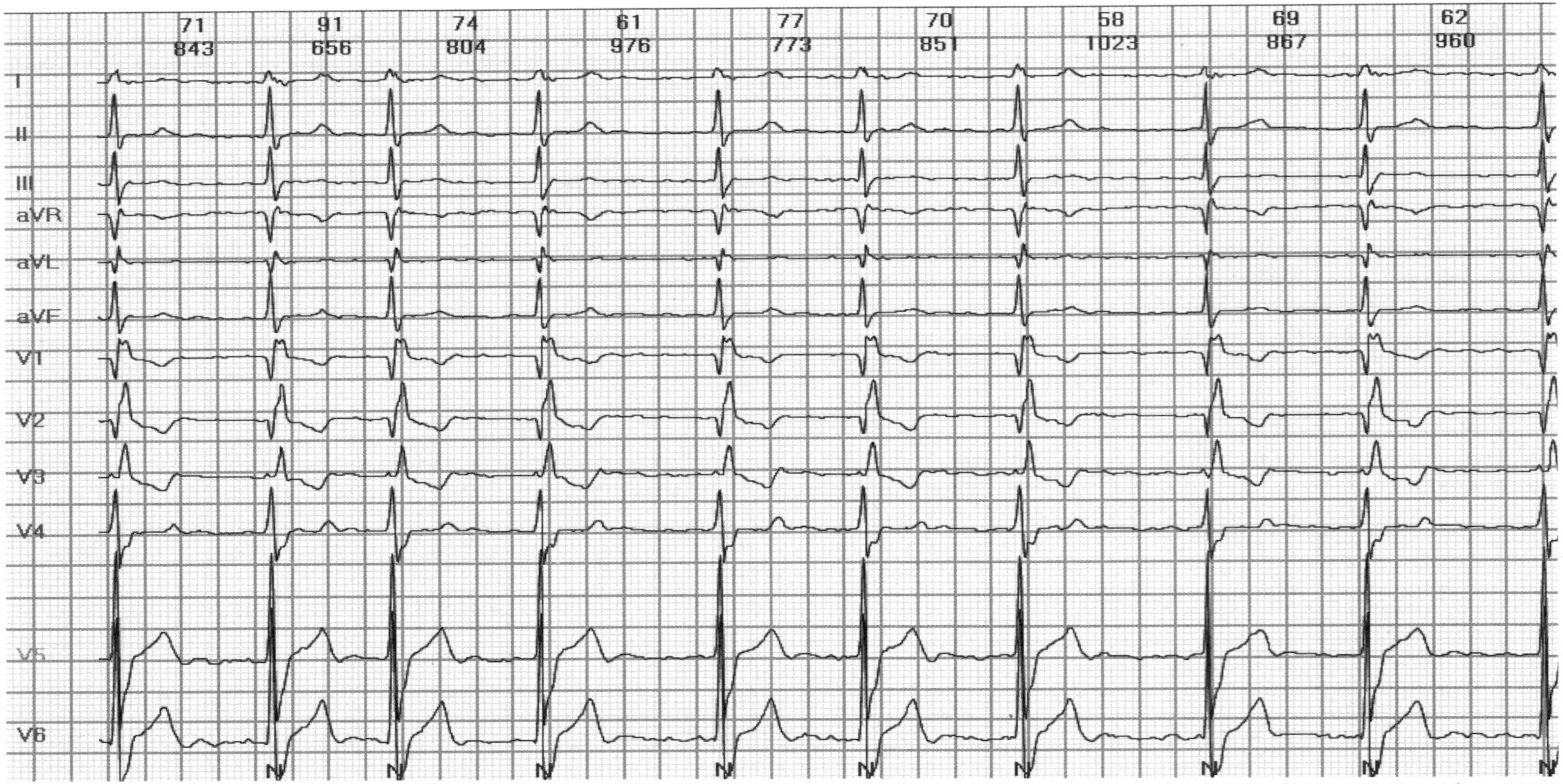

心电图表现：各导联窦性P波消失，代之以“f”波，R-R间期显著不等。QRS电轴不偏，V1呈qr型，V2呈rsR′型，V3呈M型，V4～V6呈Rs型，R/S>1。QRS时限≥0.12 s，各导联QRS波终末部粗顿增宽>0.04 s。ST_{V1}～ST_{V3}压低≥0.05 mV，T_{V1}、T_{V2}倒置，T_{V3}双向。

心电图诊断：①心房颤动；②完全性右束支传导阻滞。

案例2-25

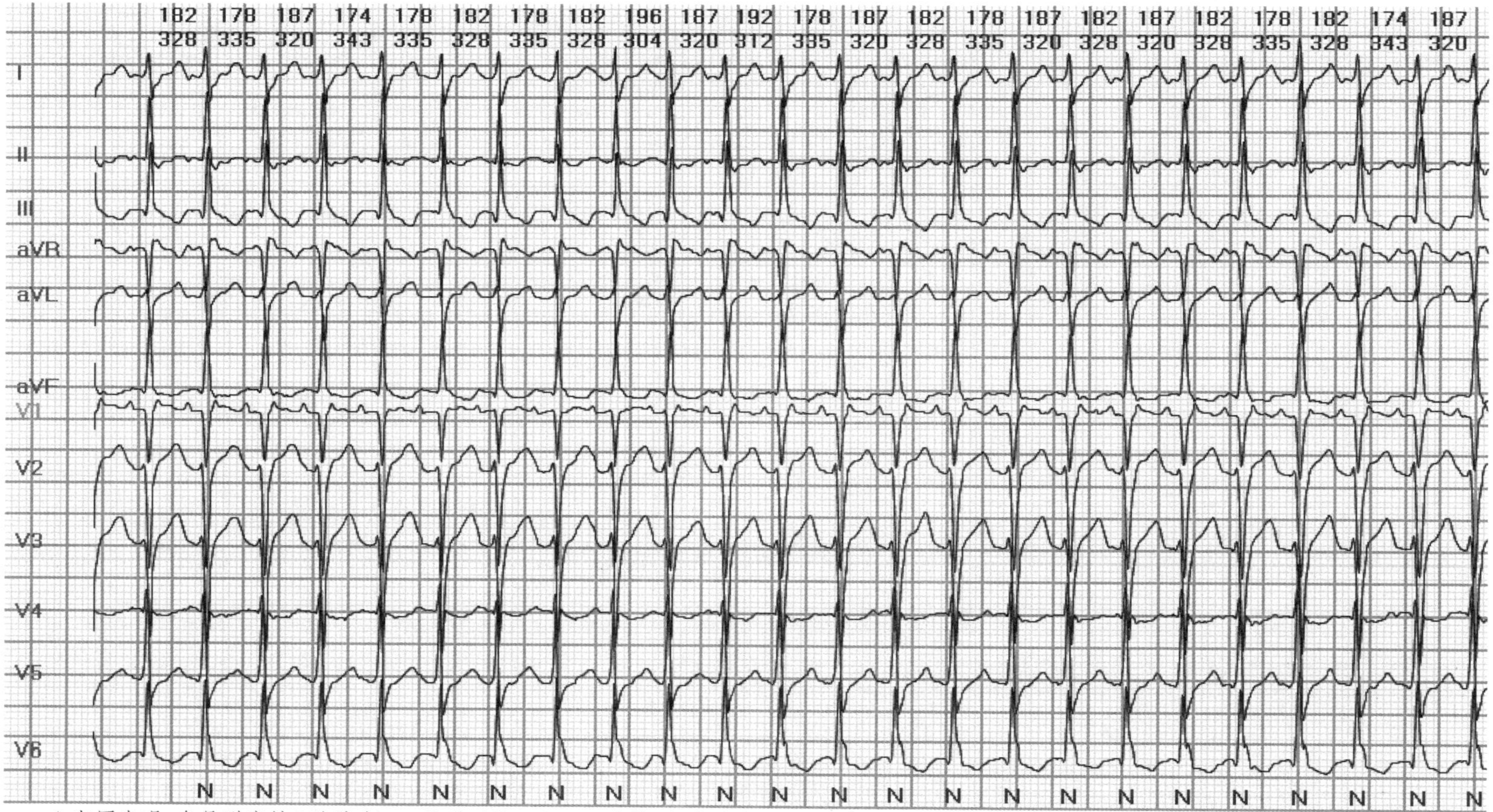

心电图表现：各导联窦性P波消失，V1导联可见F波，F-F匀齐，频率约为375次/min，且2∶1下传心室。QRS波时限与形态正常范围，QRS电轴不偏。$ST_{Ⅱ}$、$ST_{Ⅲ}$、ST_{aVF}、ST_{V6}压低>0.05 mV，$T_{Ⅱ}$、$T_{Ⅲ}$、T_{aVF}、T_{V6}倒置或双向。

心电图诊断：①心房扑动，2∶1下传心室；②部分ST-T改变。

案例2-26

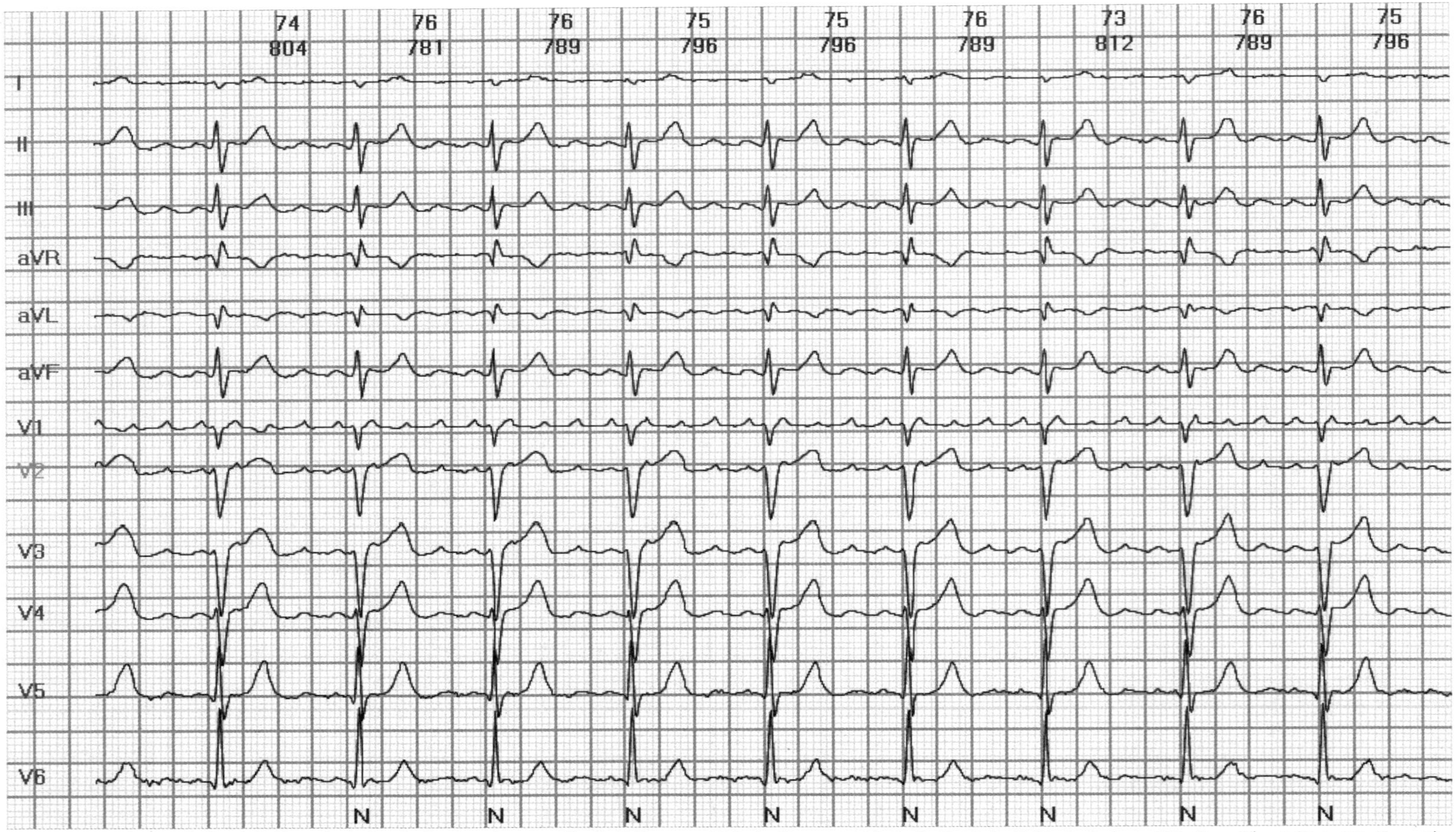

心电图表现：各导联窦性P波消失，代之以F波。V1导联明显，4∶1下传心室。QRS波电轴呈3S电轴（$S_{Ⅱ}>S_{Ⅲ}$）。aVR呈qr型，r/q≥1，V1呈rs型，V2～V4呈rS型，其r波递增不良，V5、V6呈qRs型。各导联ST-T尚正常。

心电图诊断：①心房扑动，4∶1下传心室；②3S电轴；③右胸导联r波递增不良。

案例2-27

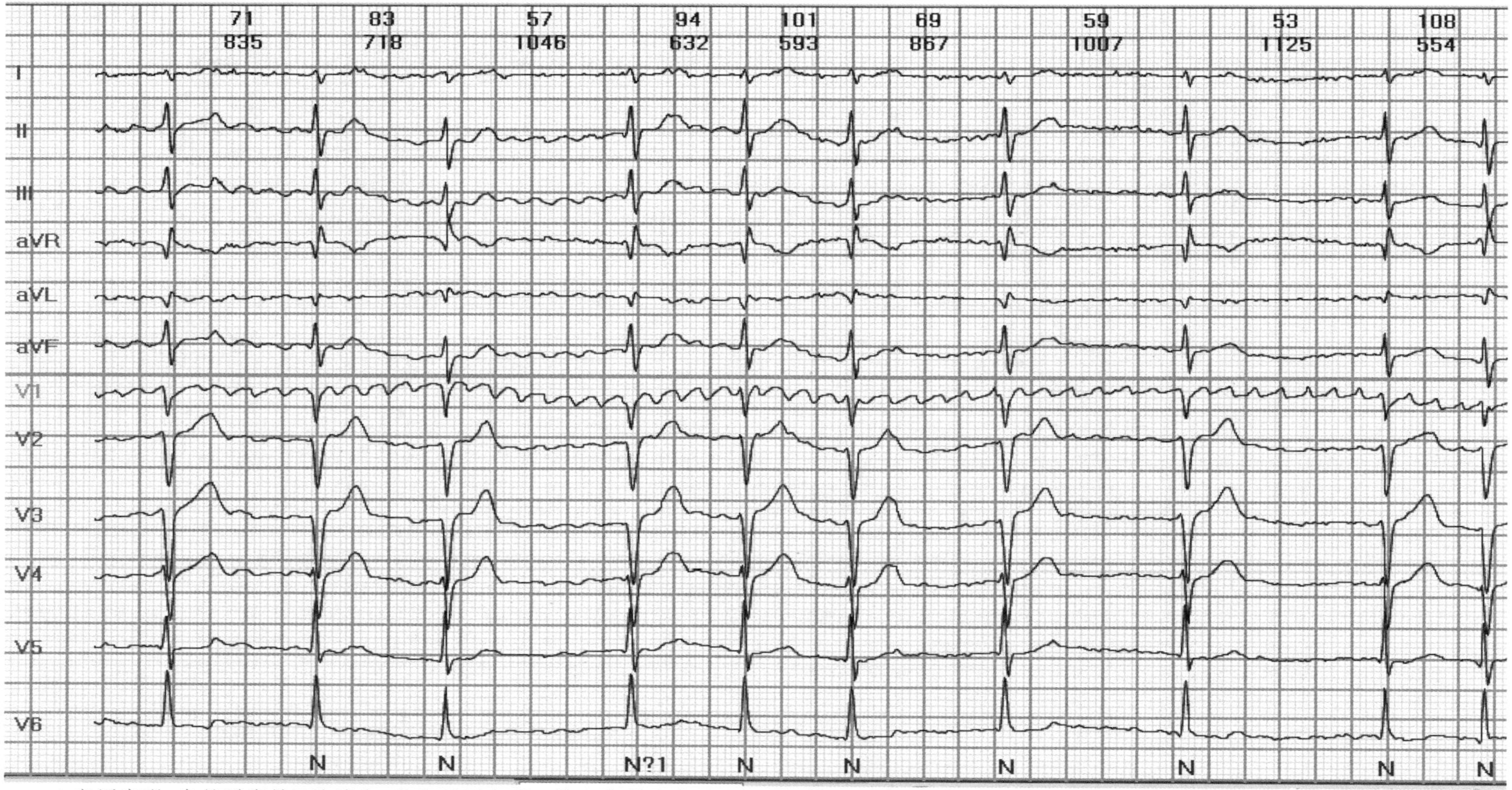

心电图表现：各导联窦性P波消失，代之以形态不一的心房激动波。以V1导联见心房激动波由负向转为正向，其频率大致匀齐，约为375次/min，且不等比下传心室。QRS时限正常，V1呈QS或rs型，V2～V4呈rS型，V5呈qRs型，V6呈qR型，ST_{V6}压低≥0.05 mV，T_{V6}低平。

心电图诊断：①不纯性心房扑动，为尖端扭转型伴不等比房室传导；②右胸导联r波递增不良；③部分导联ST-T改变。

案例2-28

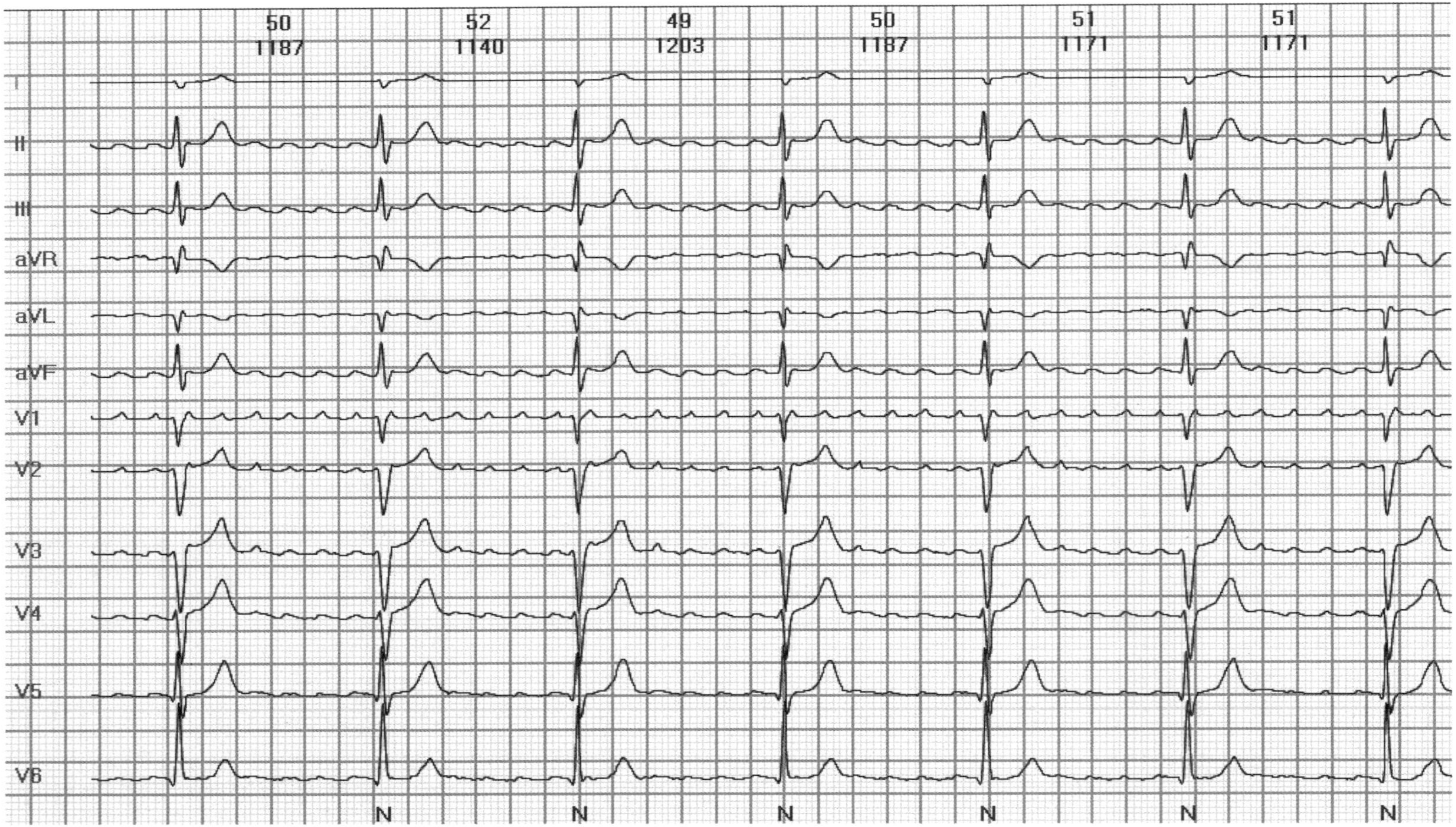

心电图表现：各导联窦性P波消失，代之以大小形态一致的F波，F-F相等，频率约为300次/min。F-R恒定，且均6∶1下传心室，心室率约为50次/min。V1呈QS型，V2～V4均呈rS型，V5呈qRs型，V6呈qR型。各导联ST-T尚正常。

心电图诊断：①心房扑动，6∶1下传心室；②右胸导联r波递增不良。

案例2-29

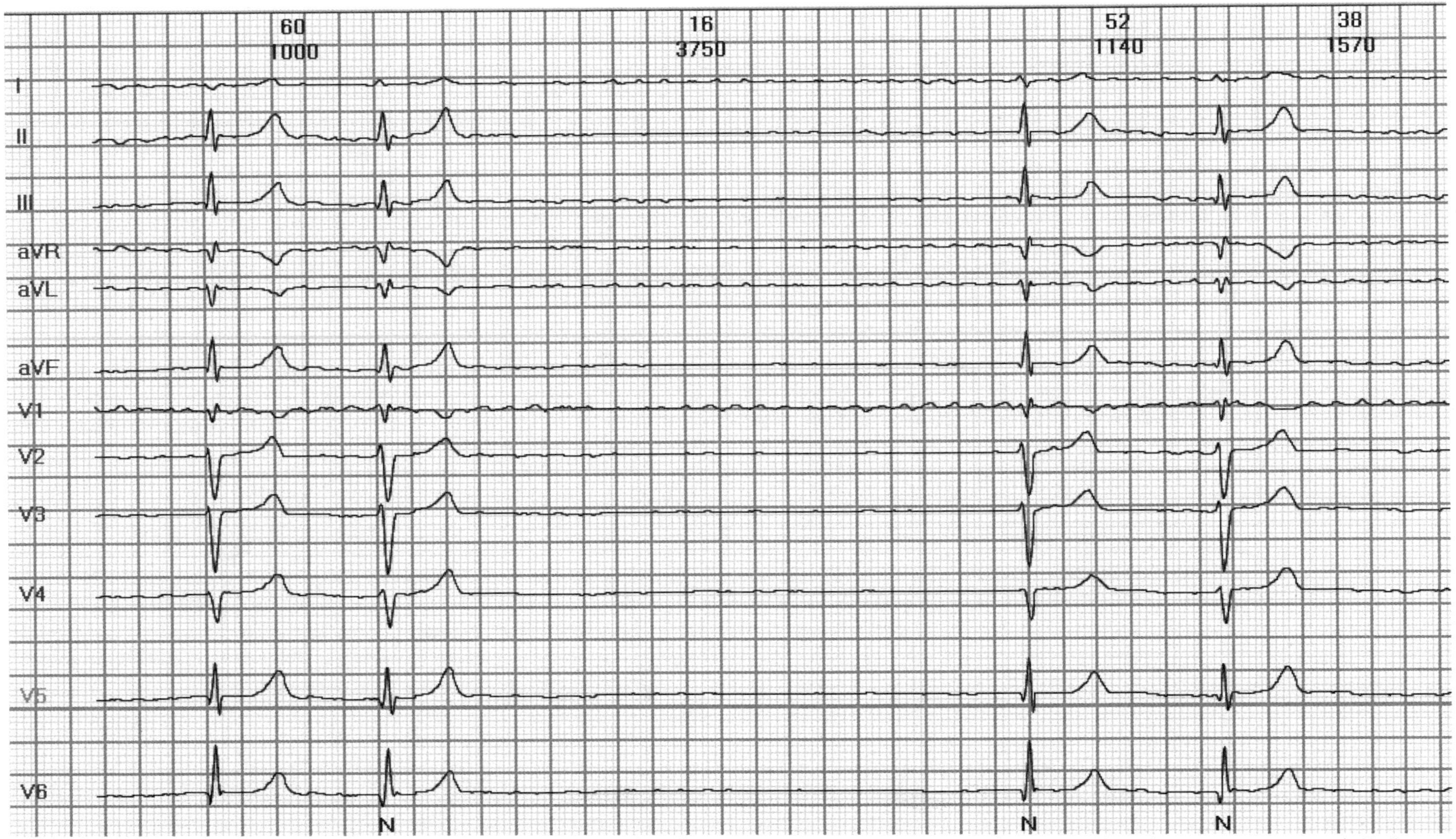

心电图表现：各导联窦性P波消失，代之以“f”波，R-R缓慢显著不等，R_2～R_3长达3750 ms，V1呈rsr′型，V2～V4呈rS型，rV2>rV3>rV4。各导联ST-T尚正常。

心电图诊断：①心房颤动伴长R-R间期，提示合并双结病变或存在房室阻滞可能；②右胸导联r波递增不良。

案例2-30

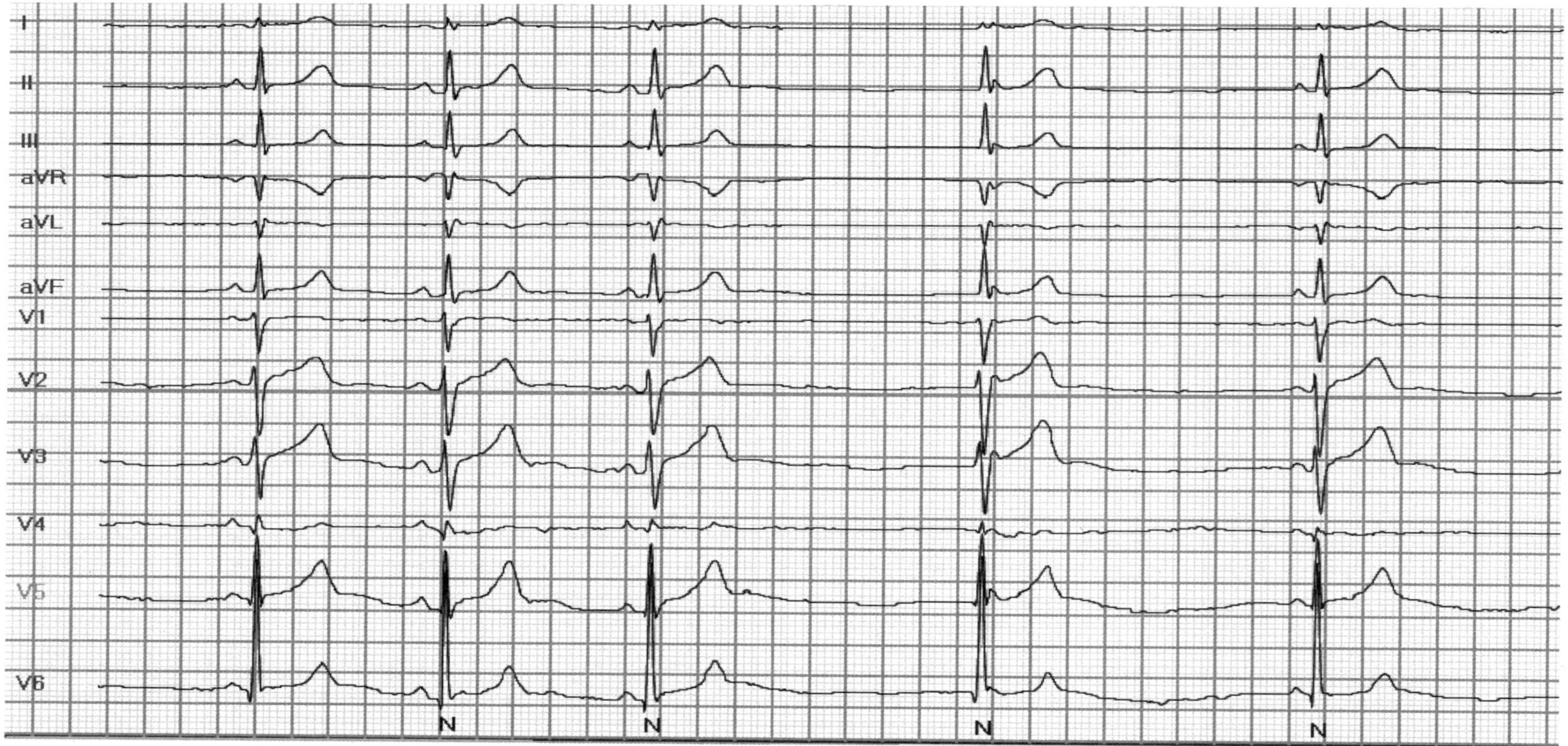

心电图表现：基本节律为窦性，P-P(R-R)缓慢不齐，P_3～P_4为1.96 s，P_4～P_5为1.64 s，两者不等且不为基本窦性节律倍数关系。QRS电轴不偏，QRS波时限与形态正常，R_4、R_5为室上性下传，均与窦性P波形成干扰性房室脱节，其R-R间期均为1.8 s，频率为32次/min，为过缓的交界性逸搏成对发生，提示双结病变可能。

心电图诊断：①窦性心动过缓；②窦性停搏；③过缓的交界性逸搏。

案例2-31

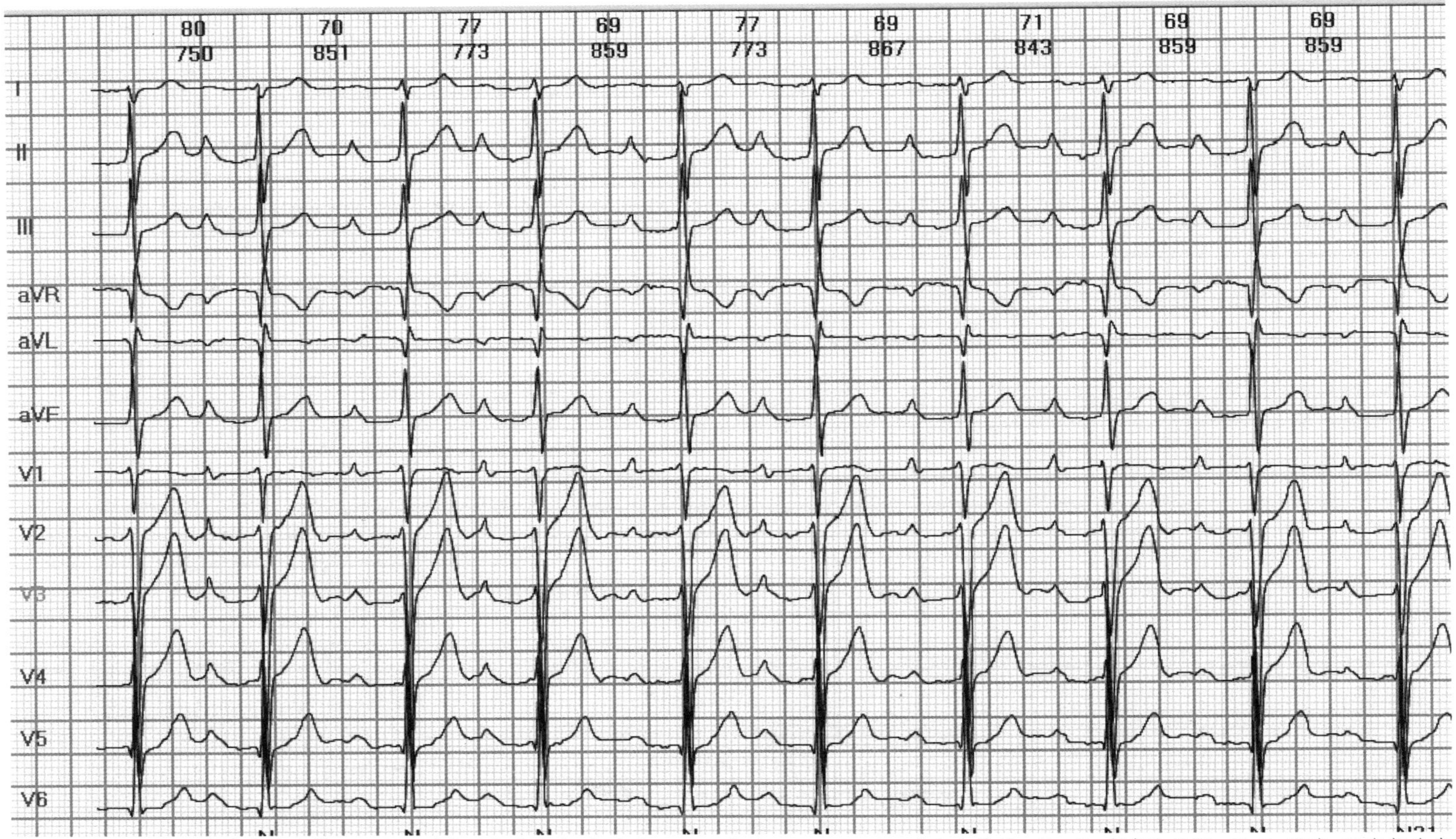

心电图表现：基本节律为窦性，P-P(R-R)大致匀齐发生，频率为69～75次/min。$P_{Ⅱ}$、$P_{Ⅲ}$、P_{aVF}直立尖峰状。$P_{Ⅱ}$、P_{aVF}振幅>0.25 mV，P_{V1}双向，正向部分尖立>0.15 mV。P-R间期延长达0.32 s，QRS电轴不偏，QRS波时限与形态正常，各导联ST-T尚正常。

心电图诊断：①窦性心律；②P波改变——右心房大或右心房负荷重；③一度房室传导阻滞。

案例2-32

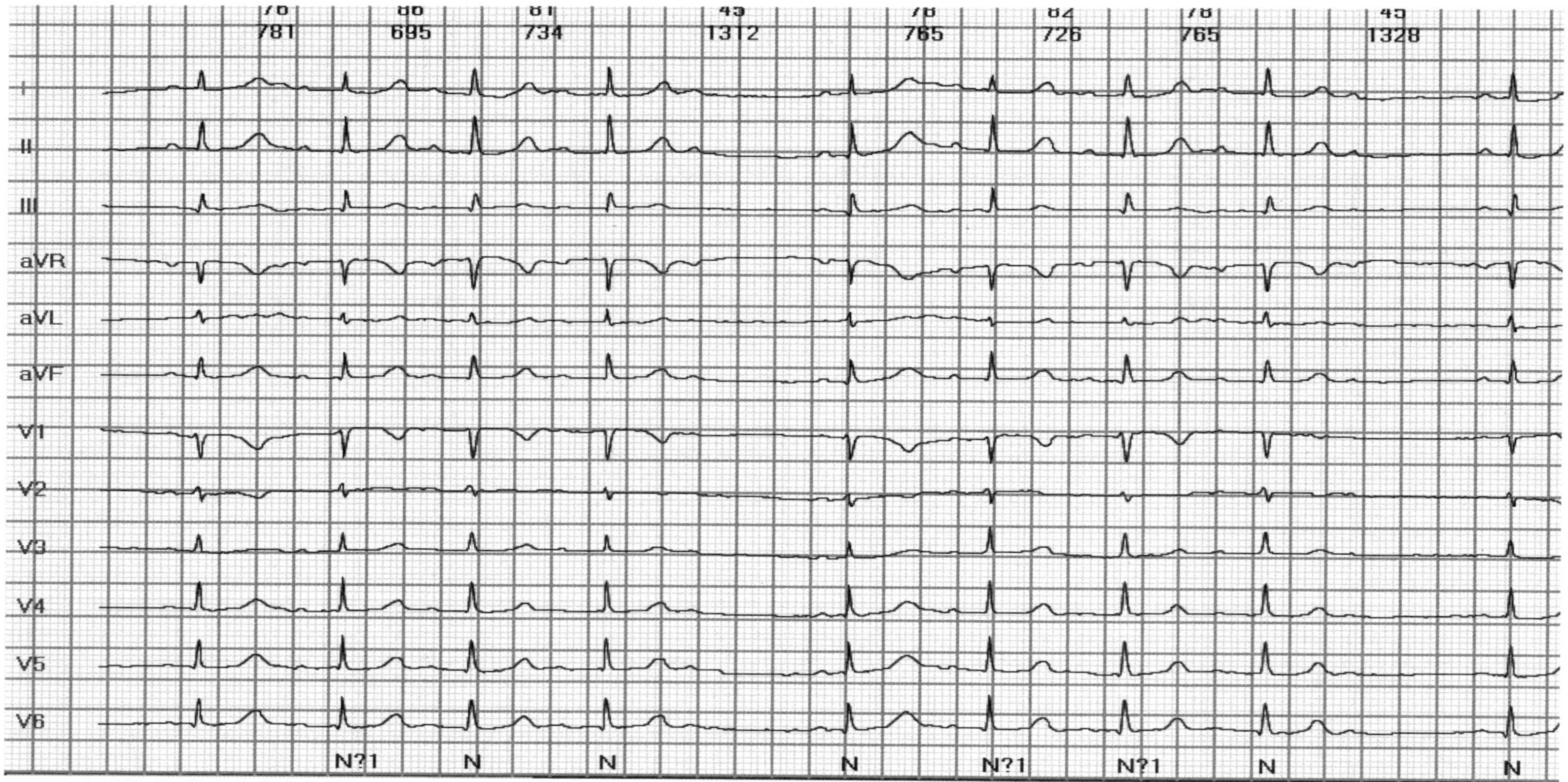

心电图表现：基本节律为窦性，P-P匀齐发生，频率为85次/min。其P-R间期见逐渐延长至QRS波脱落，形成长R-R间期，长R-R间期均<其前窦性周期的2倍，周而复始。QRS电轴不偏，QRS波时限与形态正常，各导联ST-T尚正常。标准肢导联及加压肢导联QRS波之和<1.5 mV，胸导联QRS振幅均<1.0 mV。

心电图诊断：①窦性心律；②二度Ⅰ型房室传导阻滞；③QRS波低电压。

案例 2-33

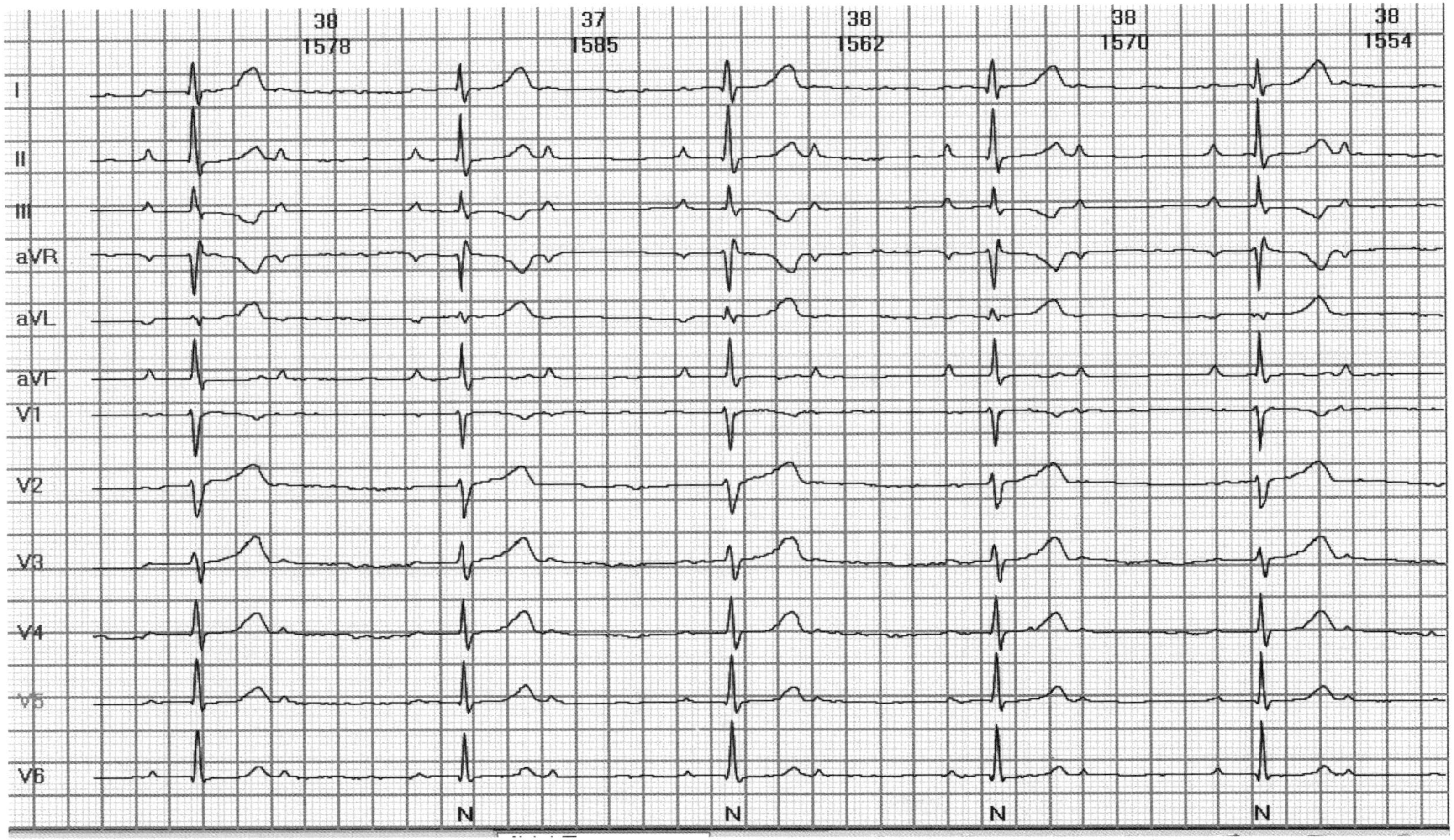

心电图表现：基本节律为窦性，P-P 匀齐发生，频率约为 75 次/min。$P_{Ⅱ}$、$P_{Ⅲ}$、P_{aVF}直立尖峰状，振幅＜0.25 mV，其房室传导呈 2∶1 下传，下传的 P-R 间期达 0.28 s。QRS 电轴不偏，QRS 波时限与形态正常，各导联 ST-T 在正常范围。

心电图诊断：①窦性心律；②一度房室传导阻滞合并 2∶1 房室传导阻滞。

案例2-34

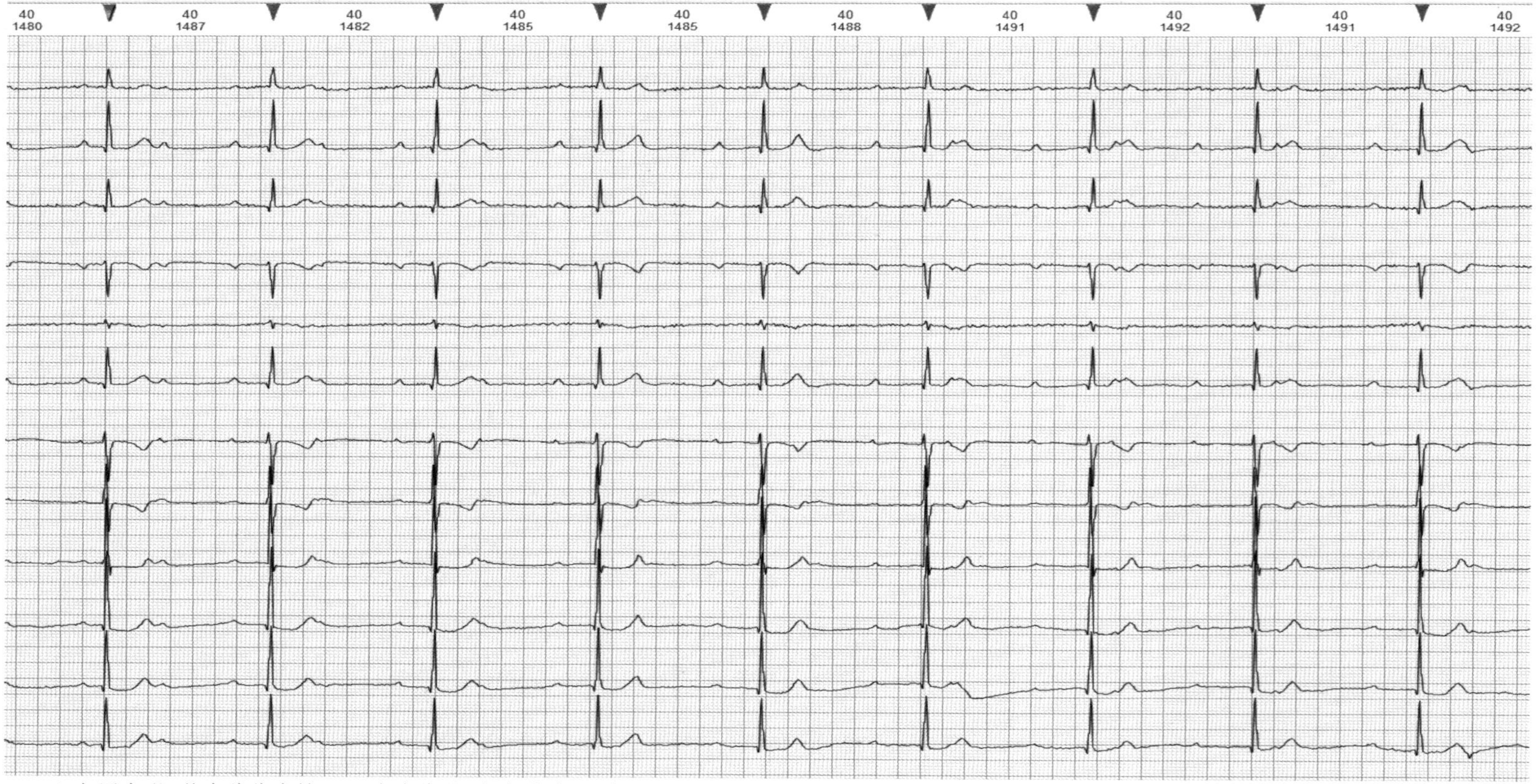

心电图表现：基本节律窦性，P-P匀齐发生，频率约为83次/min。P与QRS波无关联，QRS波缓慢匀齐发生，频率为40次/min。QRS电轴不偏，QRS波时限与形态正常。$ST_{Ⅰ}$、$ST_{Ⅱ}$、S_{V3}～S_{V6}压低>0.05 mV，各导联T波正常。

心电图诊断：①窦性心律；②三度房室传导阻滞；③交接性逸搏心律；④ST段改变。

案例2-35

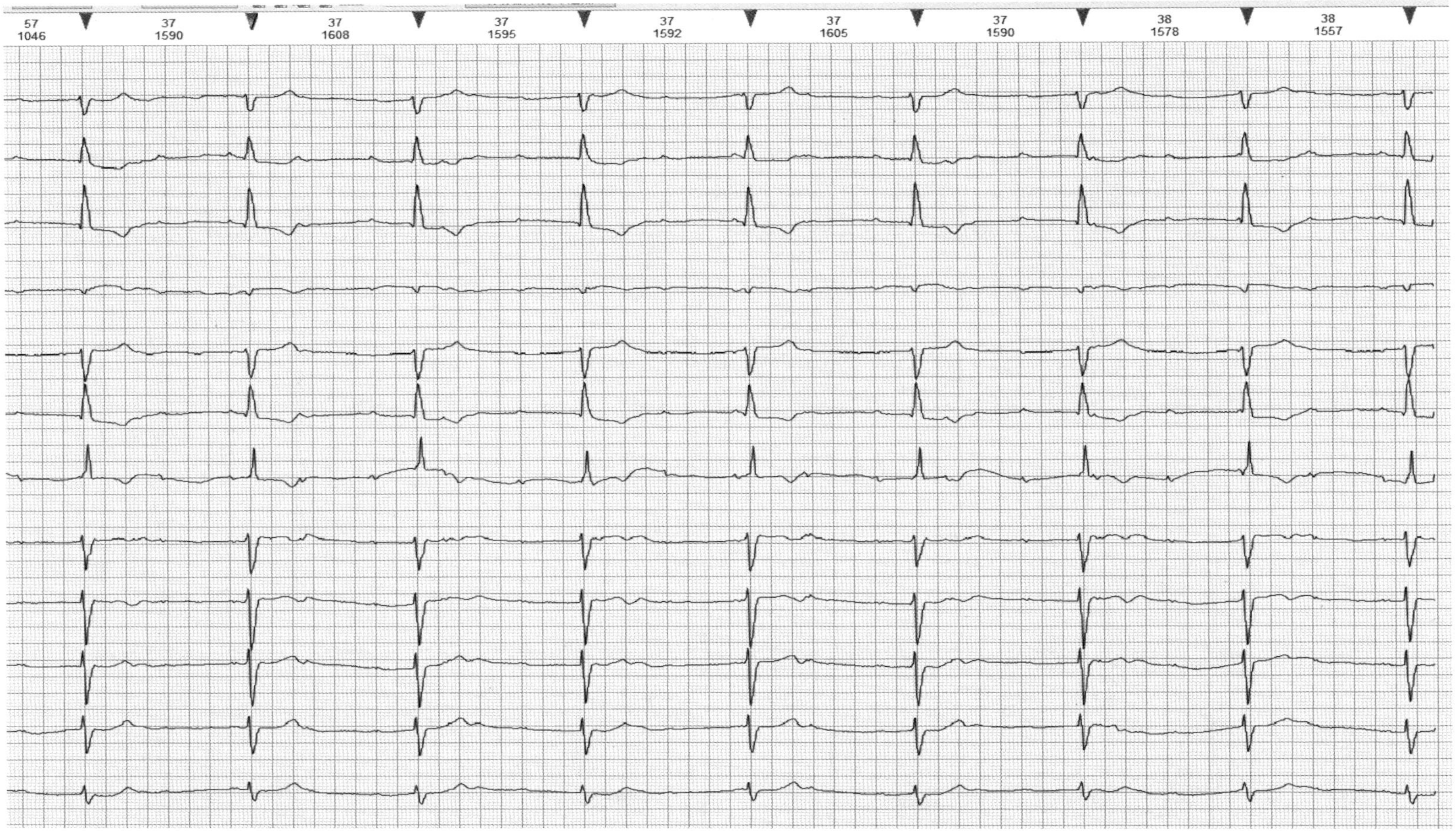

心电图表现：基本节律窦性，P-P匀齐发生，频率约为85次/min。P波与QRS波无关联，QRS波缓慢匀齐发生。QRS波时限≥0.12 s，QRS电轴右偏，Ⅰ呈rS型，Ⅱ、Ⅲ、aVF呈qR型，V1呈R或M型，V2～V5呈rS型、V6 r/s＜1，$ST_{Ⅱ}$、$ST_{Ⅲ}$、ST_{aVF}压低＞0.05 mV，$T_{Ⅱ}$双向，T_{aVF}倒置，各导联T-U融合，V3导联见U＞T波。

心电图诊断：①窦性心律；②三度房室传导阻滞；③室性逸搏心律（分支型）；④ST段改变；⑤建议检查电解质。

案例2-36

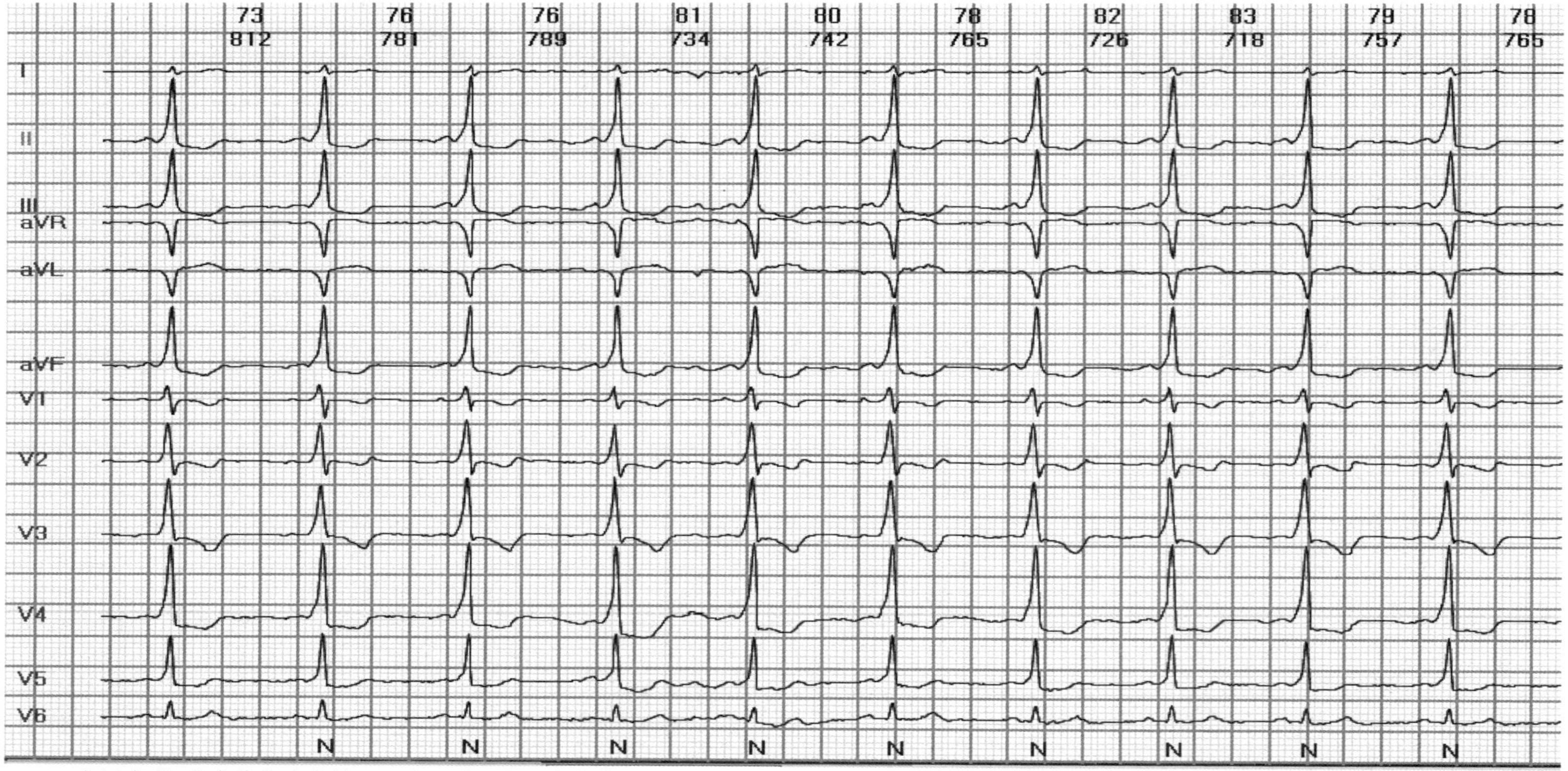

心电图表现：基本节律为窦性，P-P(R-R)间期基本匀齐，频率为75～79次/min。各导联P-R间期均<0.12 s，QRS波起始部粗顿明显为“δ”波，胸导联“δ”波均正向。QRS波时限增宽>0.12 s。$ST_{Ⅱ}$、$ST_{Ⅲ}$、ST_{aVF}、ST_{V2}～ST_{V6}压低>0.05 mV，$T_{Ⅱ}$、$T_{Ⅲ}$、T_{aVF}、T_{V4}双向、T_{V5}低平。

心电图诊断：①窦性心律；②心室预激(A型)。

案例2-37

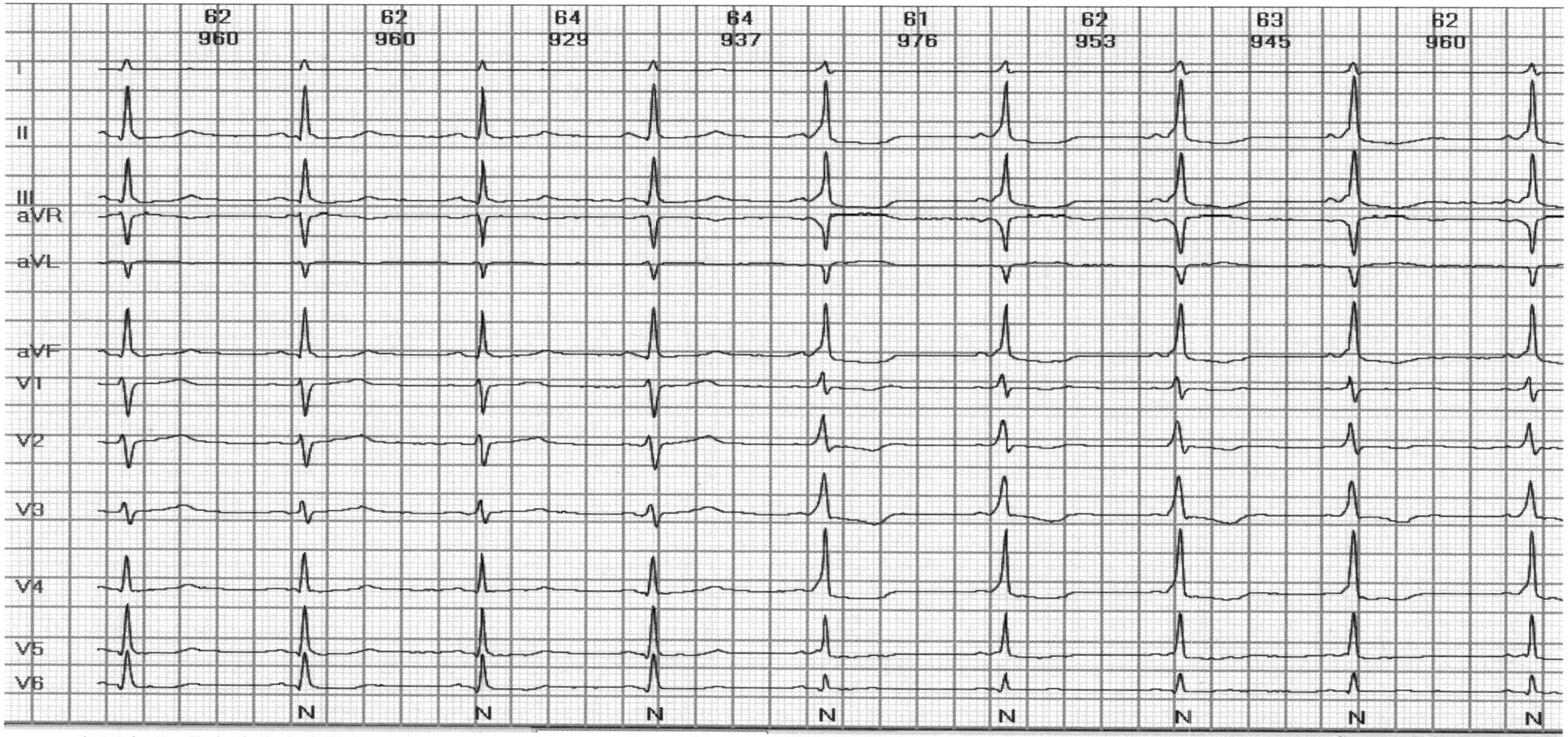

心电图表现：基本节律为窦性，P-P(R-R)间期匀齐发生，频率约为62次/min。前4次心搏见P-R间期正常为0.16 s，QRS波时限与形态正常，$ST_{Ⅰ}$、$ST_{Ⅱ}$、$ST_{Ⅲ}$、ST_{aVF}、ST_{V4}～ST_{V6}平直延长明显，T_{V5}、T_{V6}低平。其后5次心搏中见P-R间期<0.12 s，起始部粗顿见“δ”波，QRS波时限增宽>0.12 s，$ST_{Ⅱ}$、$ST_{Ⅲ}$、ST_{aVF}、ST_{V3}～ST_{V6}压低>0.05 mV，$T_{Ⅱ}$、$T_{Ⅲ}$、T_{aVF}、T_{V3}、T_{V4}双向，T_{V5}、T_{V6}低平。

心电图诊断：①窦性心律；②ST-T改变；③间歇性心室预激。

案例2-38

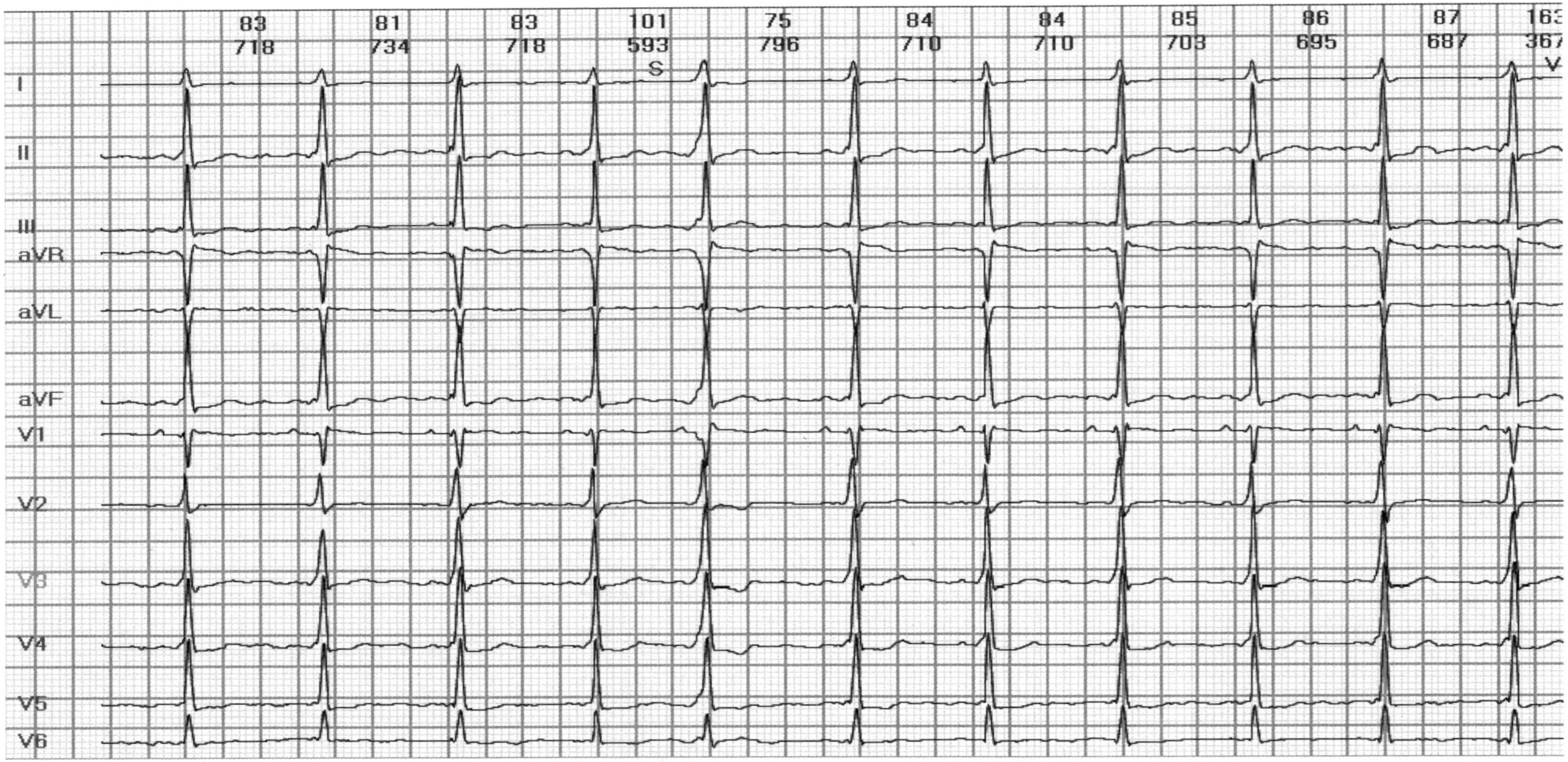

心电图表现：基本节律为窦性，P-P(R-R)间期匀齐发生，频率约为83次/min。QRS波起始部模糊粗顿，QRS波时限≤0.12 s，$ST_{Ⅱ}$、$ST_{Ⅲ}$、ST_{aVF}、ST_{V4}～ST_{V6}压低>0.05 mV，T_{V4}～T_{V6}低平。R_5前见提前发生的P′波，P′-R间期<0.12 s，QRS波起始见明显的"δ"波，QRS波时限增宽>0.12 s。其ST_{V2}～ST_{V5}压低加重，T_{V2}～T_{V5}由低平变为双向。为房性期前收缩显示成典型的心室预激。其发生机制可能包括：①房性期前收缩提前发生，下传时落入房室交接区的相对不应期致传导延缓，使从房室旁路下传的成分增加，形成了典型的心室预激。②房性期前收缩起源于旁路附近，经旁路下传的成分增大致心室预激典型化。

心电图诊断：①窦性心律；②不典型心室预激；③房性期前收缩致心室预激典型化。

案例2-39

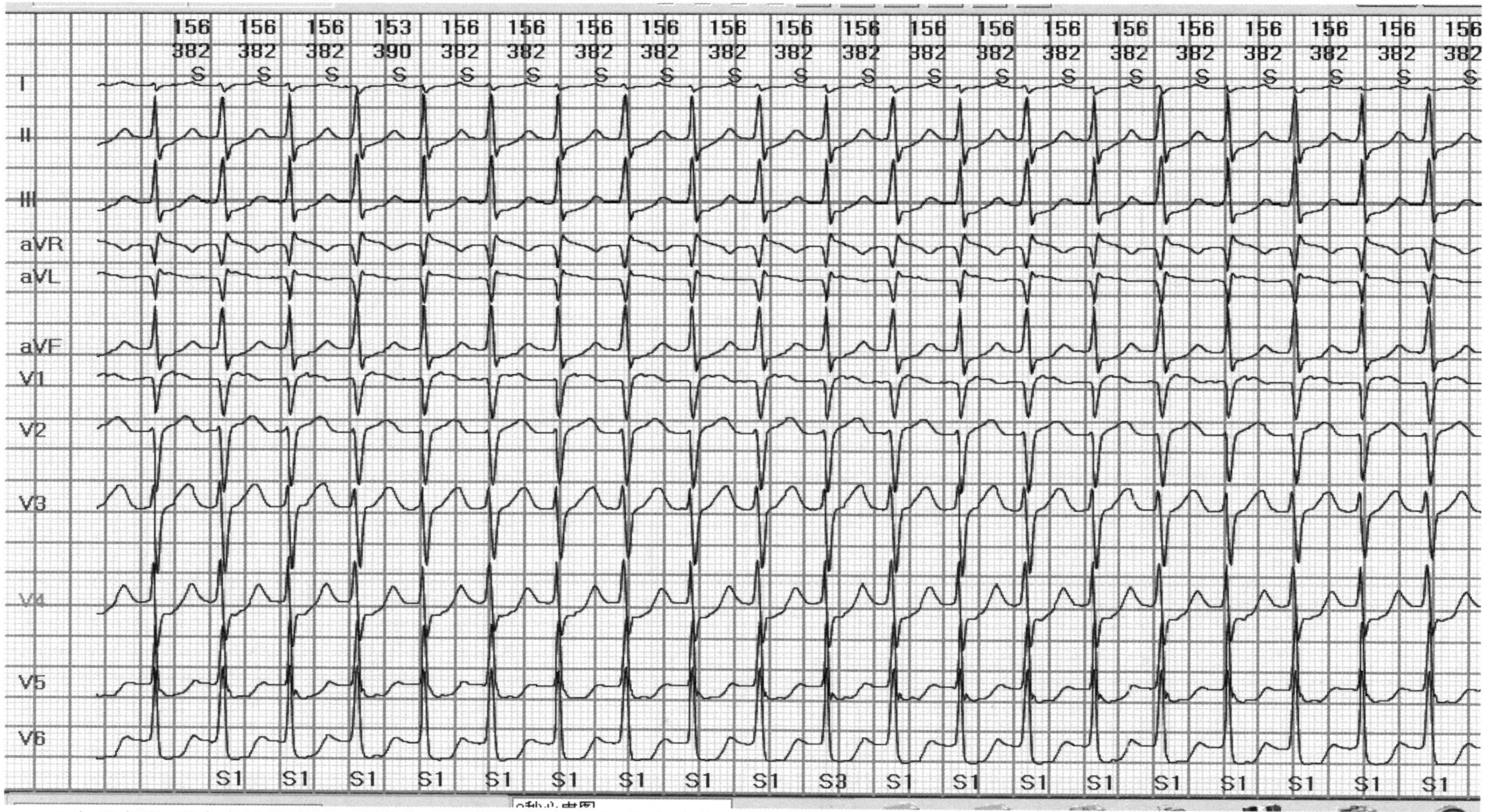

心电图表现：图中各导联窦性P波消失，R-R快速匀齐发生，频率约为156次/min。QRS时限正常，V1呈QS型，V2呈rS型。QRS波群后可见逆向P波存在，V1导联ST段上见正向P波，P′-R≥0.09 s。$ST_{Ⅱ}$、$ST_{Ⅲ}$、ST_{aVF}、ST_{V4}～ST_{V6}压低>0.05 mV。

心电图诊断：①阵发性室上性心动过速——顺向型房室折返性心动过速；②ST段改变。

案例2-40

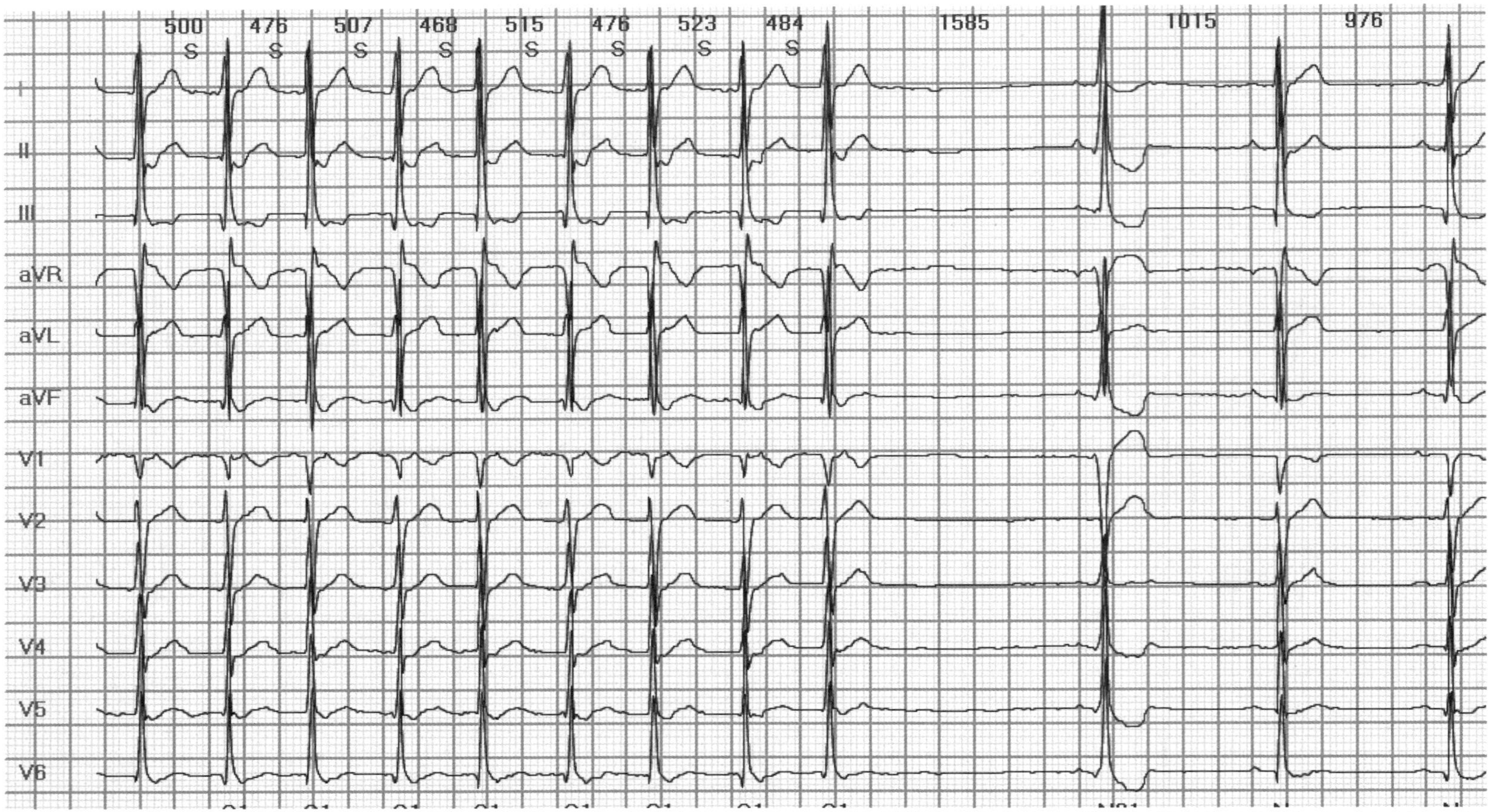

心电图表现：图中起始部分见窦性P波消失，R-R快速匀齐，频率约为125次/min。QRS时限与形态正常，V1导联ST段上见正向P波，P′-R≥0.09 s。R_9后见心动过速自行终止。R_{10}宽大畸形伴有ST-T改变，其前见窦性P波发生，P-R<0.12 s，为室性逸搏与窦性P波形成干扰性房室脱节，抑或为两者形成的室性融合波发生，其后见窦性节律恢复。其时T_{V5}、T_{V6}低平。

心电图诊断：①阵发性室上性心动过速——顺向型房室折返性心动过速；②室性逸搏或为室性融合波；②部分T波改变。

案例2-41

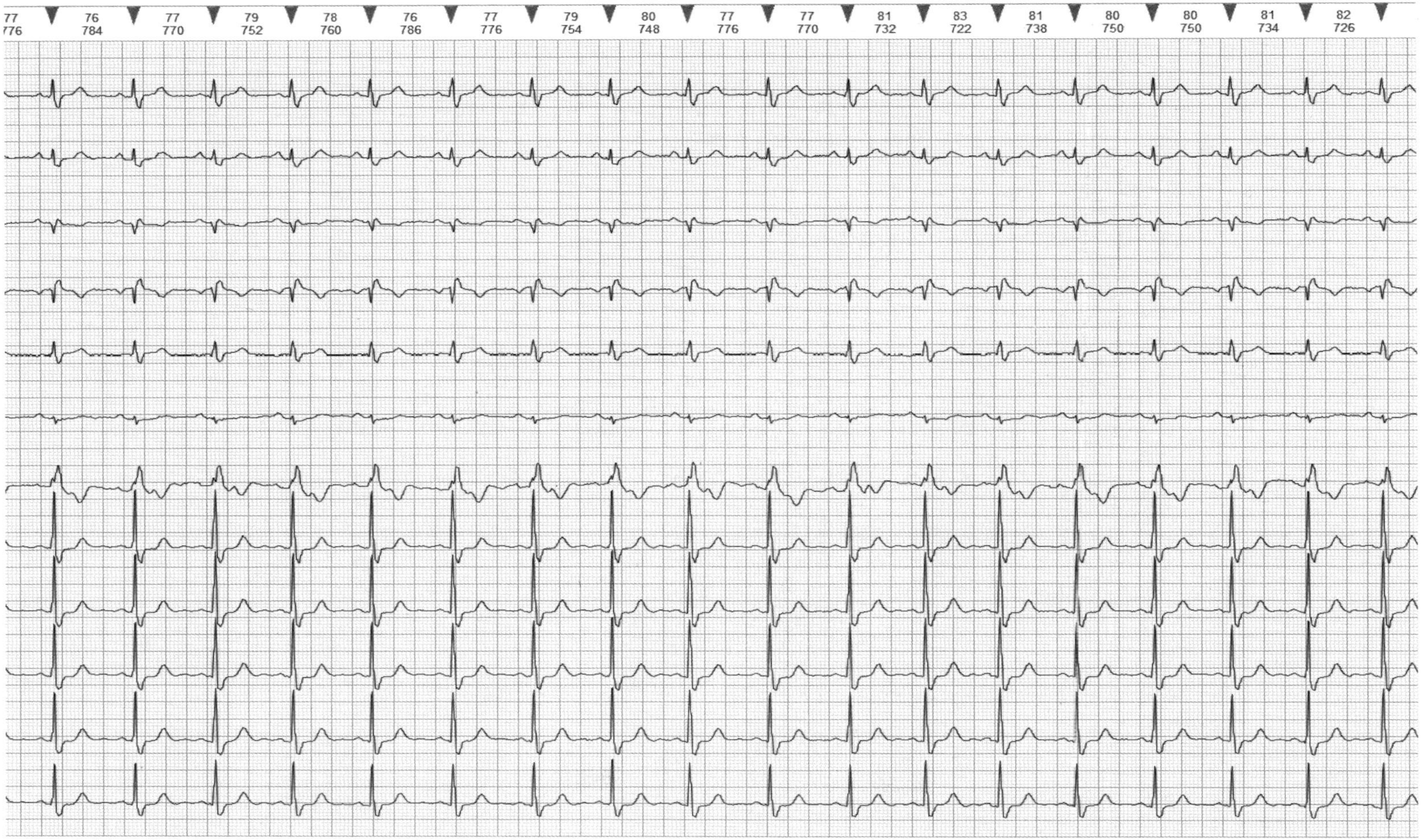

心电图表现：窦性心律，P-P(R-R)匀齐发生，频率约为79次/min。P-R间期0.16 s，QRS电轴轻度左偏。QRS宽大畸形，时限＞0.12 s。V1呈M型，各导联QRS波终末部增宽明显＞0.04 s，ST_{V1}压低＞0.05 mV，T_{V1}倒置。

心电图诊断：①窦性心律；②完全性右束支传导阻滞。

案例2-42

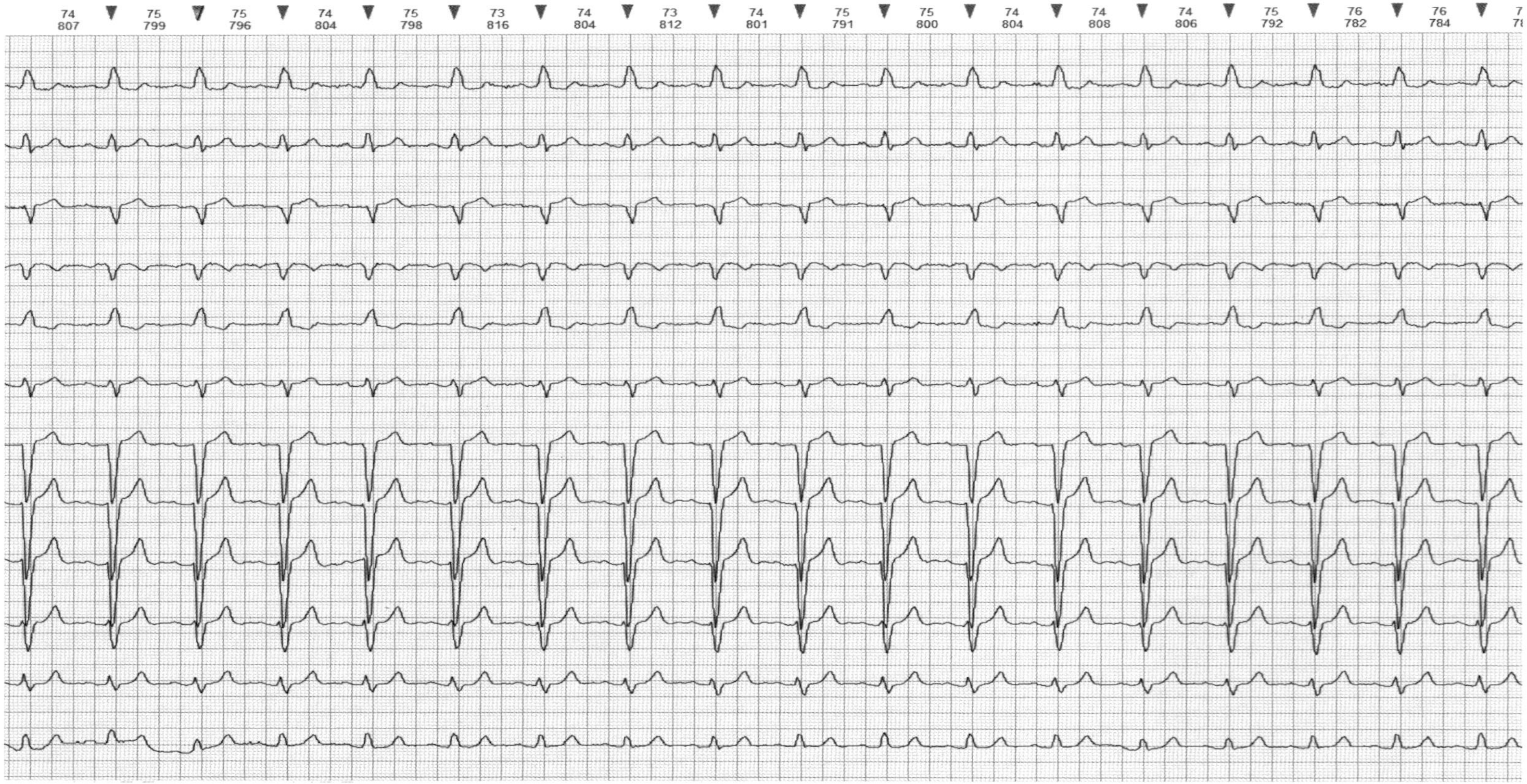

心电图表现：基本节律为窦性，P-P匀齐发生，频率约为75次/min。QRS电轴轻度左偏。Ⅰ、aVL、V6呈宽大R波，V1呈QS型，V2～V4呈rS型，QRS时限＞0.12 s。V5、V6导联QRS波振幅均≤0.5mV。$ST_{Ⅰ}$、ST_{aVL}、ST_{V6}压低≥0.05 mV，ST_{V1}～ST_{V3}斜上型抬高。$T_{Ⅰ}$、T_{aVL}双向、T_{V1}～T_{V4}直立高大。

心电图诊断：①窦性心律；②完全性左束支传导阻滞；③左胸导联QRS低电压。

案例2-43

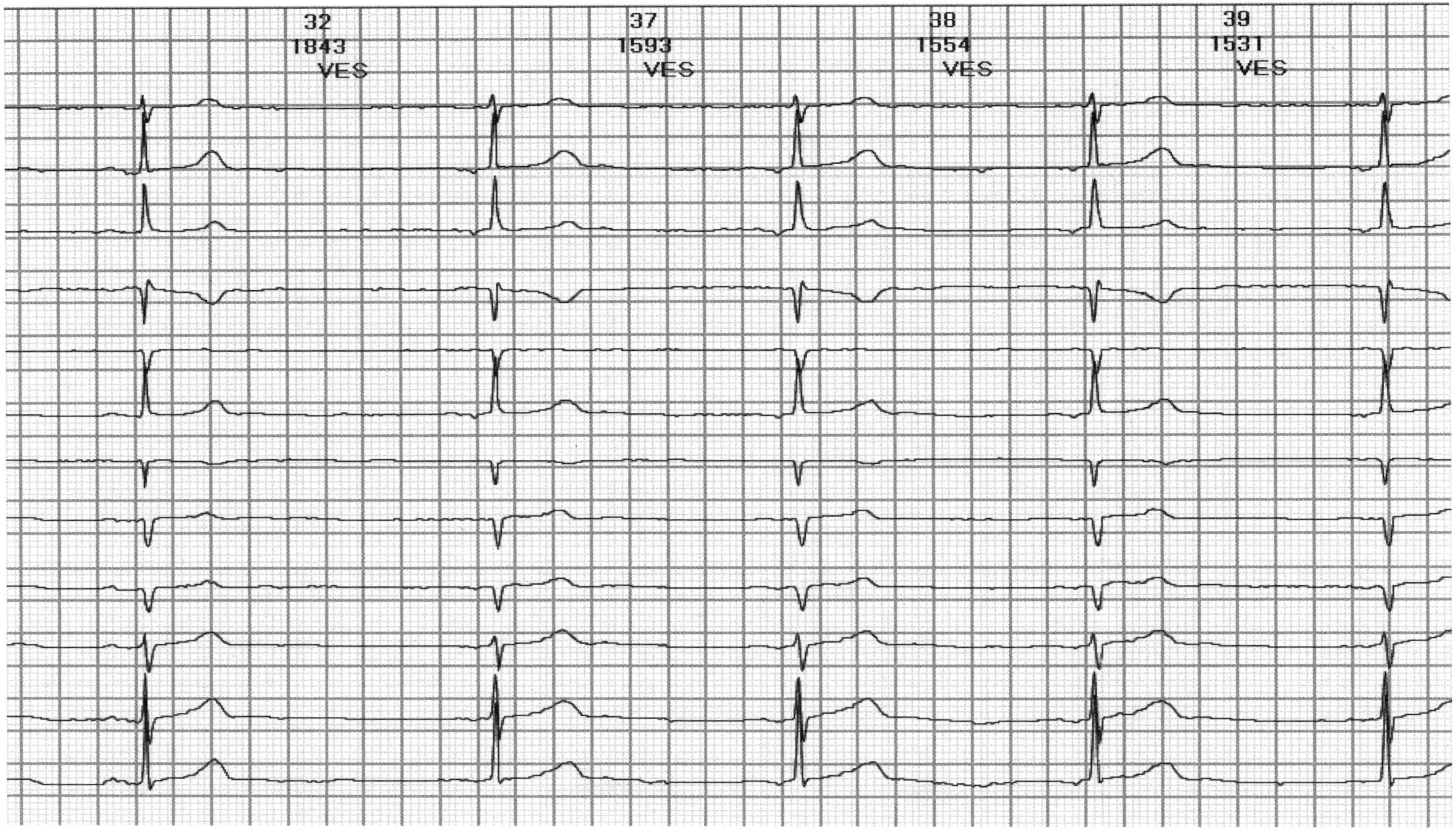

心电图表现：图中P_1为窦性P波，P-R间期正常，QRS波时限正常，V1～V3均呈QS型。V4 r/s＜1，V5、V6呈Rs型。其后见窦性P波消失，约1.84 s后见缓慢匀齐的P′-QRS-T波群发生。P′-R≥0.12 s，QRS时限形态同窦性下传，频率约为37次/min，各导联ST-T尚正常。为过缓的房性逸搏心律。

心电图诊断：①窦性心搏，提示窦性停搏；②过缓的房性逸搏心律；③提示双结病变；④右胸导联r波递增不良。

案例2-44

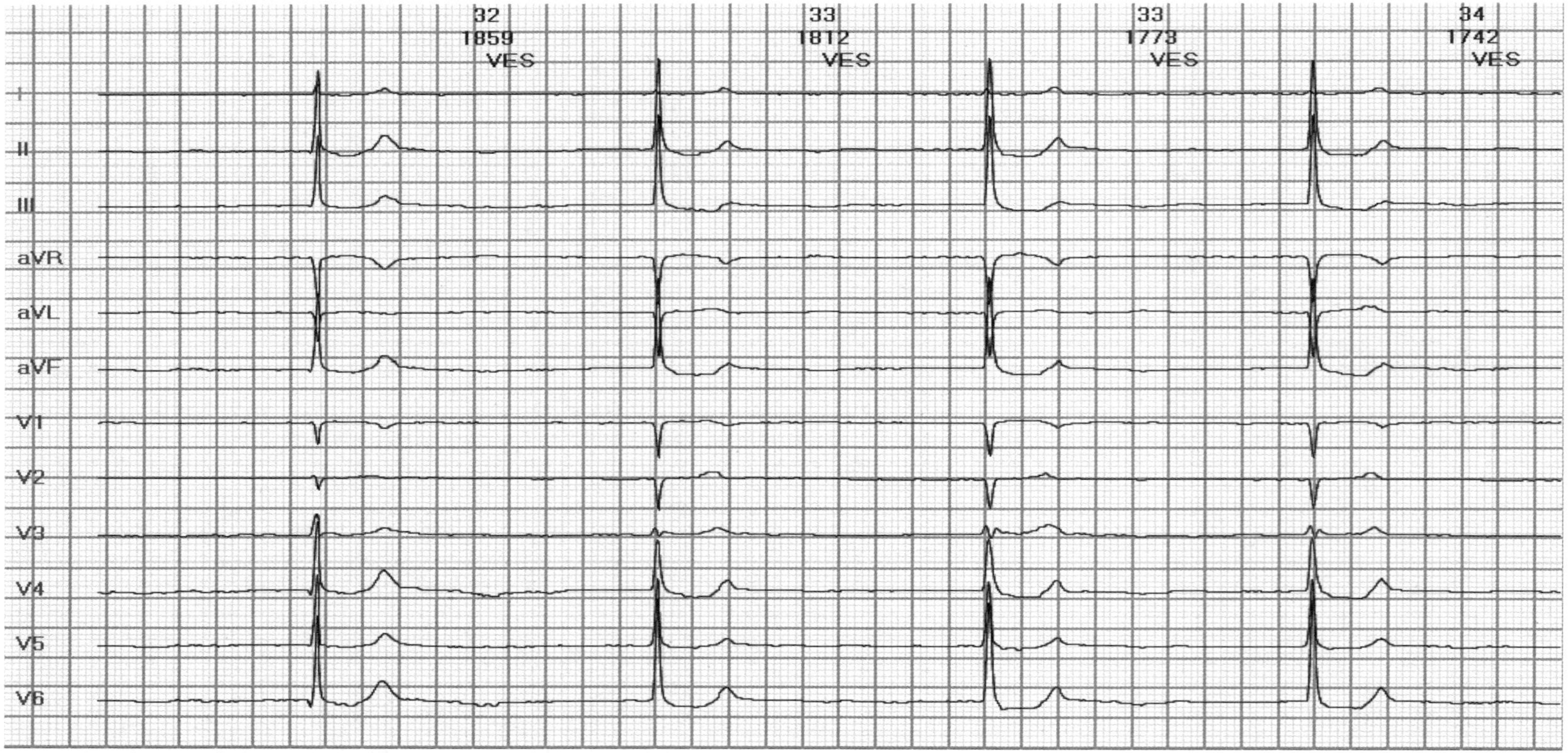

心电图表现：图中未见心房激动波。R-R缓慢匀齐，频率约为33次/min。QRS电轴不偏，QRS波时限与形态系室上性下传。V1、V2呈QS型，V3呈rs型，V4～V6呈qR型或R型，$ST_{Ⅱ}$、$ST_{Ⅲ}$、ST_{aVF}、ST_{V4}～ST_{V6}压低>0.05 mV。

心电图诊断：①提示窦性停搏；②过缓的交界性逸搏心律，示双结病变可能；③右胸导联r波递增不良；④部分ST段改变。

案例2-45

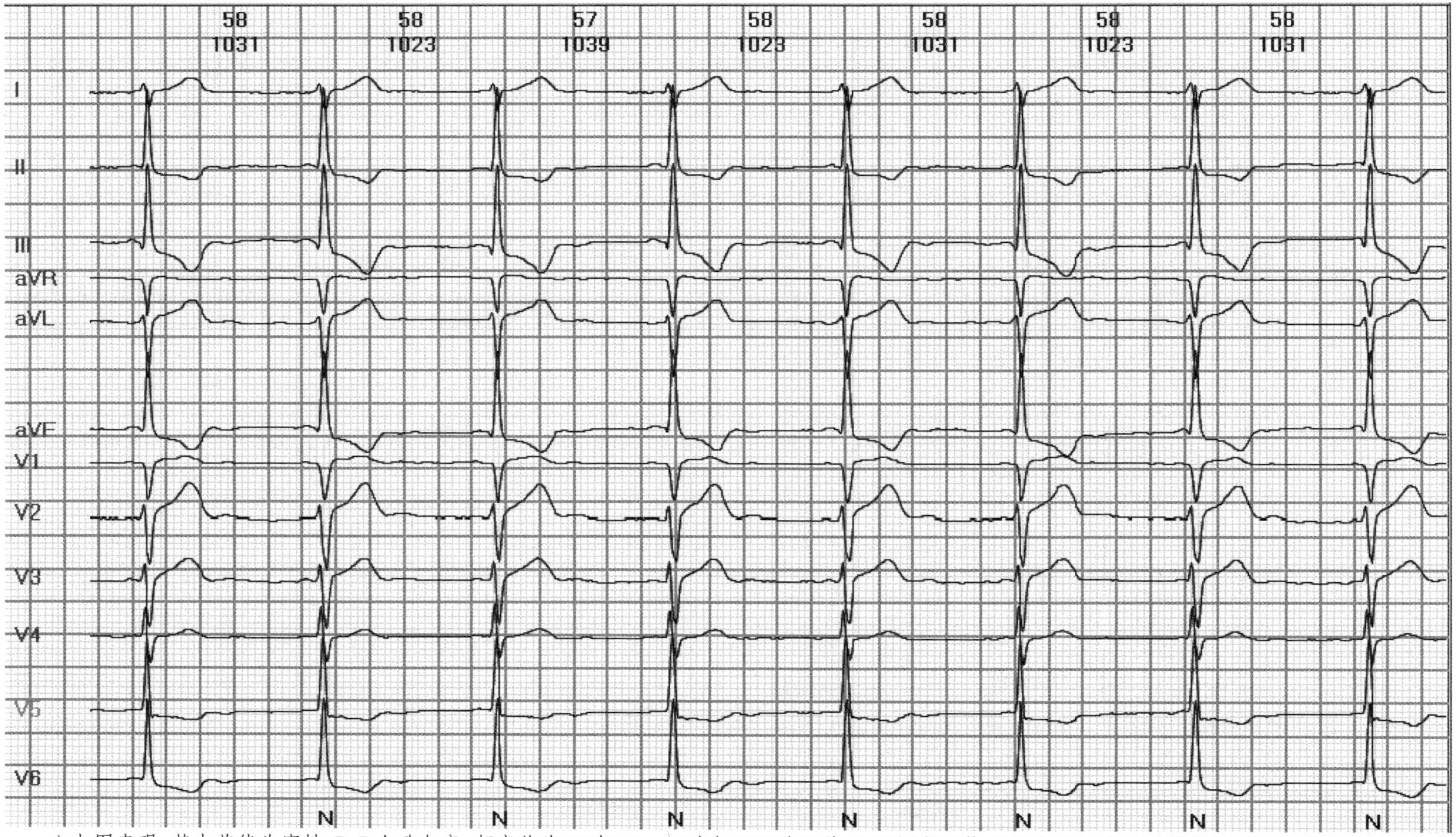

心电图表现：基本节律为窦性，P-P大致匀齐，频率约为58次/min。P波与QRS波无关，P-R间期不等，P波由QRS波前逐渐落入QRS波之中。QRS波时限与形态正常系室上性下传，R-R匀齐，频率约为60次/min。$ST_{Ⅱ}$、$ST_{Ⅲ}$、ST_{aVF}、ST_{V5}、ST_{V6}压低>0.05 mV。$T_{Ⅱ}$、$T_{Ⅲ}$、T_{aVF}倒置，T_{V1}～T_{V4}直立，T_{V5}、T_{V6}倒置或双向。

心电图诊断：①窦性心动过缓；②交界性心律；③干扰性房室脱节；④ST-T改变。

案例2-46

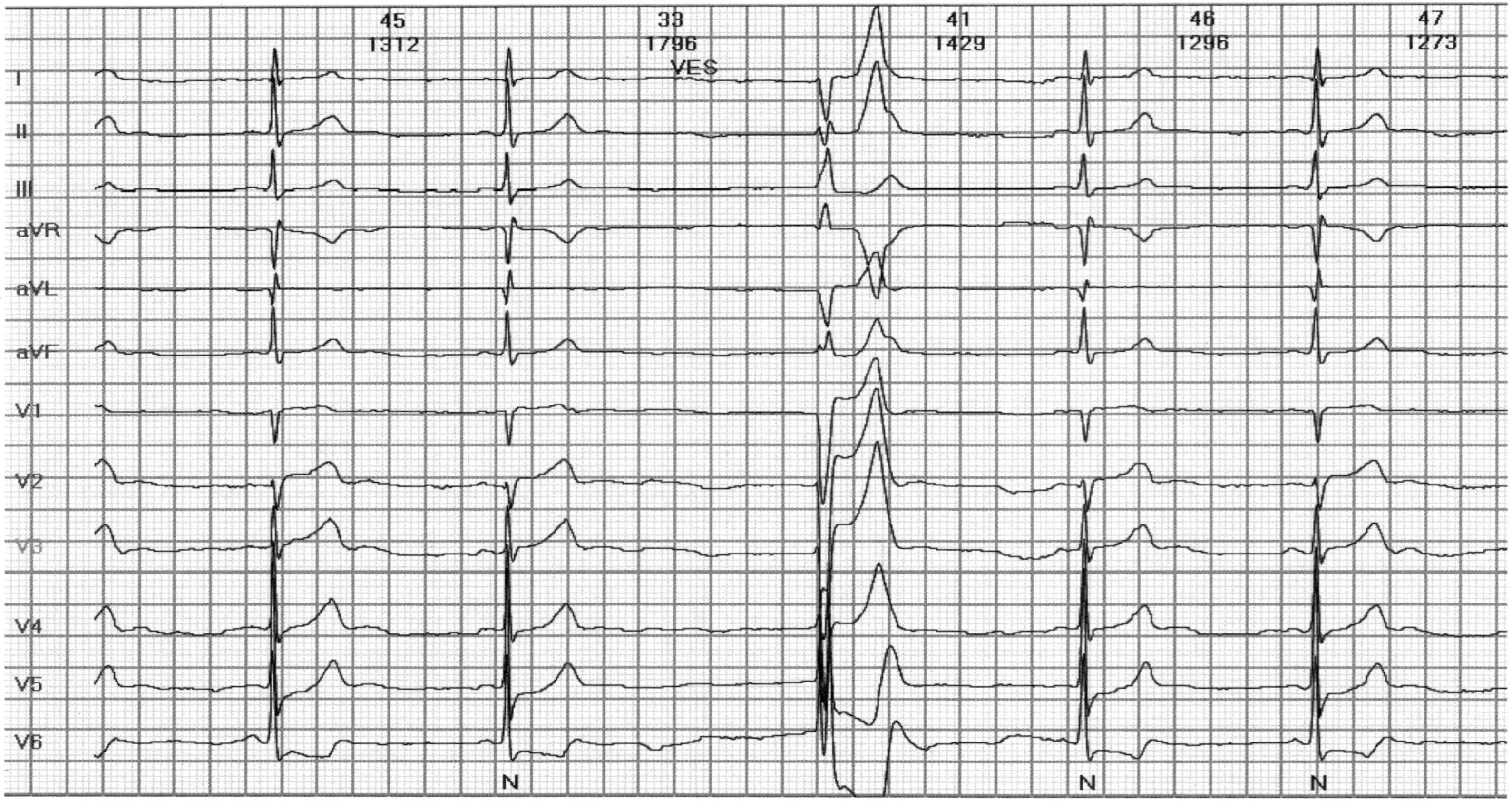

心电图表现：基本节律为窦性，P-P缓慢，频率约为46次/min。P-R间期正常，QRS波时限与形态正常系室上性下传。R_2后见P-QRS波脱漏，出现长P-P间期，长达3.22 s，不为窦性周期的倍数关系，为窦性停搏。在其间的1.8 s左右见宽大畸形的QRS-T波群发生(R_3)，为室性逸搏。其窦性心律的ST_{V6}压低>0.05 mV，T_{V6}双向，T_{V1}～T_{V5}直立。

心电图诊断：①窦性心动过缓；②窦性停搏；③室性逸搏；④提示双结病变可能；⑤部分ST-T改变。

案例2-47

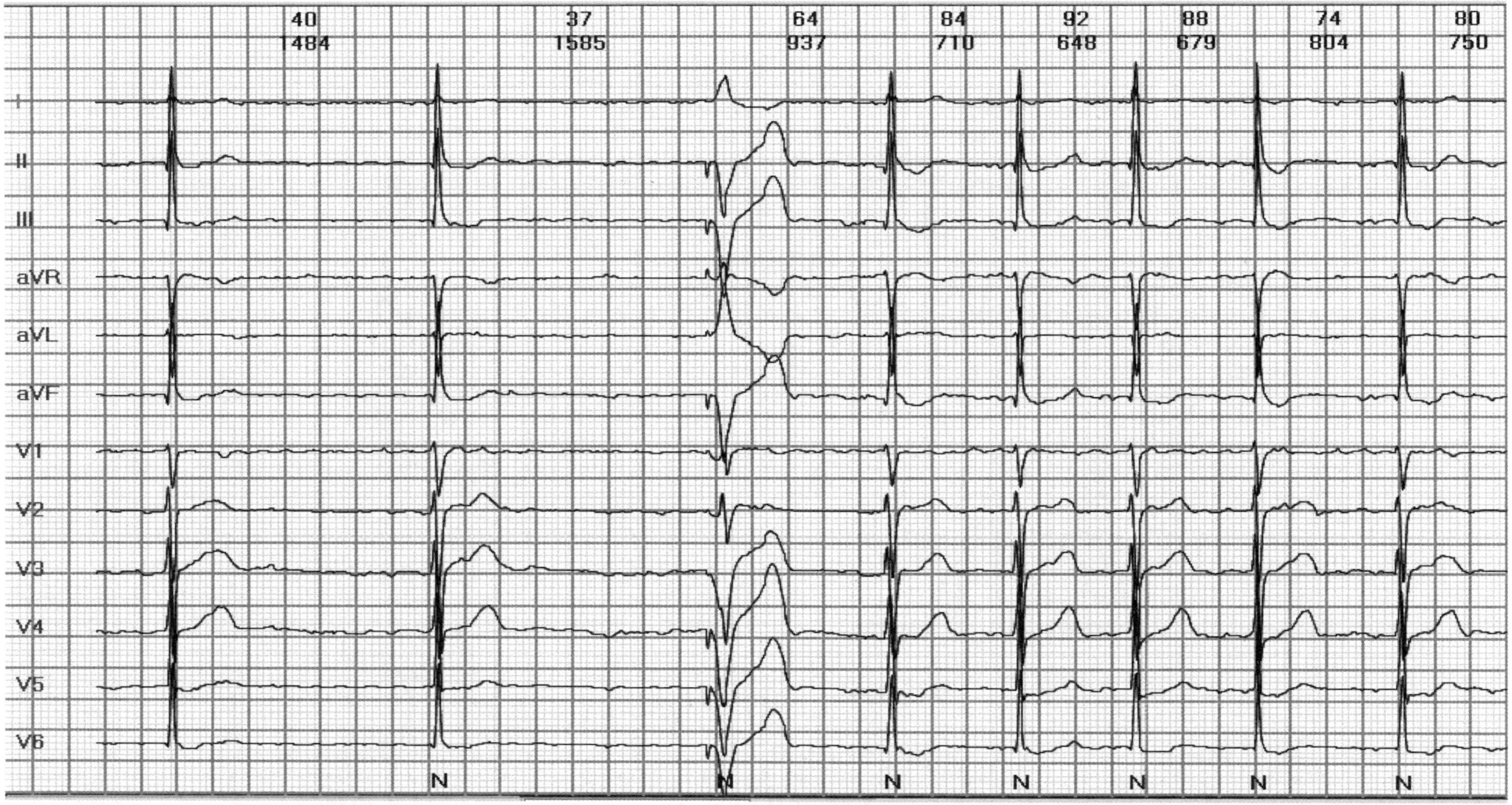

心电图表现：图中窦性P波消失，代之以“f”波，R-R不等。QRS电轴不偏，基本节律的QRS波时限与形态正常。$ST_{Ⅱ}$、$ST_{Ⅲ}$、ST_{aVF}、ST_{V5}、ST_{V6}压低≥0.05 mV，$T_{Ⅰ}$、T_{V6}平坦，T_{V5}低平。R_3宽大畸形明显，起始部见起搏脉冲信号，为心室起搏。

心电图诊断：①心房颤动；②起搏心电图，VVI工作模式；③起搏器可能设置滞后功能开启；④ST-T改变。

案例2-48

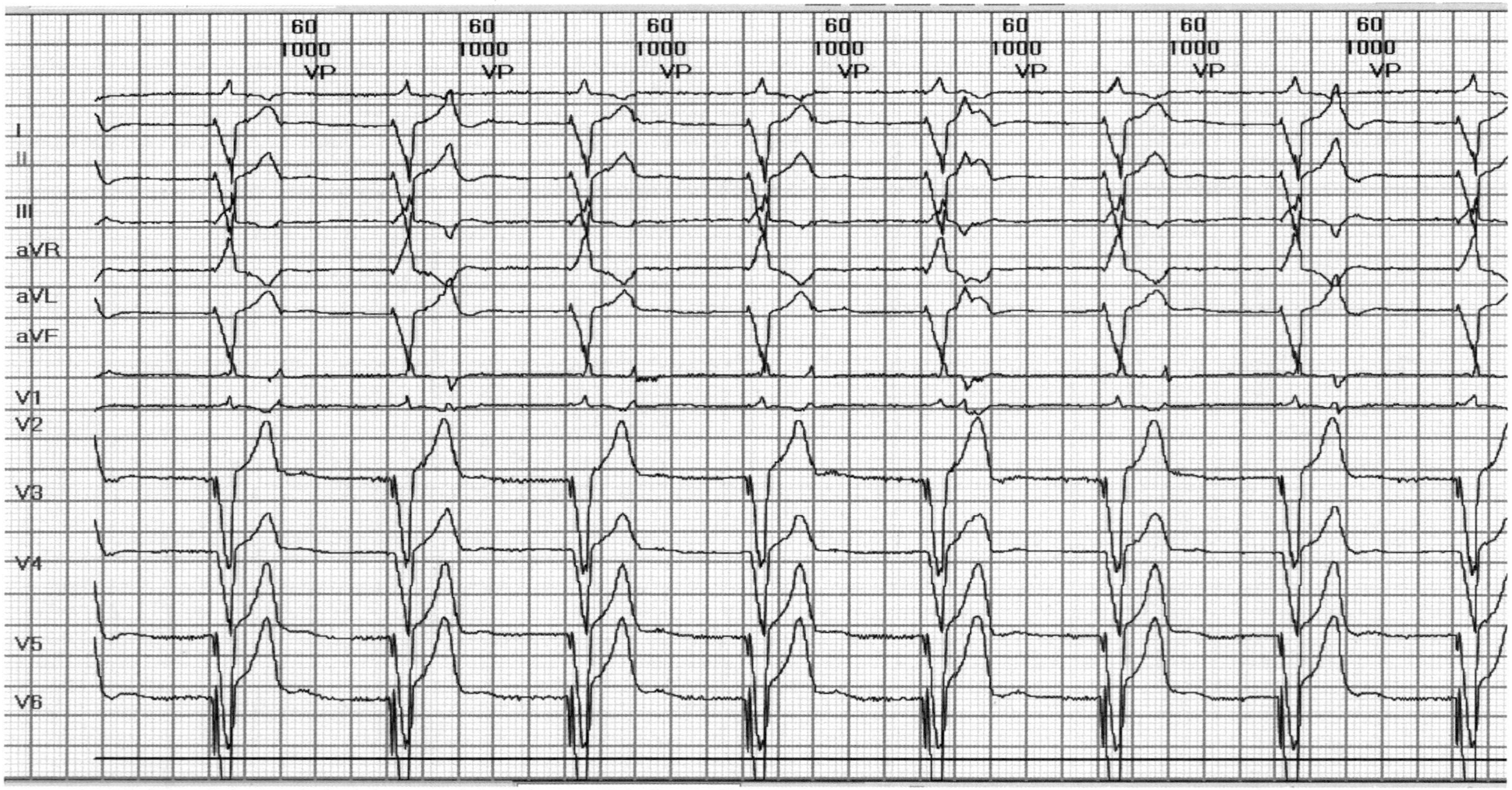

心电图表现：图中未见心房激动波，QRS波宽大畸形，起始部均见起搏脉冲信号，R-R匀齐，频率为60次/min。Ⅱ、Ⅲ、aVF呈rS型，V4～V6均呈rS型。T波与QRS主波相反。

心电图诊断：①起搏心律（右室心尖部起搏），VVI工作模式；②起搏器功能未见异常。

案例2-49

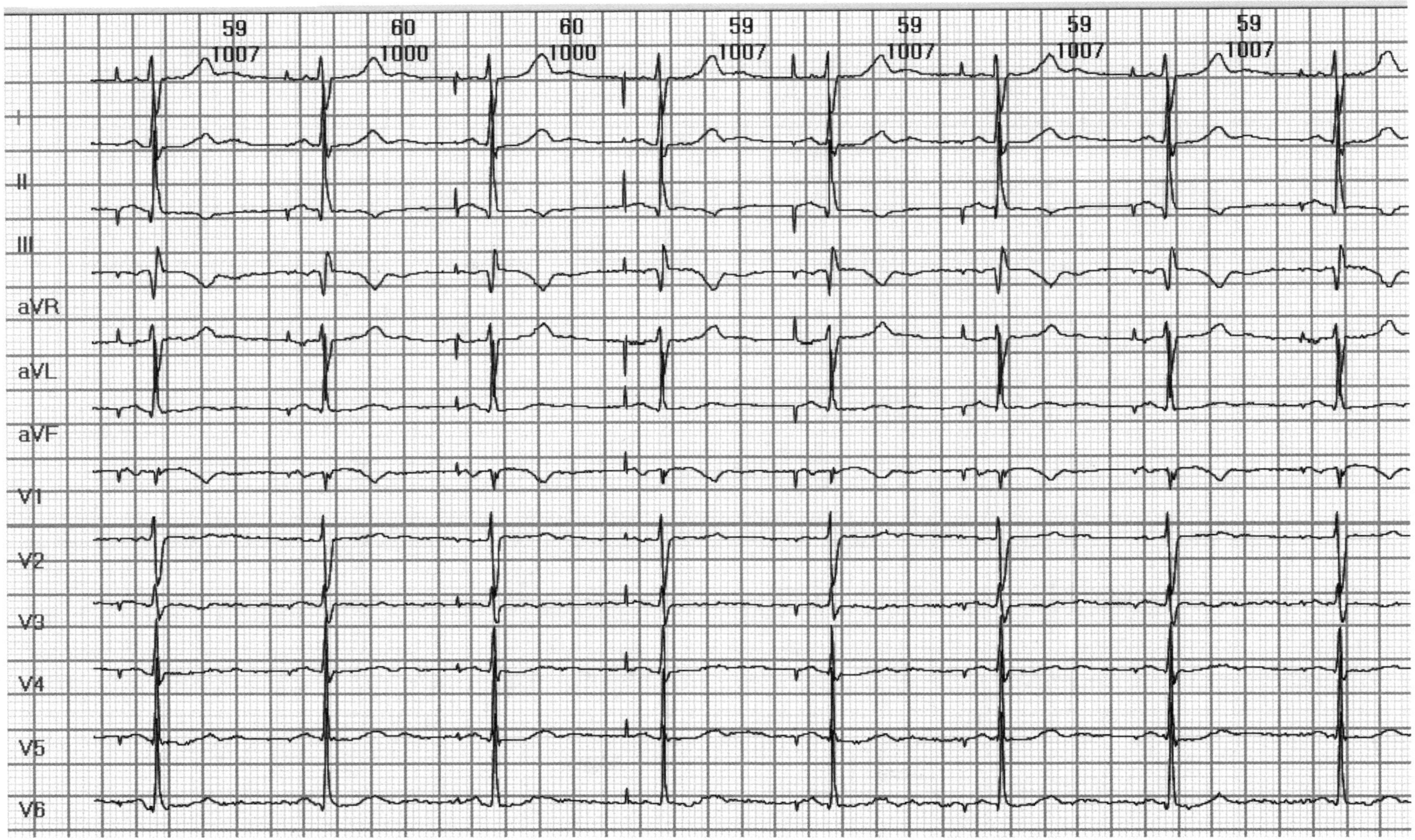

心电图表现：图中见起搏脉冲信号规律发生，频率约为60次/min。其后均见P′-QRS-T波群1∶1发生，QRS波时限与形态尚正常。ST_{V5}、ST_{V6}压低≥0.05 mV，T_{V5}、T_{V6}低平或高度不足。

心电图诊断：①起搏心律，AAI工作模式；②起搏器功能未见异常；③部分ST-T改变。

案例2-50

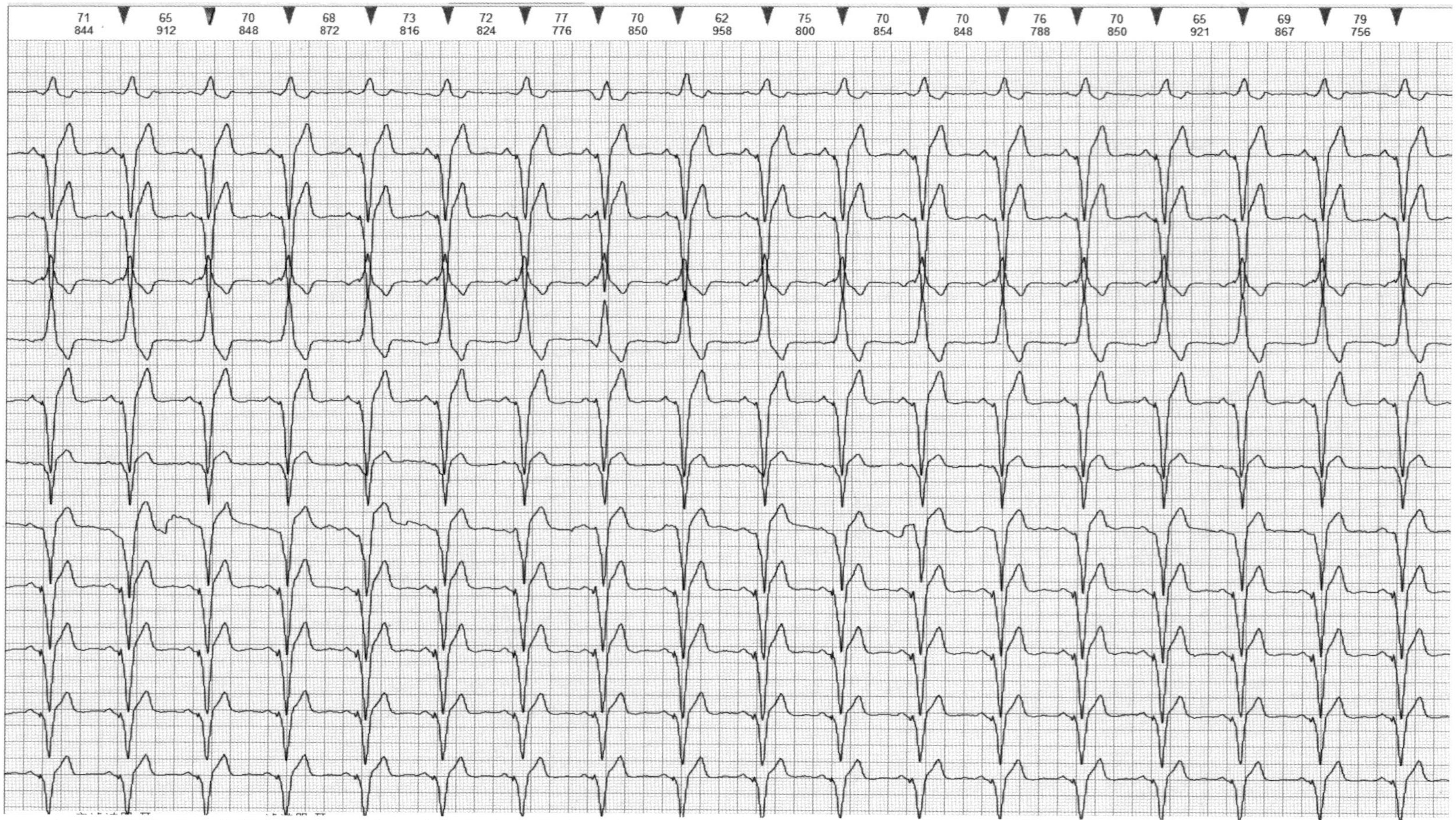

心电图表现：基本节律为窦性，P-P(R-R)匀齐，频率约为71次/min。P与QRS呈1∶1关系，QRS波起始部均有起搏脉冲信号发生，QRS波宽大畸形，Ⅰ、aVL呈R型，Ⅱ、Ⅲ、aVF、V1～V6均呈QS或rS型，T波与QRS主波相反。

心电图诊断：①窦性心律；②起搏心律，VAT工作模式，右室心尖部起搏。

案例2-51

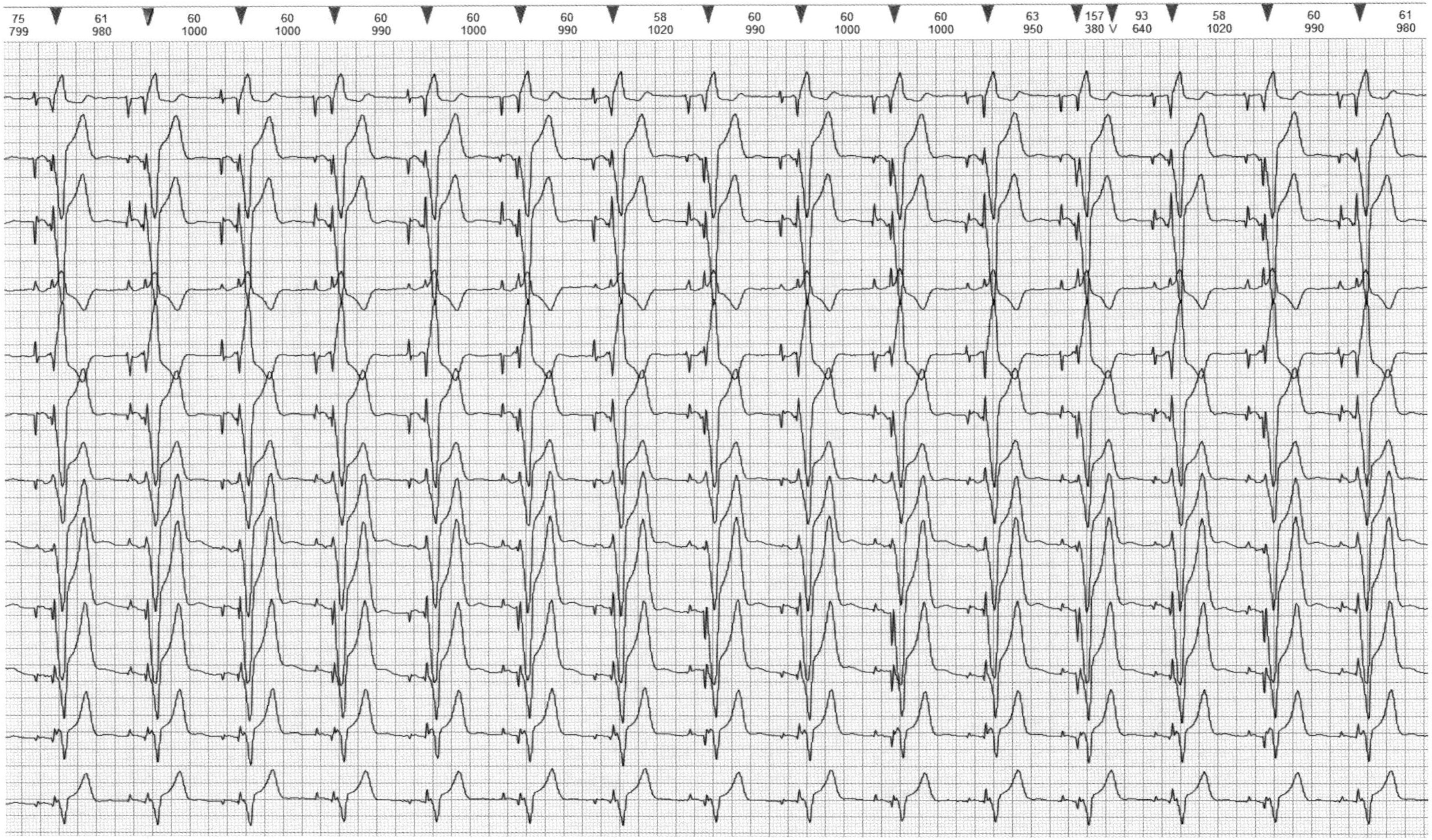

心电图表现：基本节律为起搏心律，可见连续发生的2次起搏脉冲，为房室顺序起搏。起搏频率为60次/min，A-V间期约为160 ms。其心房脉冲均1:1带动心房，心室脉冲后均见宽大畸形的QRS-T波群。Ⅰ、aVL呈宽大R波，Ⅱ、Ⅲ、aVF、V1～V6均呈QS或rS型，T波与QRS波主波相反。

心电图诊断：起搏心律，房室双腔起搏，DDD工作模式，右室心尖部起搏。

第三节 心肌缺血和心肌梗死

案例3-1

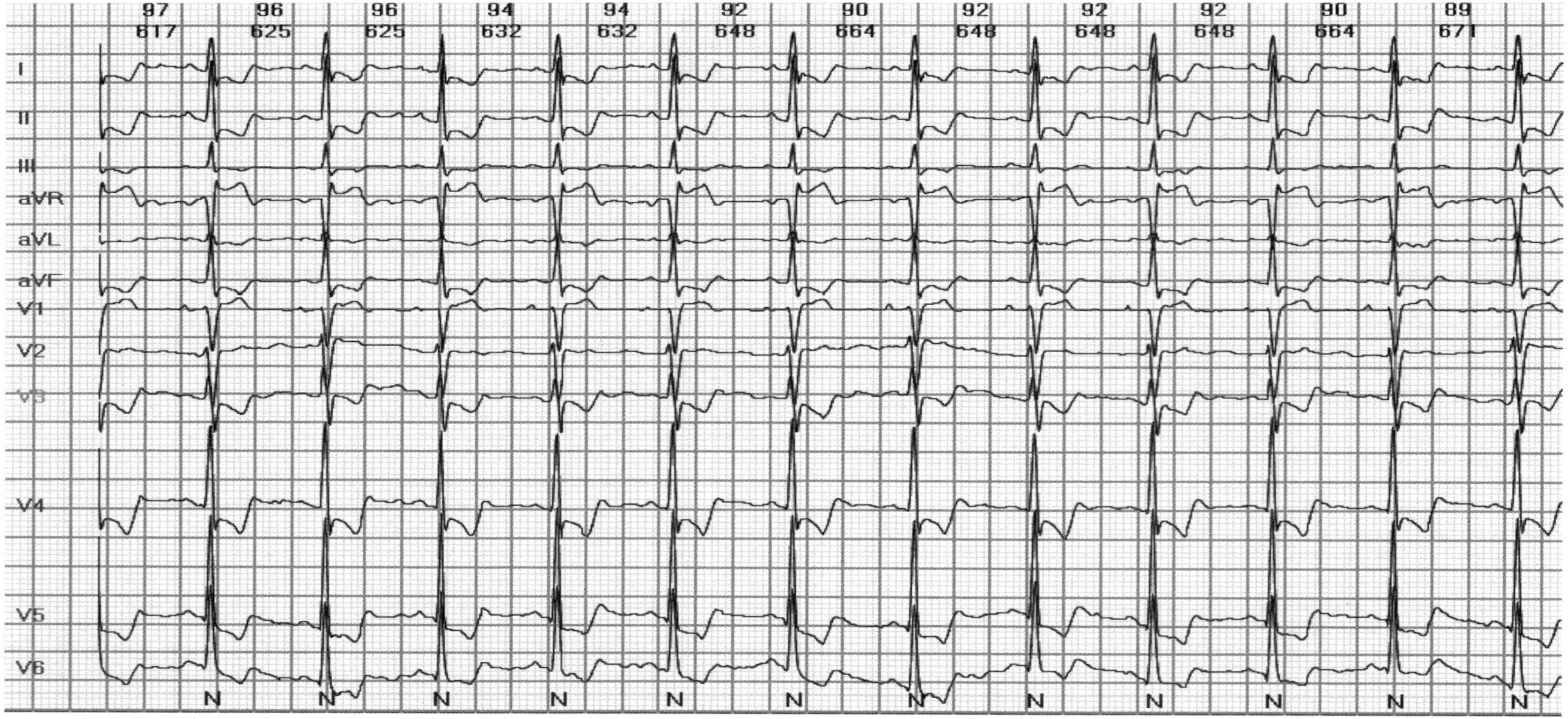

心电图表现：窦性心律，P-P(R-R)间期匀齐发生，频率约为92次/min。QRS波电轴不偏，QRS波时限与形态正常范围。$ST_{Ⅰ}$、$ST_{Ⅱ}$、$ST_{Ⅲ}$、ST_{aVF}、ST_{V3}～ST_{V6}压低>0.05 mV，ST_{aVR}、ST_{V1}抬高>0.1 mV，且抬高的ST_{aVR}>ST_{V1}，$T_{Ⅰ}$、$T_{Ⅱ}$、$T_{Ⅲ}$、T_{aVF}、T_{V3}～T_{V6}负正双向，T_{V1}直立，T_{aVR}正负双向。

心电图诊断：①窦性心律；②ST-T改变，符合6+2现象，结合临床提示急性冠状动脉综合征左主干病变。

案例3-2

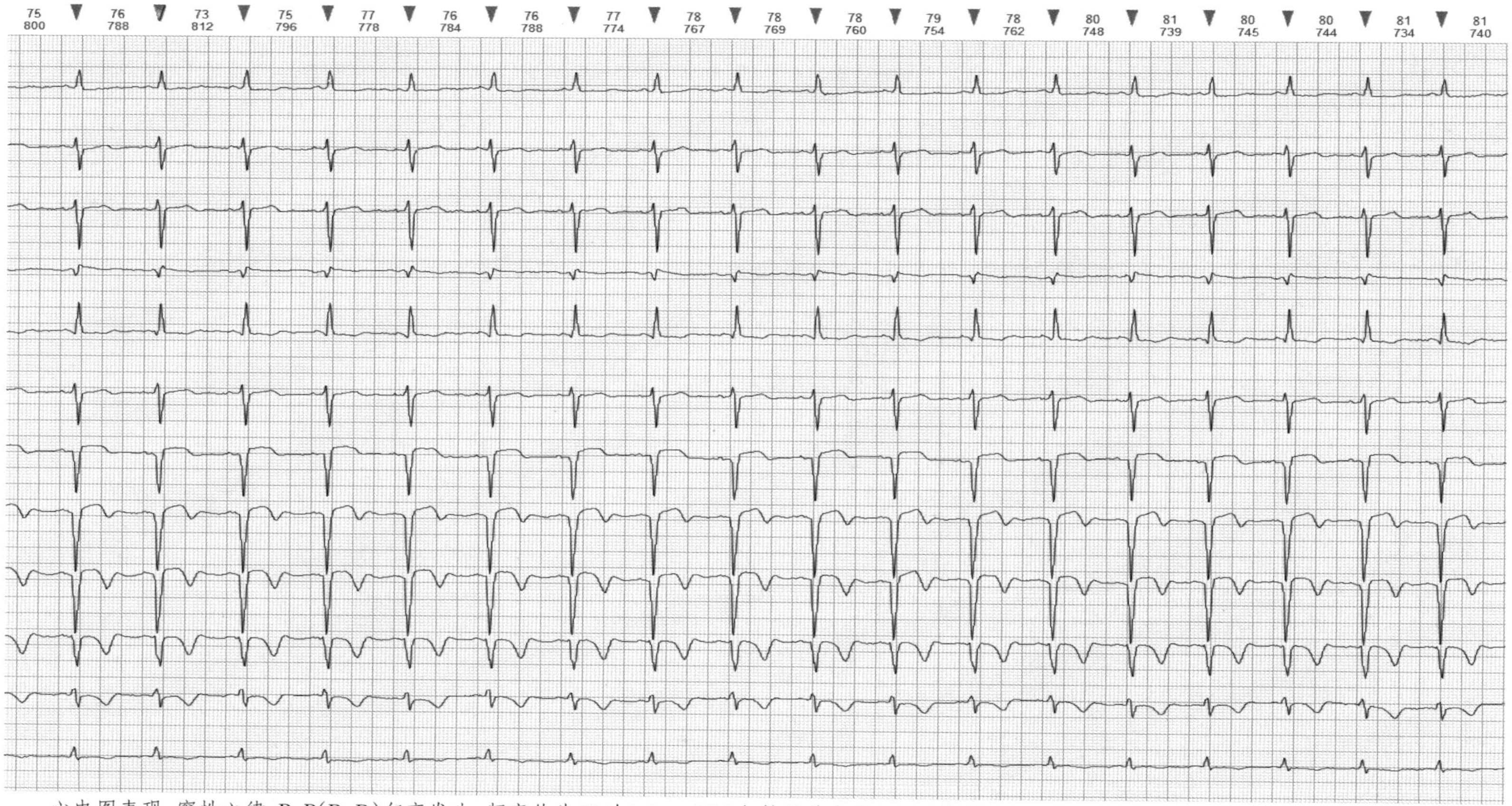

心电图表现：窦性心律，P-P(R-R)匀齐发生，频率约为77次/min。QRS电轴显著左偏＜－45°，Ⅱ、Ⅲ、aVF呈rS型，$S_{Ⅲ}>S_{Ⅱ}$，aVL呈qR型。V1～V3呈QS型，V4呈rs型，V5 r/s＜1，V6 r/s＞1。$ST_{Ⅰ}$、ST_{aVL}、ST_{V6}压低＞0.05 mV，S_{V1}～S_{V3}呈弓背状抬高＞0.1 mV。$T_{Ⅰ}$低平、T_{aVL}双向、T_{V1}直立、T_{V2}～T_{V5}倒置、T_{V6}浅倒。

心电图诊断：①窦性心律；②左前分支传导阻滞；③急性前间壁心肌梗死累及前侧壁改变。

案例3-3

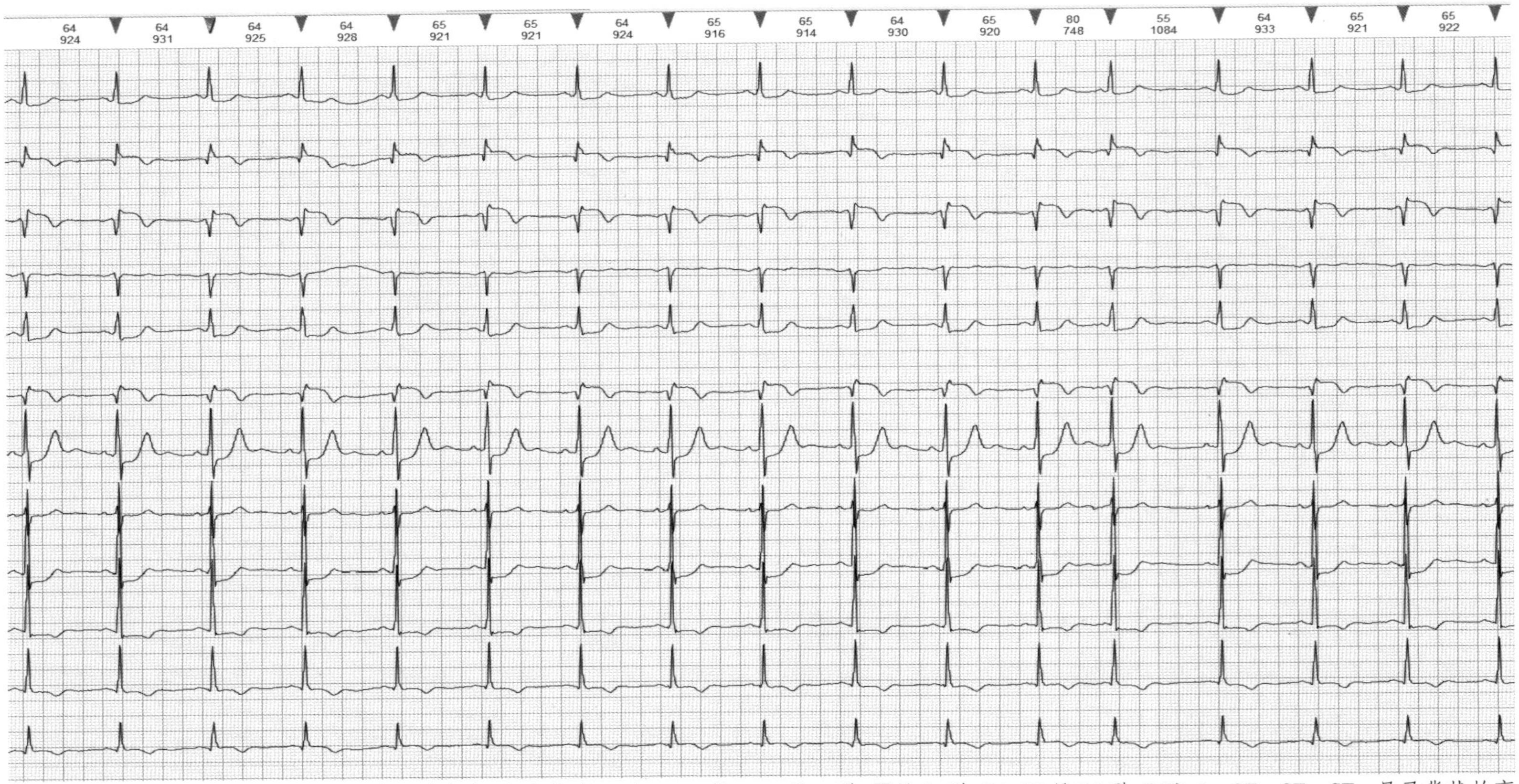

心电图表现：基本节律窦性，P-P（R-R）匀齐，频率约为65次/min。Ⅱ、aVF呈qr型，Ⅲ呈Qr型，V1、V2呈RS型，R/S>1。$ST_{Ⅱ}$、$ST_{Ⅲ}$、ST_{aVF}呈弓背状抬高0.1～0.3 mV，$ST_{Ⅰ}$、ST_{aVL}、ST_{V1}、ST_{V3}～ST_{V5}压低0.1～0.3 mV。$T_{Ⅱ}$、$T_{Ⅲ}$、T_{aVF}、T_{V4}～T_{V6}倒置，T_{V1}直立高耸，双支对称。P_{13}为提前发生，P′-R>0.12 s，QRS波时限形态与窦性一致。

心电图诊断：①窦性心律；②急性下壁心肌梗死，提示合并后壁心肌梗死；③房性期前收缩；④ST-T改变。

案例3-4

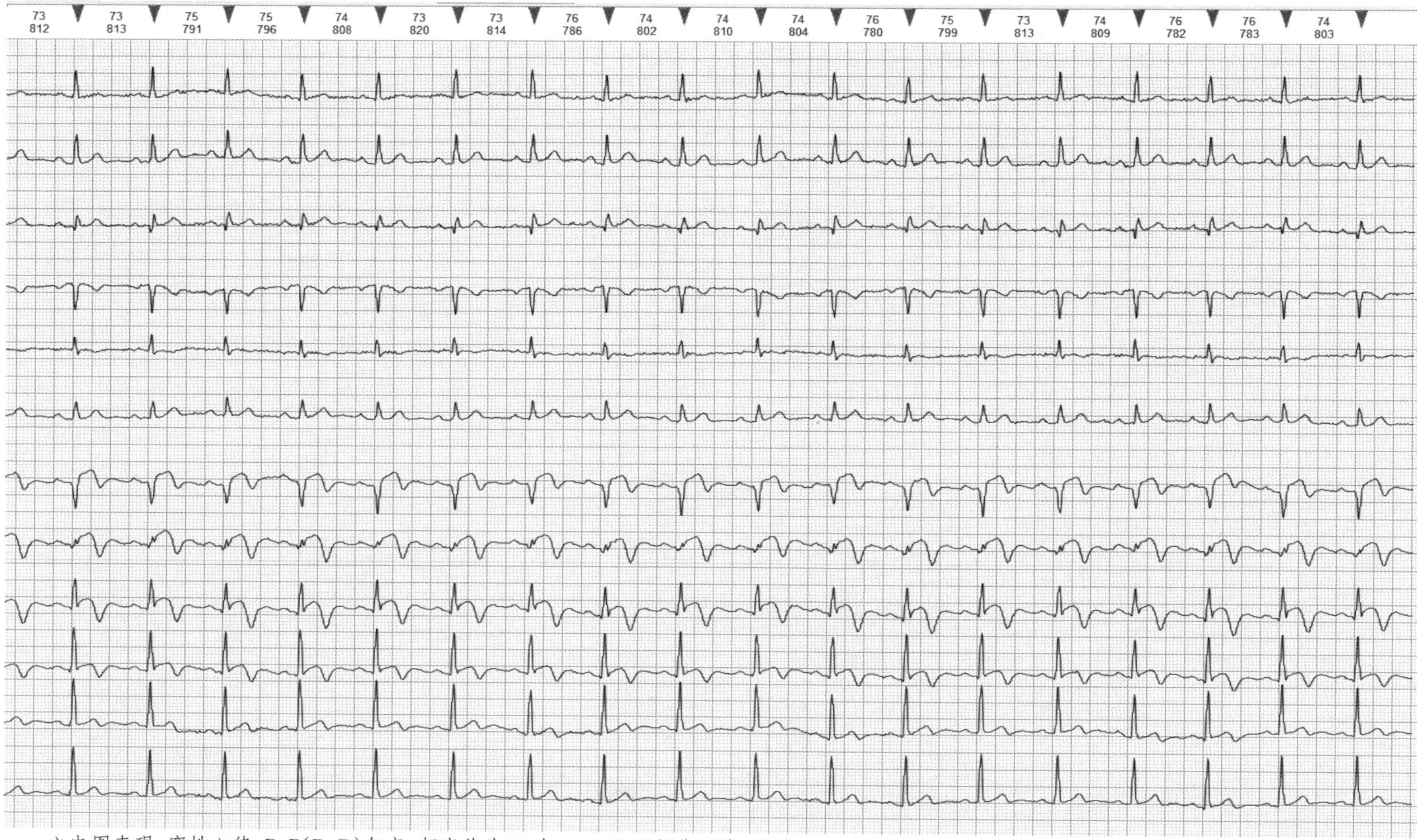

心电图表现：窦性心律，P-P(R-R)匀齐，频率约为75次/min。P-R间期正常，约为0.18 s。QRS电轴不偏，V1、V2呈QS型，其中V2中见胚胎r波，V3、V4呈qRs型，V5、V6呈R型。ST_{V1}～ST_{V3}呈弓背状抬高>0.1 mV，ST_{V4}略上抬。T_{V1}～T_{V4}倒置，T_{V5}、T_{V6}直立。

心电图诊断：①窦性心律；②急性前间壁心肌梗死。

案例3-5

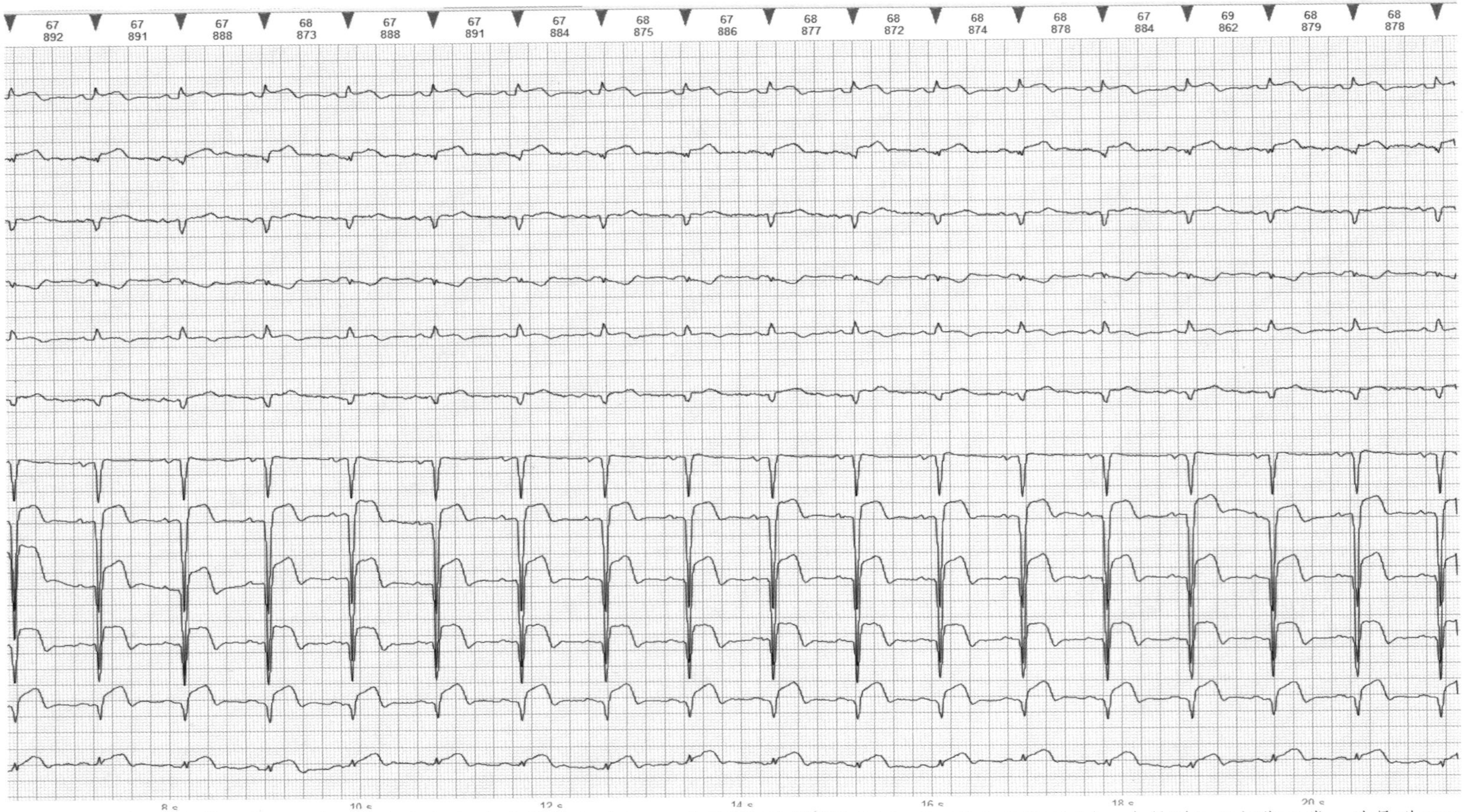

心电图表现：窦性心律，P-P(R-R)匀齐发生，频率约为68次/min。各导联P波增宽≥0.12 s，P_{V1}双向，PtfV1(+)。各导联P-R间期正常。肢导联QRS波振幅均<0.05 mV，Ⅱ、Ⅲ、aVF呈QS型，V1～V5均呈QS型，V6呈rs型。V6导联QRS波振幅≤0.2 mV。ST_{V1}～ST_{V6}呈弓背状抬高0.1～0.6 mV，$ST_{Ⅰ}$、$ST_{Ⅱ}$、ST_{aVF}呈弓背状抬高>0.1 mV，$ST_{Ⅲ}$、ST_{aVL}略上抬。$T_{Ⅰ}$、$T_{Ⅱ}$、$T_{Ⅲ}$、T_{aVF}直立，T_{V2}～T_{V5}正负双向或倒置，T_{V6}直立。

心电图诊断：①窦性心律；②P波改变——示左心房大或负荷重；③急性广泛性心肌梗死伴急性下壁心肌梗死；④肢导联及左胸导联QRS低电压。

案例3-6

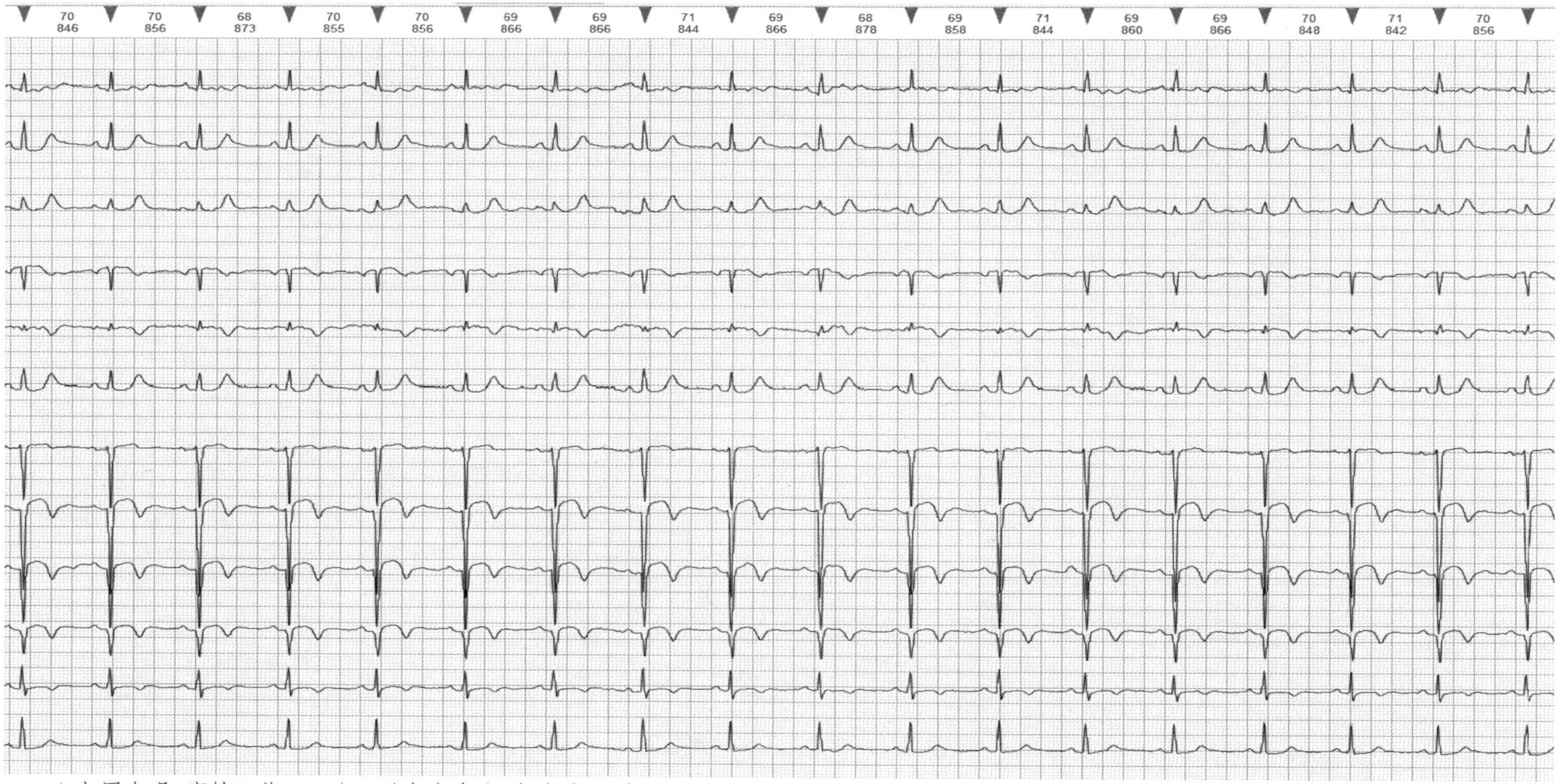

心电图表现：窦性心律，P-P(R-R)匀齐发生，频率为71次/min。P-R间期0.18 s，QRS电轴不偏。V1、V2呈rS型，rV1>rV2，V3、V4呈QS型，V5呈Rs型，V6呈R型。ST_{V1}弓背状略上抬，ST_{V2}、ST_{V3}弓背状抬高0.2~0.3 mV，ST_{V4}抬高≥0.1 mV，ST_{II}、ST_{aVF}、ST_{V6}压低≥0.05 mV。T_{I}切迹双向、T_{aVL}倒置、T_{V2}~T_{V5}倒置、T_{V6}直立。

心电图诊断：①窦性心律；②急性前壁心肌梗死，提示累及侧壁心肌缺血改变。

第四节 电解质紊乱

案例4-1

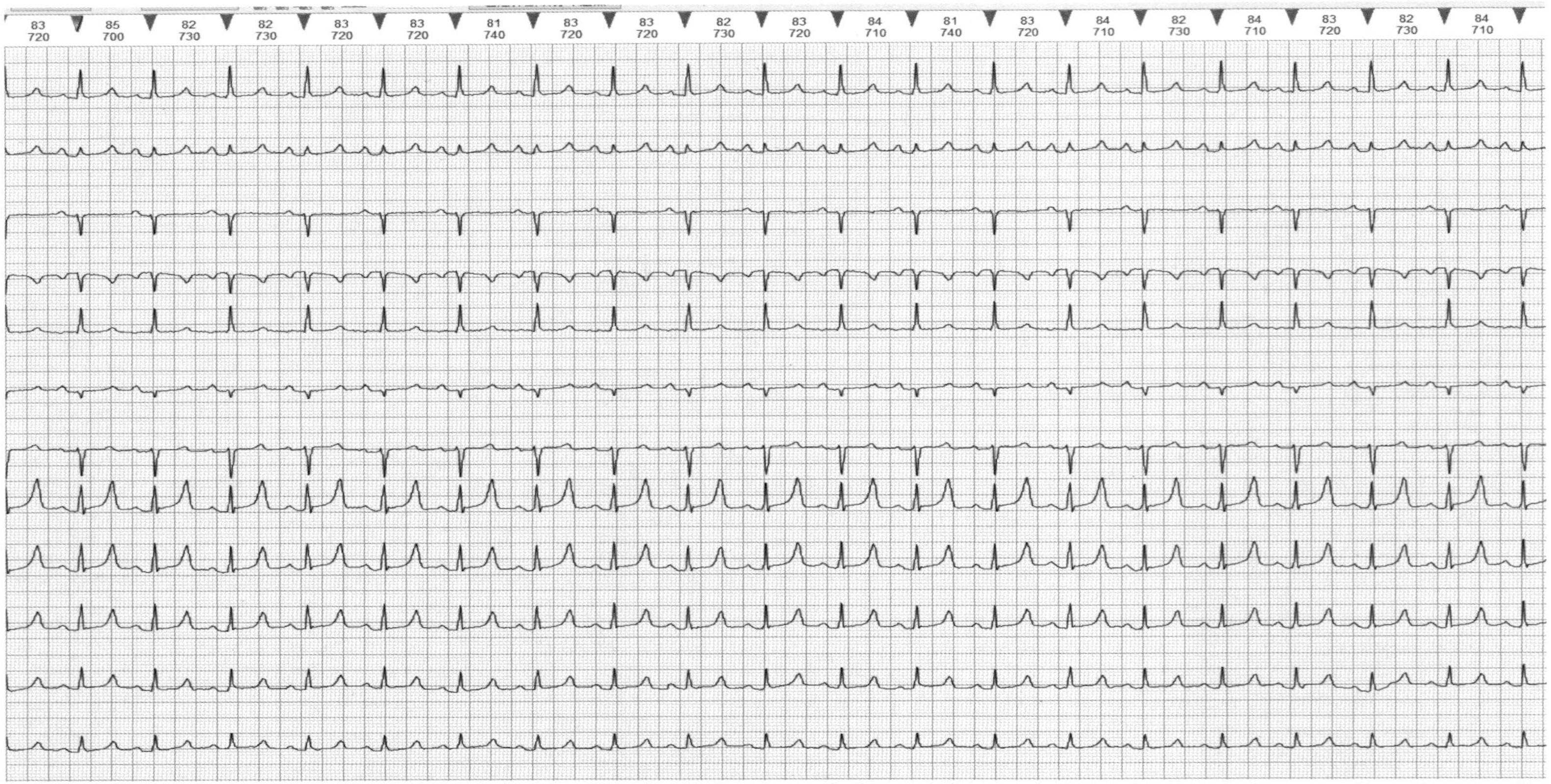

心电图表现：窦性节律，P-P(R-R)间期匀齐发生。P-R间期正常高限。QRS电轴轻度左偏，QRS波时限正常，V1呈rS型，V2～V4呈Rs型，V5、V6呈R型。各导联ST段平直延长明显，T_{V2}～T_{V5}直立尖耸，双支对称，结合临床患者女性，52岁，为慢性肾衰竭，血液透析患者门诊查心电图，提示高钾低钙血症心电图改变。

心电图诊断：①窦性心律；②提示高钾低钙血症心电图改变；③逆钟向转位。

案例4-2

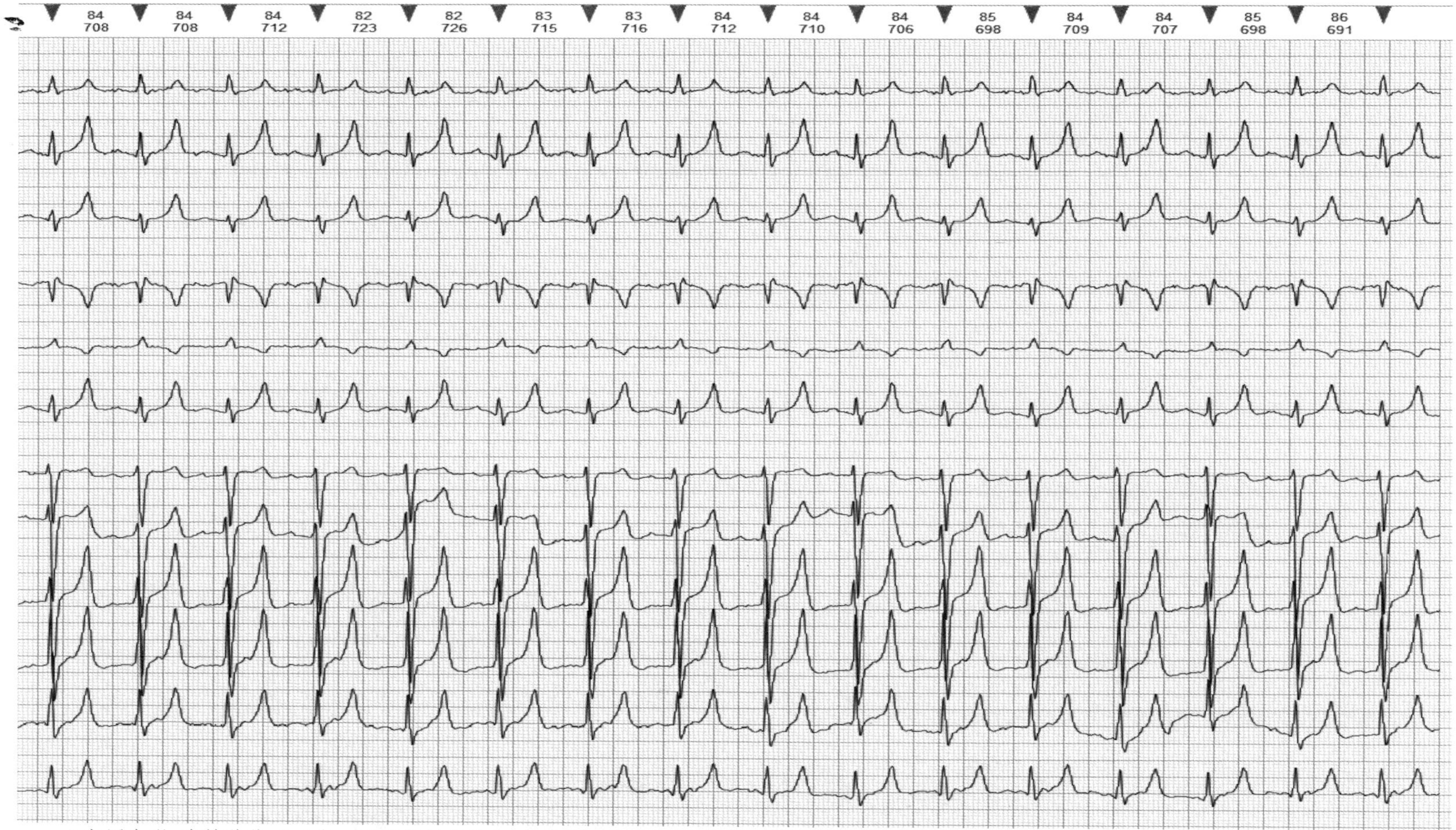

心电图表现：窦性节律，P-P(R-R)间期匀齐发生，约为84次/min，P-R间期正常高限，QRS波时限与形态正常范围。T_{II}、T_{III}、T_{aVF}、T_{V2}～T_{V6}直立尖耸，双支对称。符合高钾血症心电图改变。临床随访患者男性，67岁，慢性肾功能不全，血钾为7.73 mmol/L，两者相吻合。

心电图诊断：①窦性心律；②高钾血症心电图改变。

案例4-3

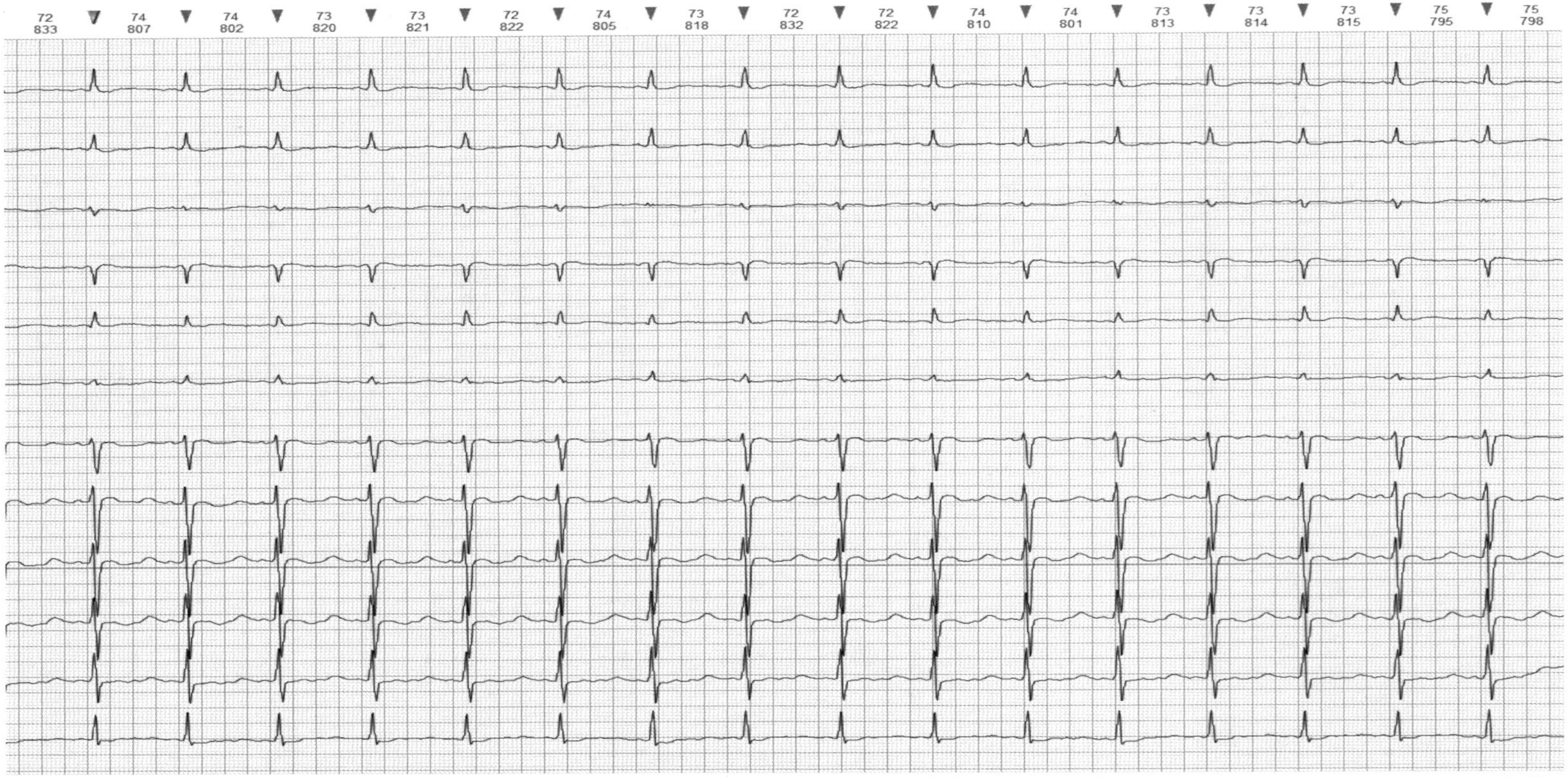

心电图表现：窦性节律，P-P(R-R)间期匀齐发生，约为73次/min。P-R间期正常，QRS波时限与形态正常范围。$ST_{Ⅰ}$、$ST_{Ⅱ}$、ST_{aVL}、ST_{aVF}、ST_{V4}～ST_{V6}压低>0.05 mV，各导联T-U融合，Q-Tu明显延长，$U_{Ⅱ}$、U_{aVF}>$T_{Ⅱ}$、T_{aVF}。T_{V1}～T_{V4}倒置，U_{V1}～U_{V4}直立明显。T_{V5}、T_{V6}低平展宽呈双峰，U波>T波。临床随访血钾为1.77 mmol/L。

心电图诊断：①窦性心律；②低钾血症心电图改变。

案例4-4

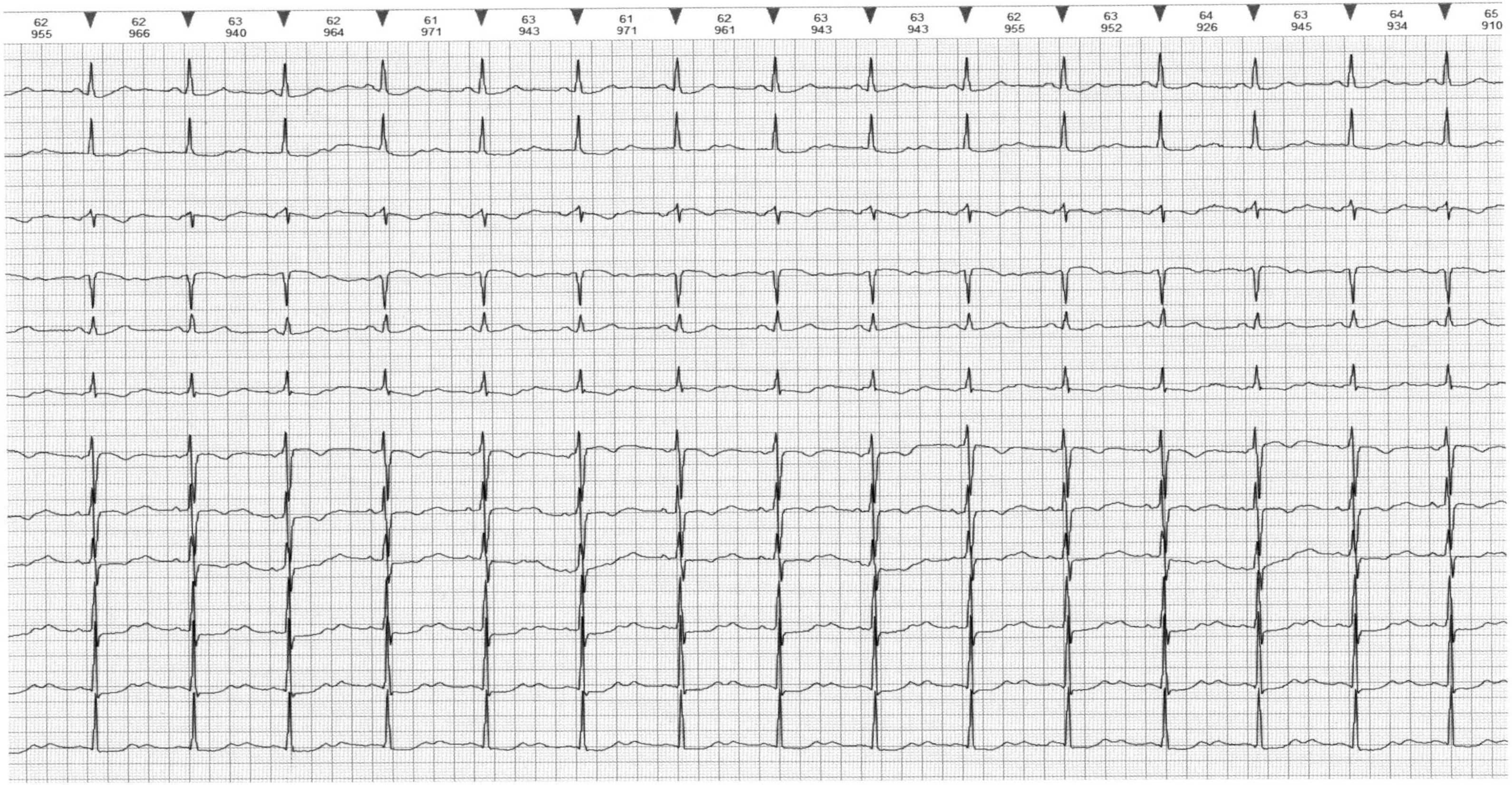

心电图表现：窦性节律，P-P(R-R)匀齐，约为63次/min。P_{II}、P_{V5}、P_{V6}增宽≥0.12 s伴切迹，P_{V1}正负双向，PtfV1(+)。P-R间期正常，QRS波时限与形态正常。ST_{I}、ST_{II}、ST_{aVF}、ST_{V4}~ST_{V6}压低>0.05 mV，各导联T-U融合，U_{II}、U_{aVF}、U_{V3}~U_{V6}>T波。

心电图诊断：①窦性心律；②PtfV1(+)——示左心房负荷重；③低钾血症心电图改变。

（王泽元）

第四章 放射线检查技术在各临床学科中的应用

第一节 X线产生及临床检查成像的原理

一、X线的产生

1895年，德国科学家伦琴发现了这种具有很高能量、肉眼看不见，但能穿透不同物质、能使荧光物质发光的射线。X线是真空管内高速行进的电子流轰击钨靶时产生的。X线发生装置主要包括X线管、变压器和操作台。X线管为一个高真空的二极管，杯状的阴极内装着灯丝，阳极由呈斜面的钨靶和附属散热装置组成。降压变压器为向X线管灯丝提供电源。操作台主要为调节电压、电流和曝光时间而设置的电压表、电流表、时计及其调节旋钮等。

X线的发生过程是向X线管灯丝供电、加热，在阴极附近产生自由电子，当向X线管两极提供高压电时，阴极与阳极间的电势差陡增，电子以高速由阴极向阳极行进，轰击阳极钨靶而发生能量转换，其中1%以下的能量转换为X线、99%以上转换为热能。X线主要由X线管窗口发射，热能由散热装置散发。

二、X线的特性

X线属于电磁波。波长范围为0.0006～50 nm。用于X线成像的波长为0.008～0.031 nm（相当于40～150 kV时）。在电磁辐射谱中，居γ射线与紫外线之间，比可见光的波长短，肉眼看不见。此外，X线还具有以下几方面与X线成像和X线检查相关的特性。

1.穿透性

X线波长短，具有强穿透力，能穿透可见光不能穿透的物体，在穿透过程中有一定程度的吸收即衰减。X线的穿透力与X线管电压密切相关，电压越高，所产生的X线波长越短，穿透力也越强；反之其穿透力也越弱。X线穿透物体的程度与物体的密度和厚度相关。密度高、厚度大的物体吸收的多，通过的少。X线穿透性是X线成像的基础。

2.荧光效应

X线激发荧光物质，如硫化锌镉及钨酸钙等，使波长短的X线转换成波长长的可见荧光，这种转换称为荧光效应。荧光效应是透视检查的基础。

3.感光效应

涂有溴化银的胶片，经X线照射后，感光而产生潜影，经显影、定影处理，感光的溴化银中的银离子（Ag^+）被还原成金属银（Ag），并沉积于胶片的胶膜内。此金属银的微粒，在胶片上呈黑色。而未感光的溴化银，在定影及冲洗过程中，从X线胶片上被洗掉，因而显出胶片片基的透明本色。依金属银沉积的多少，便产生了黑至白的影像。因此，感光效应是X线摄影的基础。

4.电离效应

X线通过任何物质都可产生电离效应。空气的电离程度与空气所吸收X线的量成正比，因而通过测量空气电离的程度可测出X线的量。X线射入人体，也产生电离效应，可引起生物学方面的改变，即生物效应，是放射治疗的基础，也是进行X线检查时需要注意防护的原因。

三、X线成像基本原理

X线之所以能使人体组织在荧屏上或胶片上形成影像，一方面是基于X线的穿透性、荧光效应和感光效应；另一方面是基于人体组织之间有密度和厚度的差别。当X线透过人体不同组织结构时，被吸收的程度不同，所以到达荧屏或胶片上的X线量即有差异。这样，在荧屏或X线片上就形成明暗或黑白对比不同的影像。

（一） X线成像的基本条件

X线影像的形成，基于以下三个基本条件：第一，X线具有一定的穿透力，能穿透人体的组织结构；第二，由于被穿透的组织结构存在着密度和厚度的差异，X线在穿透过程中被吸收的量不同，以致剩余下来的X线量有差别；第三，这个有差别的剩余X线是不可见的，由于X线的荧光效应和感光效应，经过显像过程，就能在荧光板或胶片上获得具有黑白对比、层次差异的X线影像。

（二） 不同组织结构的特点

人体组织结构是由不同元素所组成的，依各种组织单位体积内各元素量总和的大小而有不同的密度。这样不同的组织器官天然形成了不同的X线衰减的差别，这也是人体X线成像的基础。

（三） 不同密度组织与X线成像的关系

人体组织结构在X线影像上的密度根据X线的吸收程度可归纳为三类：属于高密度的有骨组织和钙化灶等；中等密度的有软骨、肌肉、神经、实质器官、结缔组织及体液等；低密度的有脂肪组织及存在于呼吸道、胃肠道、鼻窦和乳突内的气体等。当厚度差别不大时，不同组织间密度的差别在X线影像中构成了亮度的差别，可以被我们识别。当强度均匀的X线穿透厚度相等、密度不同的组织结构时，由于吸收程度不同，在X线胶片（或荧屏）上显出具有不同层次灰度（黑白）差异的X线影像。胸部的肋骨密度高，对X线吸收多，呈高亮度；肺组织主要为气体，密度低，X线吸收少，呈低亮度。密度不同的病变组织也可产生相应的X线。例如，肺结核病变可在低密度的肺组织内产生中等密度的纤维性改变和高密度的钙化灶，在上半肺的低亮度背景上出现代表病变的中等和高亮度改变。

（四） 不同厚度组织与X线成像的关系

即使是同一种密度的组织结构，如果厚度有差别，吸收的X线量也会产生差别。较厚的部分，吸收的X线总量多，透过的X线量少，较薄的部分则相反，于是在X线片和荧屏上也显示出灰度的差别。因此，X线影像中的密度差别不仅取决于组织器官密度的差别，也与组织器官厚度有密切关系。较厚的组织亮度增加，较薄的组织则亮度减低。在分析X线影像时要同时考虑密度和厚度的影响。

四、X线图像特点及其应用

（一） 灰阶图像

X线图像是由从黑到白不同灰度的影像所组成的。这些不同灰度的影像以密度来反映人体组织结构的解剖和病理状态。人体组织结构的密度与X线图像上的密度是两个不同的概念。前者是指人体组织中单位体积内物质的质量，而后者则指X线图像上所示的灰度。但是物质密度与其本身的比重成正比，物质的密度高，比重大，吸收的X线量多，在图像上呈高亮度。反之，物质的密度低，比重小，吸收的X线量少，在图像上呈低亮度。因此，图像上的亮度差别，虽然也与物体的厚度有关，但主要是反映物质密度的高低。在工作中，通常用密度的高与低来表达灰度。例如用高密度、中等密度和低密度分别表达高亮度、中等亮度和低亮度。当组织密度发生改变时，则用密度增高或密度减低来表达灰度改变。

（二） 重叠图像

X线图像是X线束穿透某一部位的不同密度和厚度组织结构后的投影总和，是该穿透路径上各个结构影像相互叠加在一起的影像。例如，正位X线投影中，既有前部，又有中部和后部的组织结构。

（三） 锥形X线束对图像的影响

X线束是从X线管向人体做锥形投射的，因此，X线影像有一定程度的放大和使被照体原来的形状失真，并产生伴影。伴影使X线影像的清晰度减低。

（余其贵　王　书）

第二节 X线在呼吸系统常见疾病中的应用

一、前言

呼吸系统疾病是一种常见病、多发病，主要病变在气管、支气管、肺部及胸腔（图4-2-1），病变轻者多咳嗽、胸痛、呼吸受影响，重者呼吸困难、缺氧，甚至出现呼吸衰竭而致死。病死率在城市居第3位，而在农村则居首位。更应重视的是，由于大气污染、吸烟、人口老龄化及其他因素，使国内外的慢性阻塞性肺疾病（简称“慢阻肺”，包括慢性支气管炎、肺气肿、肺源性心脏病）、支气管哮喘、肺癌、肺部弥散性间质纤维化，以及肺部感染等呼吸系统疾病的发病率、病死率有增无减。

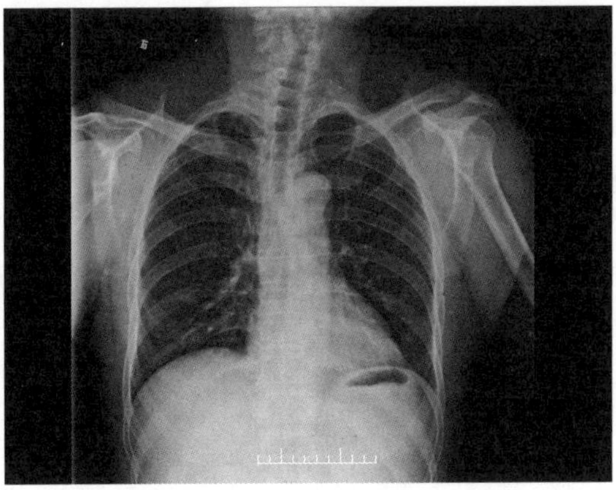

图4-2-1　成人正常胸部X线表现

临床常见症状包括：

（一）咳嗽

急性发作的刺激性干咳常由上呼吸道炎引起，若伴有发热、声嘶，常提示急性病毒性咽炎、喉炎、气管炎、支气管炎。慢性支气管炎，咳嗽多在寒冷天发作，气温转暖时缓解。体位改变时咳痰加剧，常见于肺脓肿、支气管扩张。支气管癌初期出现干咳，当肿瘤增大阻塞气道时，出现高音调的阻塞性咳嗽。阵发性咳嗽可为支气管哮喘的一种表现，晚间阵发性咳嗽可见于左心衰竭的患者。

（二）咳痰

痰的性质（浆液、黏液、黏液脓性、脓性）、量、气味，对诊断有一定帮助。慢性支气管炎患者，咳白色泡沫痰或黏液痰。支气管扩张、肺脓肿患者的痰呈黄色脓性，且量多，伴厌氧菌感染时，脓痰有恶臭。肺水肿患者，咳粉红色稀薄泡沫痰。肺阿米巴病患者，痰呈咖啡色，且出现体温升高，可能与支气管引流不畅有关。

（三） 咯血

咯血可以表现为痰中带血到整口鲜红血。肺结核、支气管肺癌以痰血或少量咯血为多见；支气管扩张的细支气管动脉形成小动脉瘤（体循环）或肺结核空洞壁动脉瘤破裂可引起反复、大量咯血，24 h达300 ml以上。此外，咯血应注意与口鼻喉和上消化道出血相鉴别。

（四） 呼吸困难

按其发作快慢分为急性、慢性和反复发作性。急性气急伴胸痛常提示肺炎、气胸、胸腔积液，应注意肺梗死，左心衰竭患者常出现夜间阵发性端坐呼吸困难。慢性进行性气急见于慢性阻塞性肺疾病、弥散性肺间质纤维化疾病。支气管哮喘发作时，出现呼气性呼吸困难，且伴哮鸣音，缓解时可消失，下次发作时再次出现。呼吸困难可分吸气性、呼气性和混合性三种。若喉头水肿、喉气管炎症、肿瘤或异物引起上气道狭窄，出现吸气性呼吸困难；哮喘或喘息性支气管炎引起下呼吸道广泛支气管痉挛，则引起呼气性呼吸困难；两者共存时为混合性呼吸困难。

（五） 胸痛

肺和脏层胸膜对痛觉不敏感，肺炎、肺结核、肺梗死、肺脓肿等病变累及壁层胸膜时，方可发生胸痛。胸痛伴高热，考虑肺炎。肺癌侵及胸壁层胸膜或骨，出现隐痛，持续加剧，乃至刀割样痛。亦应注意与非呼吸系疾病引起的胸痛，如心绞痛、纵隔、食管、膈和腹腔疾患所致的胸痛相鉴别。

二、呼吸系统临床常见疾病

（一） 慢性阻塞性肺疾病

临床表现：患者多有慢性咳嗽和咯痰史，重者可有气喘。

病理改变：多继发于急性支气管炎，多见于中年以上的患者。支气管的长期慢性炎症，可使管壁增厚、管腔狭窄，尤其是细支气管及末梢支气管更为严重。可并发小叶性肺炎、肺气肿，最后可导致肺源性心脏病。

X线表现：早期无异常发现，后期患者可出现肺纹理改变（图4-2-2），如肺纹理增多、增粗、扭曲，肺间质纤维化的网状阴影，弥漫性肺气肿征等（图4-2-3）。

并发症：肺炎，支气管扩张，肺源性心脏病。

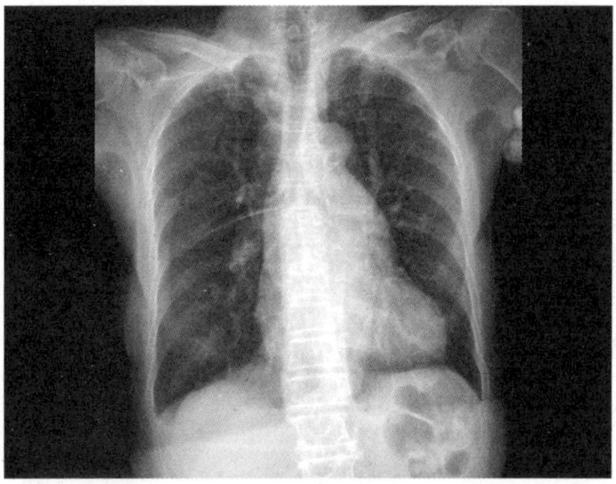

图 4-2-2 患者男性,58 岁,反复咳痰 20 年,X 线检查提示两肺纹理增多、紊乱,肺动脉段膨出

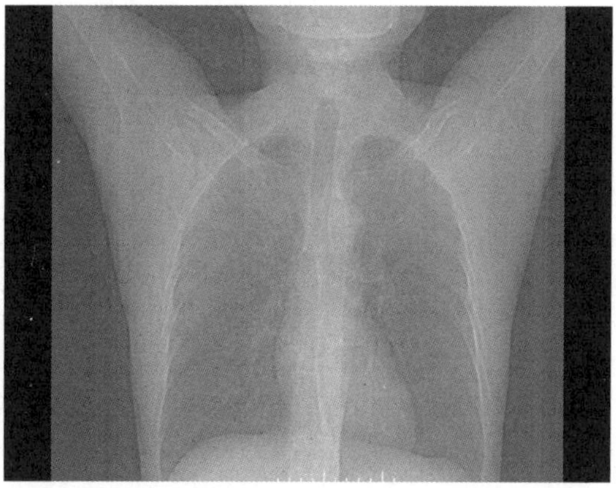

图 4-2-3 患者男性,62 岁,慢性支气管炎合并肺气肿

(二) 支气管扩张

临床表现:临床多继发于支气管炎、肺的化脓性炎症、肺不张及肺纤维化;也可为先天性,多见于儿童及青壮年;主要症状是咳嗽、咯血和咳大量脓血痰。

发病因素:慢性感染引起支气管壁组织的破坏;支气管内分泌物淤积及长期剧烈咳嗽,引起支气管内压增加;肺不张及肺纤维化对支气管产生的外在性牵引。

病理改变:主要形态有三种,以侵犯左肺下叶、右肺中下叶多见。形态上分为柱状、囊状、混合型。

影像学表现:

(1)X 线表现:肺纹理改变;部分呈蜂窝状或卷毛状阴影;可合并肺炎;可合并肺不张;可致慢性肺源性心脏病(图 4-2-4)。

(2)支气管造影(及 CT 检查)可确定诊断及扩张类型和范围(图 4-2-4 至图 4-2-7)。

- 柱状扩张:支气管管腔呈柱状或杵状扩张,造影剂呈枯树枝状(图 4-2-5)。
- 囊状扩张:管腔呈圆形囊状阴影,串珠状或葡萄样,可见液面(图 4-2-5)。
- 混合型:柱状和囊状扩张同时存在为混合型。

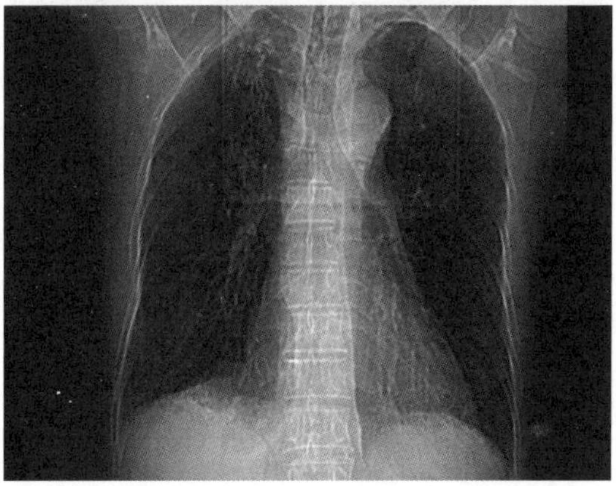

图 4-2-4 患者女性,66 岁,反复咳痰伴咯血,X 线检查提示支气管扩张

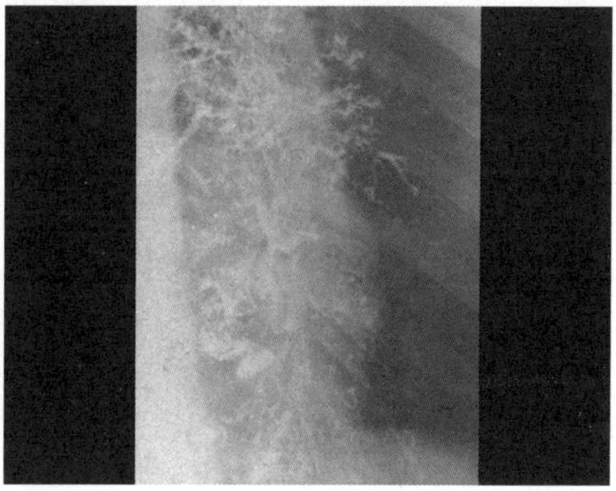

图 4-2-5 支气管造影显示柱状支气管扩张

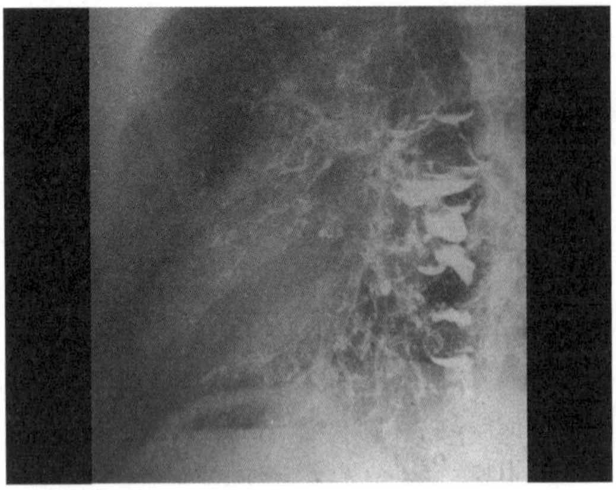

图4-2-6 支气管造影显示囊状支气管扩张

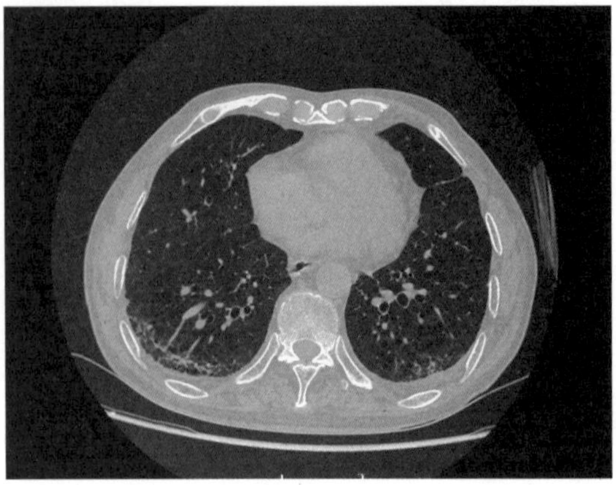

图4-2-7 支气管扩张患者CT表现

（三） 肺炎

1.肺炎双球菌性肺炎(大叶性肺炎)

临床表现:为肺炎球菌致病。多见于青壮年。起病急,以突然高热、恶寒、胸痛、咳嗽、咳铁锈色痰为临床特征。血白细胞总数及中性粒细胞计数明显增高。

病理改变:

(1)充血期:肺泡壁毛细血管扩张、充血、浆液性渗出。

(2)红色肝变期:肺泡内纤维蛋白及红细胞等渗出。

(3)灰色肝变期:肺泡内红细胞减少,代之以大量白细胞。

(4)消散期:渗出物吸收、消散,肺泡重新充气。

X线表现:

(1)充血期:无或有肺纹理增粗,肺野密度略增高。

(2)实变期:呈肺段性或大叶性分布的大片均匀致密影,边缘模糊,可见支气管气像(图4-2-8)。

(3)实变消散期:密度减低,散在斑片影。

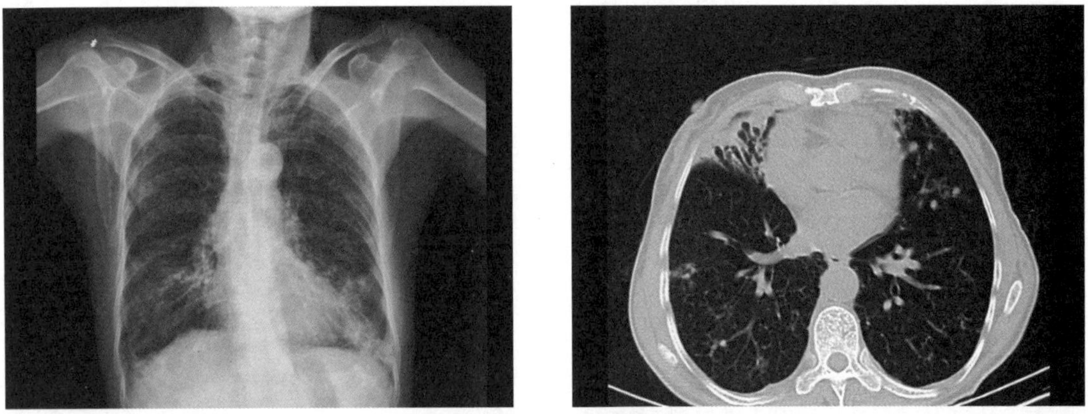

图4-2-8 患者男性,28岁,咳嗽、咳痰伴胸痛,X线及肺部CT检查提示大叶性肺炎

2. 支气管肺炎(小叶性肺炎)

临床表现:致病菌为链球菌、葡萄球菌和肺炎球菌等。多见于幼儿、老年人或极度衰弱的患者。表现为高热、咳嗽、咳痰呈泡沫状或黏液脓性痰。

病理改变:可由支气管炎或细支气管炎蔓延而来;病理改变是肺泡及细支气管中充满炎性渗出液;病变多分布于两肺中下野,也可融合成大叶性分布。

X线表现:分布于两肺中下野的中内带;肺纹理增多、增粗和模糊;沿肺纹理分布的斑片状模糊致密影,可融合成片状或云絮状,常累及多个肺叶;肺门影增大、模糊,常伴局限性肺气肿(图4-2-9)。

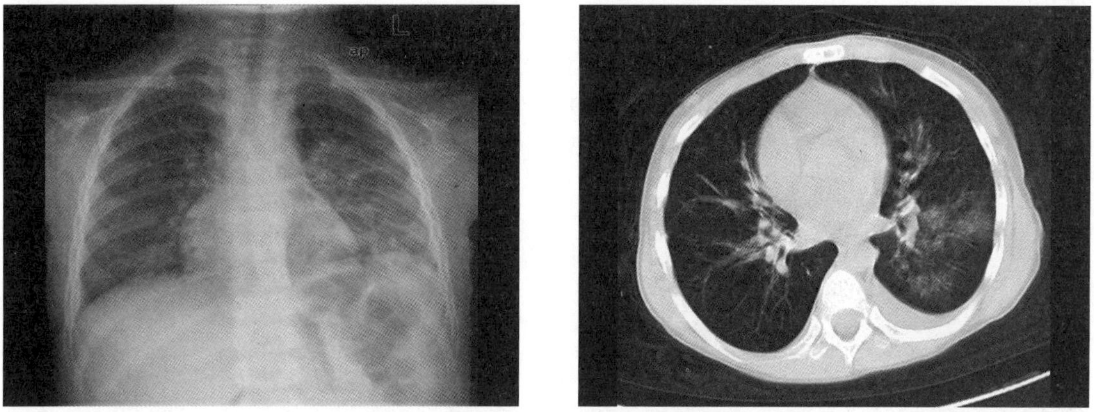

图4-2-9 患者男性,26岁,干咳明显,伴有发热,X线及肺部CT检查提示支气管肺炎

3. 非典型性肺炎(间质性肺炎)

临床表现:由细菌或病毒感染所致;多见于小儿,常继发于麻疹、百日咳或流行性感冒等急性传染病;临床上除原发急性传染病的症状外,同时出现气急、发绀、咳嗽、鼻翼翕动等,但体征较少。

病理改变:病变主要侵及小支气管壁及肺间质,引起炎性细胞浸润。炎症沿淋巴管扩展并引起淋巴管炎及淋巴结炎;可有小支气管部分性或完全性阻塞,以致引起肺气肿或肺不张;肺泡也可有轻度炎性浸润;慢性者,可有纤维结缔组织增生。

X线表现:病变广泛,肺门区及下肺野为主;肺纹理网状变,间杂弥漫性小点状密度增高影;肺门增大、模糊,密度增高;小儿患者以弥漫性肺气肿为主(图4-2-10)。

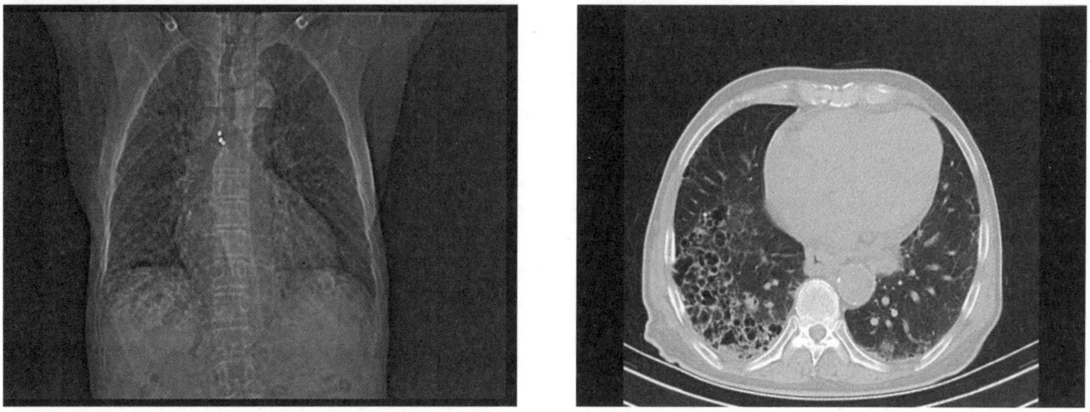

图4-2-10 患者男性,55岁,长期吸烟,日常胸闷气短明显,X线及肺部CT检查提示间质性肺炎

（四）肺脓肿

肺脓肿是由化脓性细菌引起的肺坏死性疾病。感染途径为吸入性、血源性、附近器官感染直接蔓延等。

临床表现：急性肺脓肿临床表现为发病急、高热、寒战、咳嗽、咳脓血痰、咯血和胸痛。血白细胞计数增加。慢性肺脓肿可以是急性肺脓肿发展而来，也可无急性过程，以咳嗽、咯血和胸痛为主要表现。

X线表现：

（1）急性化脓性炎症期：边缘模糊的大片均匀致密影；边界不清的厚壁空洞，见液平，内壁光整或不规则；可见胸腔积液；愈合后遗留少量条索状纤维化影。

（2）慢性肺脓肿：肺纹理紊乱，密度不均的条索状及斑片状影；内外界限清楚的厚壁脓腔，多有液平，外壁见粗长毛刺影；并发脓胸、支气管扩张（图4-2-11）。

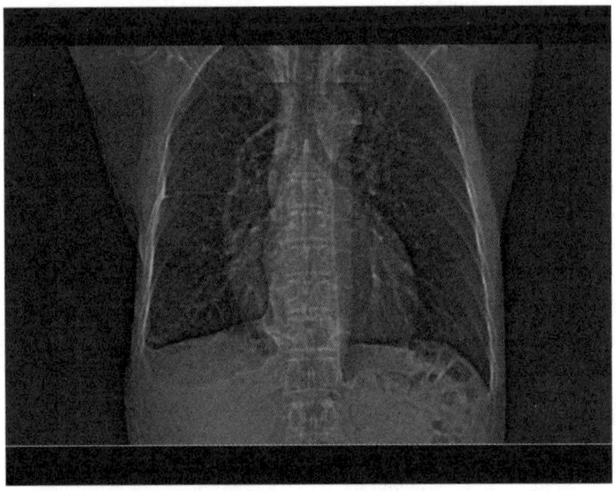

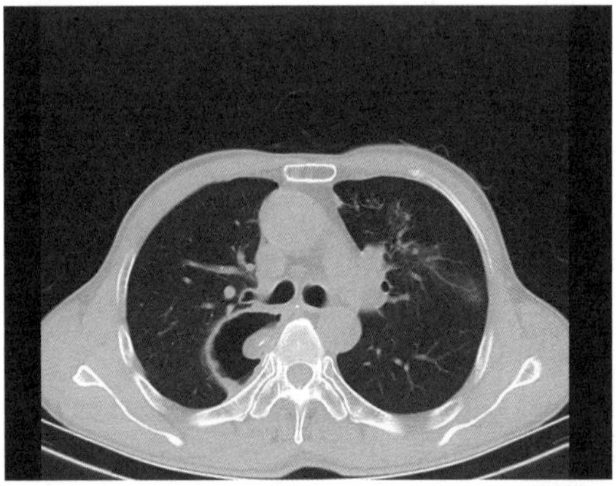

图4-2-11　患者男性，48岁，反复咳嗽、大量黄脓痰，X线片及肺部CT检查提示肺脓肿

（五）肺结核

肺结核多为由人型或牛型结核杆菌引起的肺部慢性传染病。

病理改变：基本病变是渗出、坏死与增殖。

临床表现：根据其不同表现分为原发型肺结核（Ⅰ）、血行播散型肺结核（Ⅱ）、浸润型肺结核（Ⅲ）、慢性纤维空洞型肺结核（Ⅳ）、结核性胸膜炎（Ⅴ）等类型。

1. 原发型肺结核

X线表现：原发病灶及其周围炎性反应，结核性淋巴管炎和肺门淋巴结炎三者结合，称为原发综合征，原发病灶可完全吸收或纤维化、钙化而愈合（图4-2-12）。

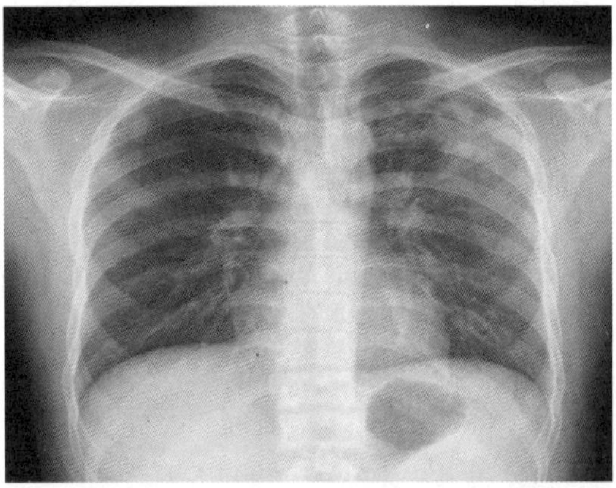

图4-2-12　肺结核原发综合征X线表现

2.血行播散型肺结核

临床分型:急性粟粒性肺结核、亚急性或慢性血行播散型肺结核。

(1)急性粟粒性肺结核:患者表现为咳嗽、咳痰伴有咯血,同时可伴有全身毒性症状,如反复低热、盗汗及消瘦等;全胸片检查可见边界清楚的粟粒样致密影均匀分布而呈毛玻璃样密度增高;可形成空洞(图4-2-13)。

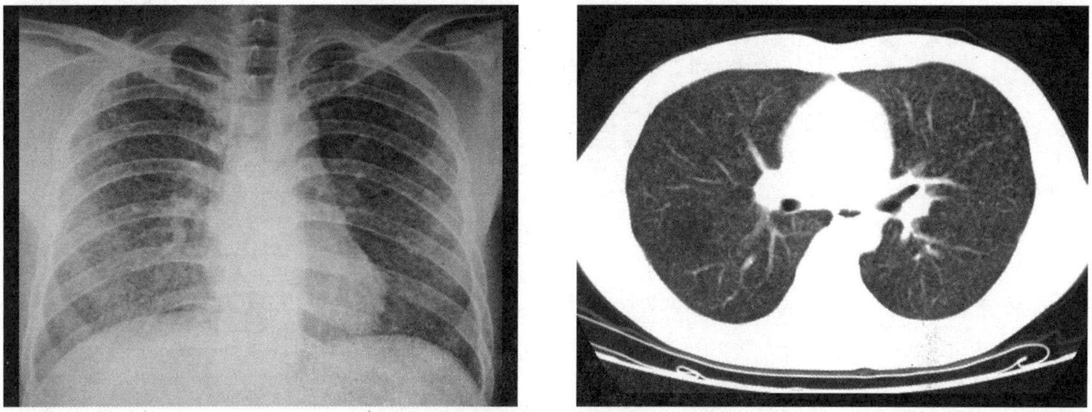

图4-2-13 急性粟粒性肺结核X线及肺部CT表现

(2)亚急性或慢性血行播散型肺结核:患者为慢性结核的一种类型,可表现为咳嗽、咳痰,食欲不振及消瘦等;全胸片检查可见分布不均、大小不一、密度各异、边界清或不清的粟粒样至小斑片样阴影;可见空洞、钙化、纤维化(图4-2-14)。

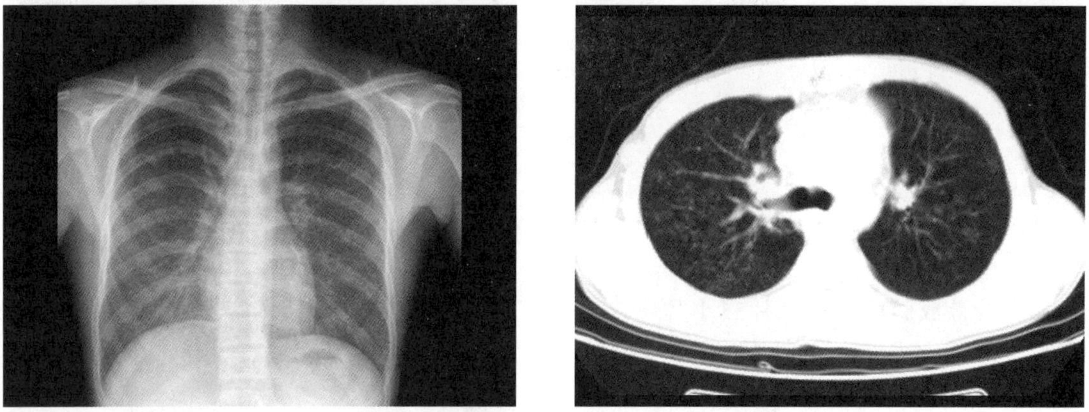

图4-2-14 亚急性或慢性血行播散型肺结核X线及肺部CT表现

3.浸润型肺结核

X线表现:肺尖部或锁骨下区、下叶背段单发、多发的渗出性病变,同时并存有增殖性病变。可见无液平空洞,肺及肺门淋巴结钙化(图4-2-15)。

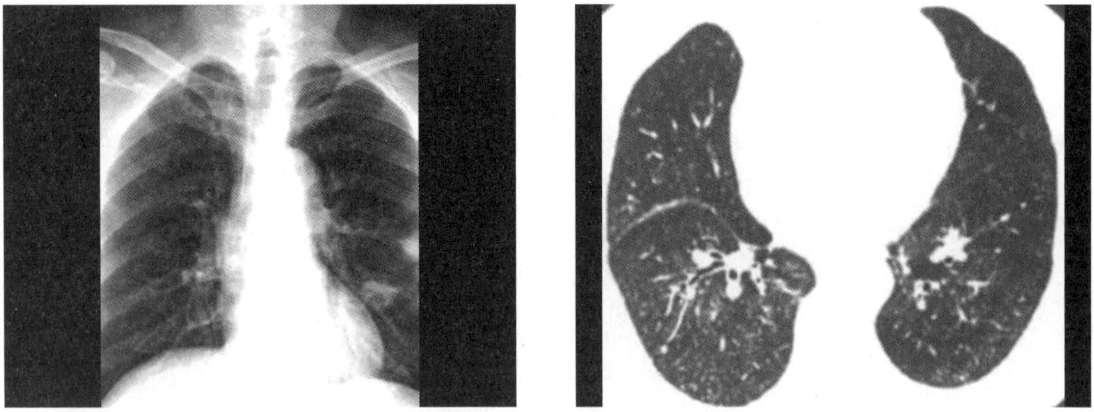

图4-2-15　浸润型肺结核患者X线及肺部CT表现

4.结核球

锁骨下区单发(或多发)类圆形或分叶状密度较高阴影;可有空洞或钙化,附近见卫星灶(图4-2-16)。

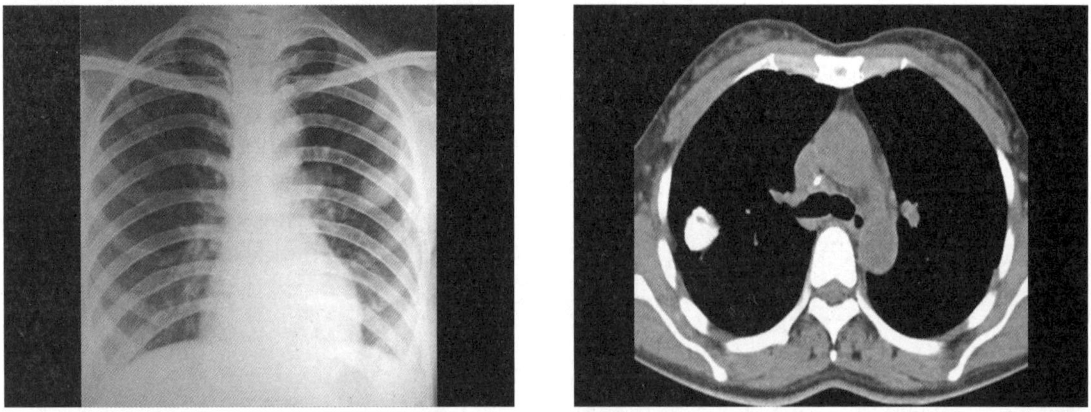

图4-2-16　浸润型肺结核(结核球)X线及肺部CT表现

5.干酪性肺炎

大叶性或肺段性的大片或小片密度增高影,可见虫蚀样空洞及沿支气管播散的小片浸润灶(图4-2-17)。

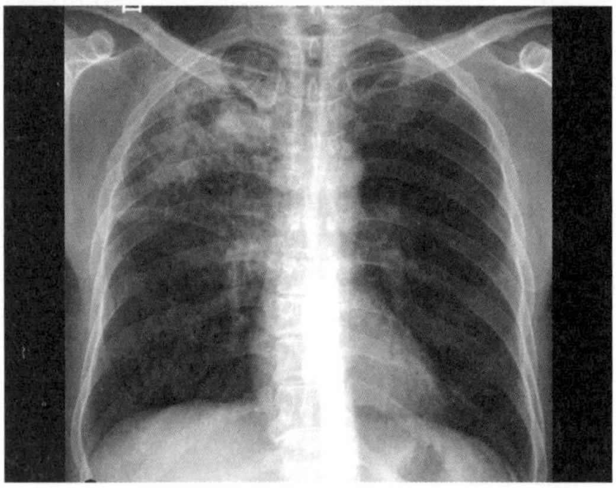

图4-2-17　浸润型肺结核(干酪性肺炎)X线表现

6. 慢性纤维空洞型肺结核

X线表现：锁骨上下区多发纤维厚壁空洞及广泛的纤维性变；沿支气管播散的新老不一的结核病灶；病肺萎缩、硬变呈肺不张征，健肺代偿性肺气肿（图4-2-18）。

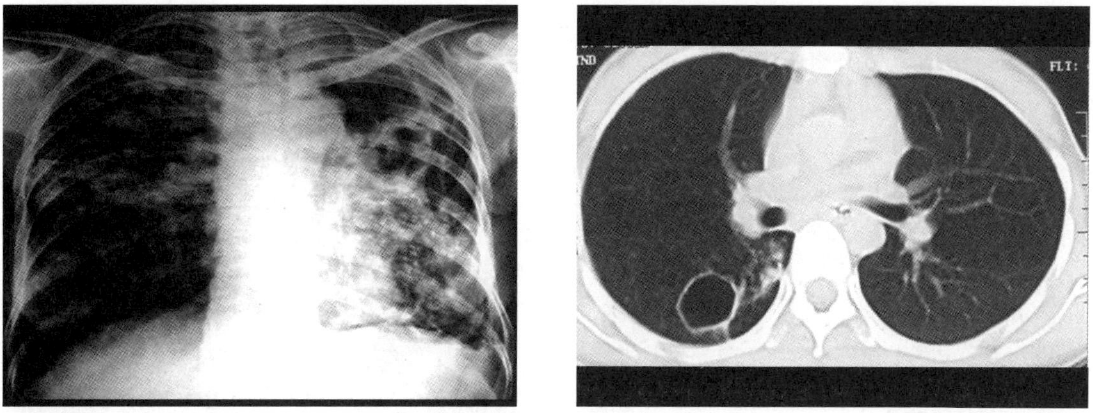

图4-2-18　慢性纤维空洞型肺结核X线表现

7. 结核性胸膜炎

结核性胸膜炎分为干性胸膜炎和湿性胸膜炎。其中干性胸膜炎X线及肺部CT检查提示以胸膜增厚为主（图4-2-19）；而湿性胸炎则以胸腔积液为主（图4-2-20）。

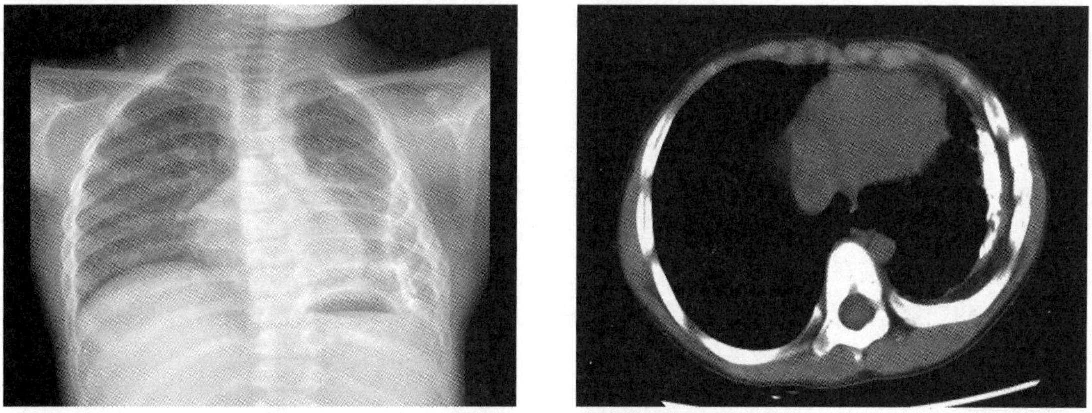

图4-2-19　干性结核性胸膜炎X线表现

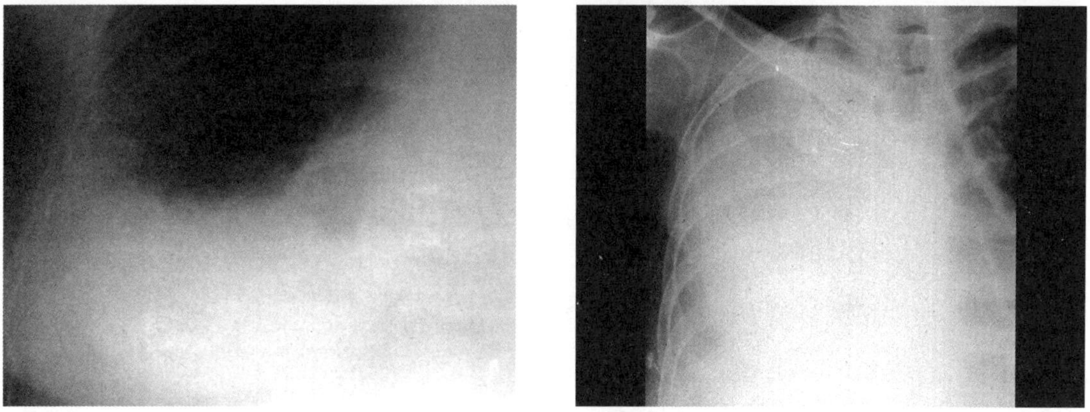

图4-2-20　湿性结核性胸膜炎X线表现

8.胸廓内淋巴结核

X线表现：

(1)炎症型：自增大的肺门向肺野扩展的团块状密度增高阴影，边缘模糊(图4-2-21)。

(2)结节型(肿瘤型)：肺门区、气管旁淋巴结肿大(图4-2-22)。

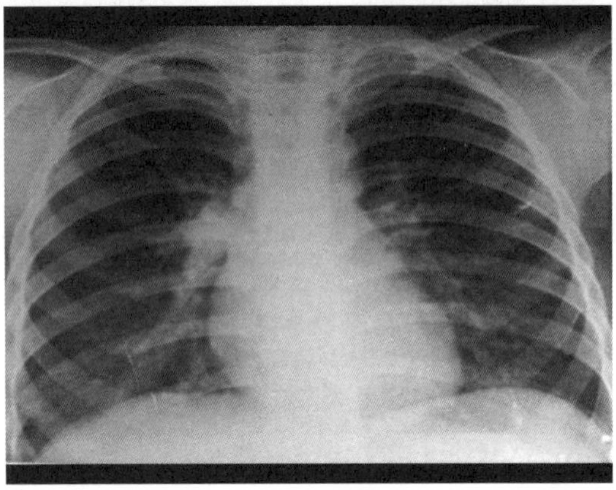

图4-2-21　胸内淋巴结结核(炎症型)X线表现

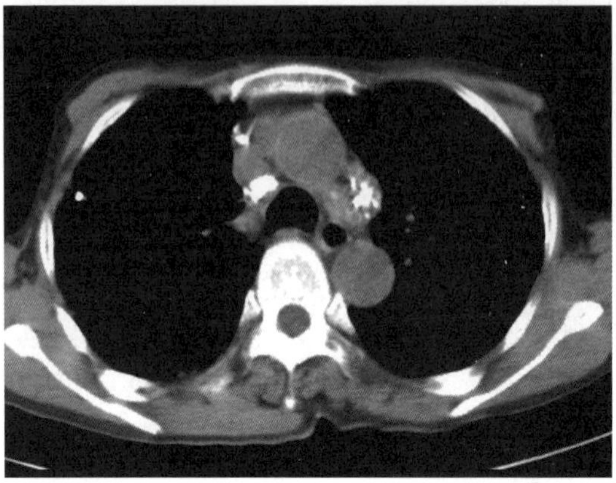

图4-2-22　胸内淋巴结结核(结节型)CT表现

(六) 肺曲霉菌感染

肺曲霉菌病主要由烟曲霉菌引起，在真菌性肺炎中居第二位，仅次于白色念珠菌肺炎。曲霉菌为非二性形态的丝状真菌，真菌表面包被色素，显微镜下可见菌丝和芽孢。

临床表现：临床上主要有三种类型。

(1)侵袭性曲霉病是最常见的类型，也是最严重的类型。主要症状为干咳、胸痛，或有咯血，病变严重时可有喘气、呼吸困难，甚至呼吸衰竭，部分患者可出现中枢神经系统感染症状。

(2)曲霉肿又称曲霉球，常继发于支气管囊肿、支气管扩张、肺脓肿和肺结核空洞。主要表现为反复咯血，甚至大咯血，或伴有刺激性干咳。

(3)变应性支气管肺曲霉菌病多是由烟曲霉菌引起的气道高反应性疾病。主要表现为突然出现哮喘样发作症状，一般平喘药无效。

X线表现：侵袭性曲霉病胸片表现为以胸膜为基底的多发性的楔形阴影或空洞；胸局限性肺不张，肺体积缩小，胸部CT早期有晕轮征，即结节影周围环绕低密度影，后期为新月体征；曲霉肿的胸片主要表现为原有的慢性空洞内有一团块影，随体位改变而在空腔中移动；变应性支气管肺曲霉菌病的胸片主要表现为上叶短暂性实变或不张，可发生于双侧，中央支气管囊状扩张及壁增厚征象，如“戒指征”和“轨道征”(图4-2-23)。

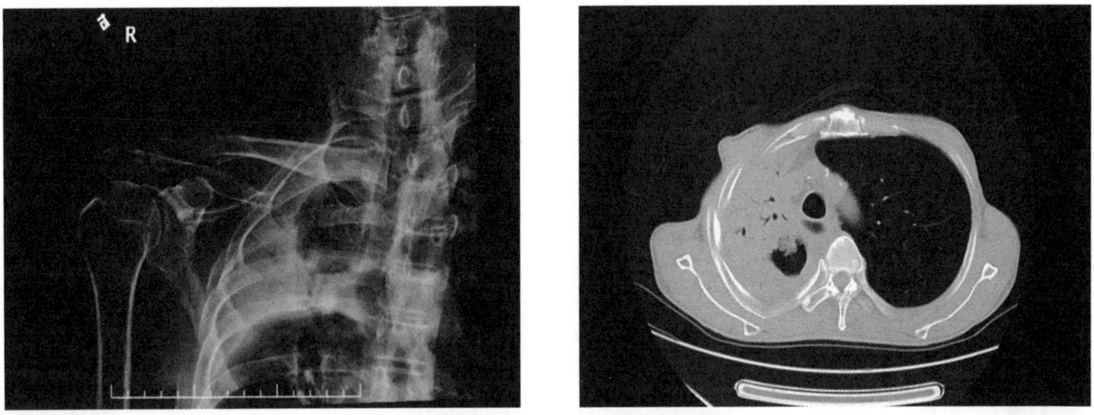

图4-2-23　患者男性，50岁，反复咳嗽、咯血数月，X线及CT检查提示肺部占位性病变，进一步检查提示肺曲霉菌感染

（七）气胸

气体进入胸膜腔，造成积气状态，称为气胸。可以自发地发生，也可由疾病、外伤、手术或诊断及治疗性操作不当等引起。临床分为自发性气胸、交通性气胸和张力性气胸；临床表现为胸痛、突然呼吸困难；X线检查可见气胸压缩线及肺纹理消失等（图4-2-24）。

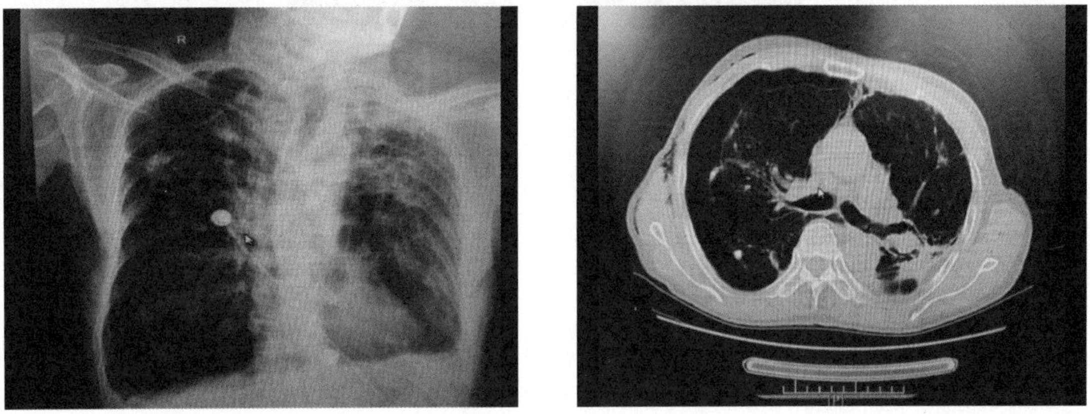

图4-2-24　患者男性，70岁，既往有慢性阻塞性肺疾病病史，突发胸痛伴呼吸困难，X线及CT检查提示右侧自发性气胸

（八）胸腔积液

胸腔积液是以胸膜腔内病理性液体积聚为特征的一种常见临床症候。胸膜腔为脏层和壁层胸膜之间的一个潜在间隙，正常人胸膜腔内有5～15 ml液体，在呼吸运动时起润滑作用，胸膜腔内每天有500～1000 ml的液体形成与吸收，任何原因导致胸膜腔内液体产生增多或吸收减少，即可产生胸腔积液。按其发生机制可分为漏出性胸腔积液和渗出性胸腔积液两类，临床表现气短、心悸及呼吸困难。

X线表现：一般积液量在200 ml左右即可见到肋膈角变钝。包裹性积液局限于一处，不随体位改变而变动。胸部CT在显示积液的同时，还能显示肺内、纵隔和胸膜病变的情况，能提示积液的病因(图4-2-25)。

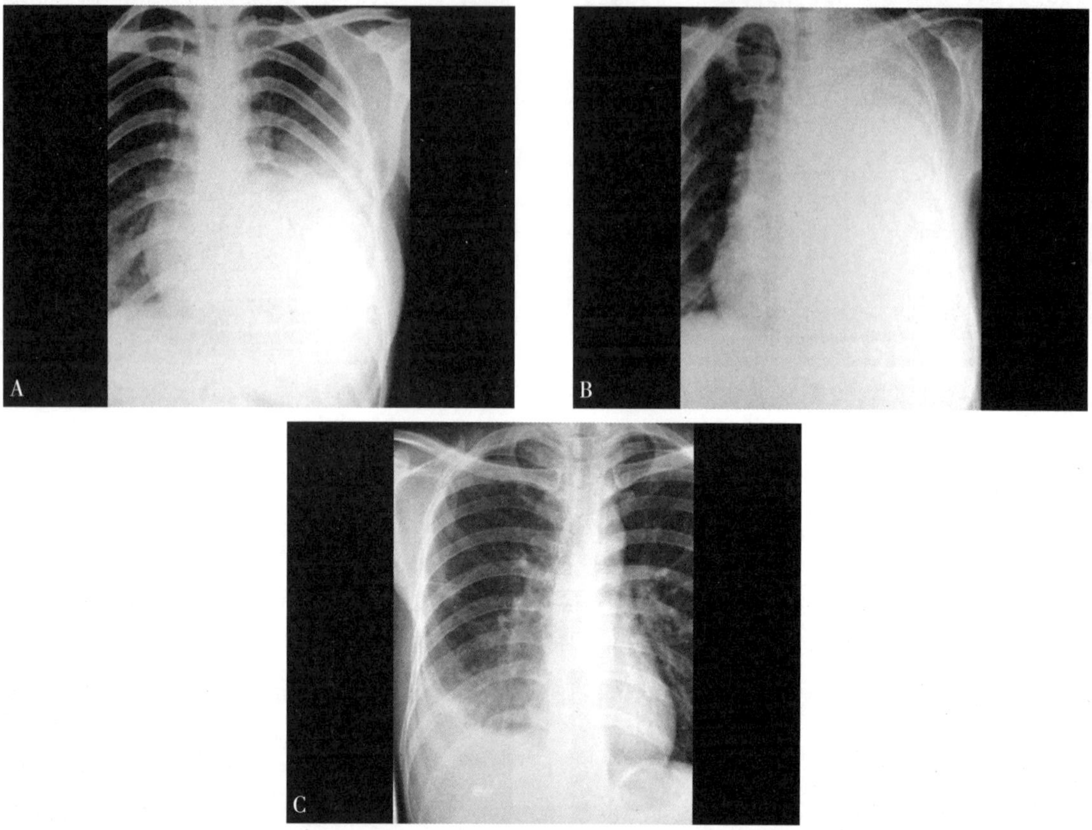

图4-2-25 不同胸腔积液X线表现

A. 左侧中等量胸腔积液;B. 左侧大量胸腔积液;C. 右侧少量胸腔积液。

(九) 原发性支气管肺癌

原发性支气管肺癌是一种起源于支气管上皮和腺体或肺泡上皮的恶性肿瘤。组织学分类:鳞癌;小细胞未分化癌;大细胞未分化癌;腺癌;细支气管肺泡癌。

临床症状:咳嗽、咯血、咳痰、呼吸困难等症状;胸痛和血性胸腔积液;肺尖癌可侵及邻近胸椎体或肋骨,并可压迫臂丛及颈部交感神经而引起同侧臂痛、Horner综合征。上腔静脉综合征、喉返神经麻痹和膈神经麻痹;肺外症状,如杵状指、肺性肥大性骨关节病及内分泌症状。

按肺癌发生部位可分三型:①中央型,发生于主支气管、肺叶支气管及肺段支气管;②周围型,发生于肺段以下支气管,达细支气管以上;③细支气管肺泡癌,发生于细支气管或肺泡上皮。

1. 中央型

X线检查可见间接征象:局限性肺气肿、阻塞性肺炎、肺不张(图4-2-26);肺部CT检查提示肺门占位性病变(图4-2-27)。

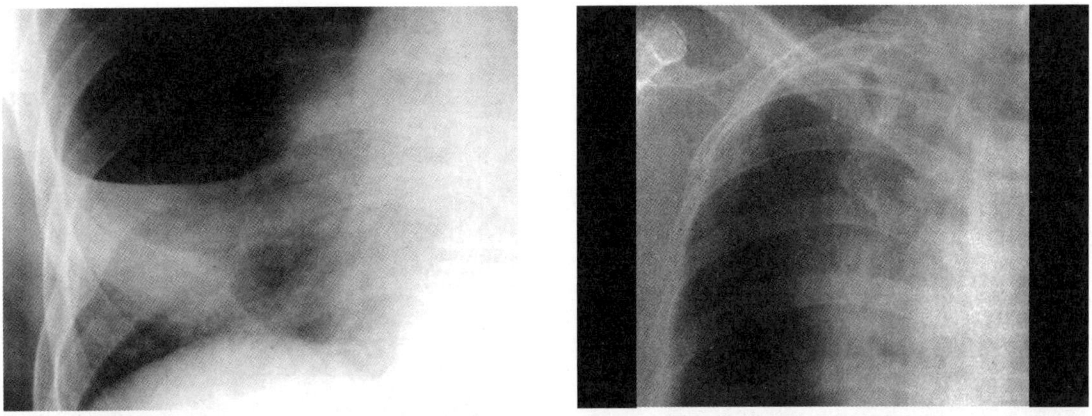

图4-2-26　中央型肺癌并阻塞性肺炎、肺不张

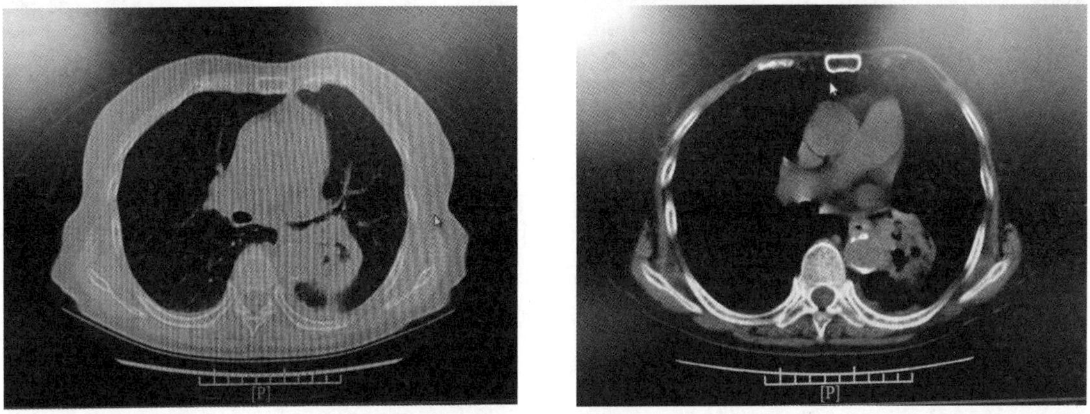

图4-2-27　中央型肺癌CT表现

2.周围型

X线检查提示孤立的球形阴影；肺部CT检查可见细毛刺、分叶状、脐窝切迹、癌性空洞、阻塞性肺炎等表现(图4-2-28)。

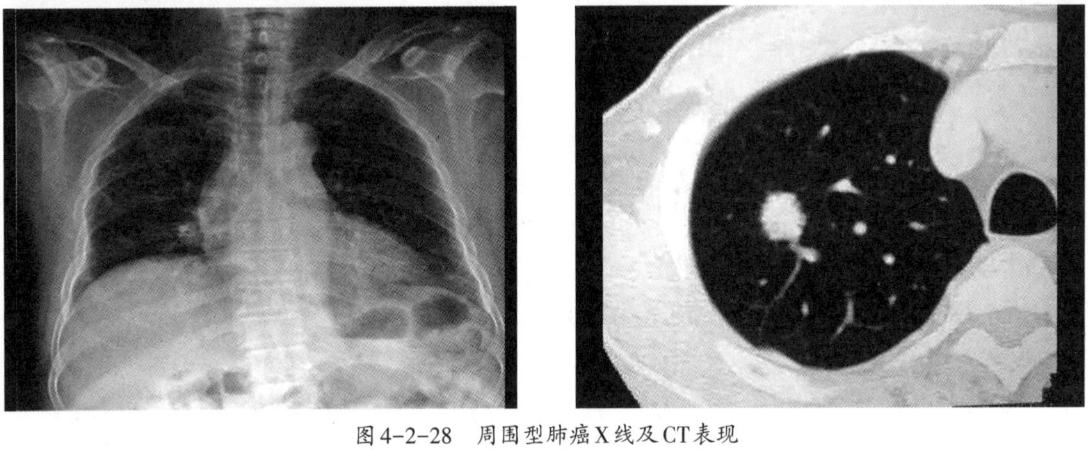

图4-2-28　周围型肺癌X线及CT表现

3.肺泡癌

患者临床可表现咳嗽、咳痰、咯血及呼吸困难等。该类肿瘤早期X线及肺CT检查表现为

密度较低的孤立的结节状或肺炎样浸润影；晚期转移呈弥漫性大片模糊癌性实变影（图4-2-29）。

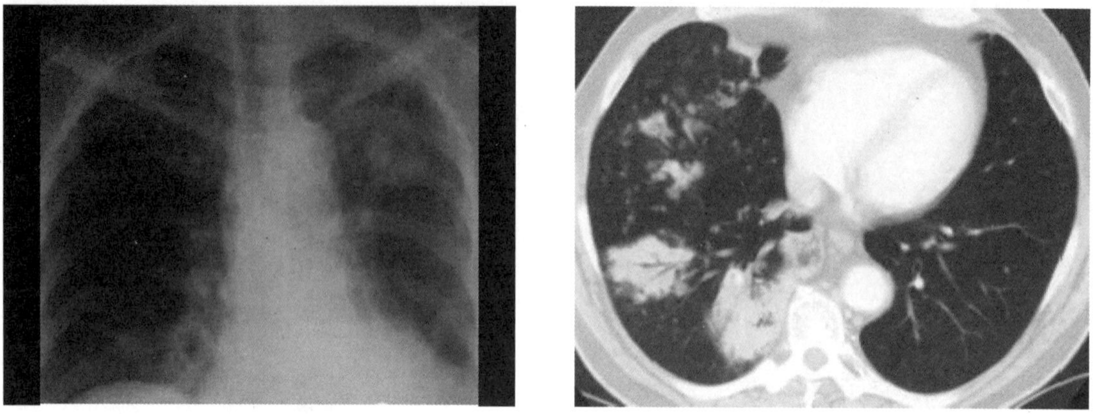

图4-2-29 肺泡癌X线及CT表现

（十）转移性肺肿瘤

临床常见转移途径：血行、淋巴道和邻近器官直接蔓延。临床血行途径转移时，X线和肺CT检查提示中下肺野单个或多个密度均匀、大小不等、边缘光滑的圆形阴影或广泛粟粒状阴影，短期内增大增多（图4-2-30）。淋巴转移时则表现为纵隔、肺门淋巴结肿大呈分叶状；自肺门向外呈放射状分布的条索状影，间杂串珠状致密小点状影。

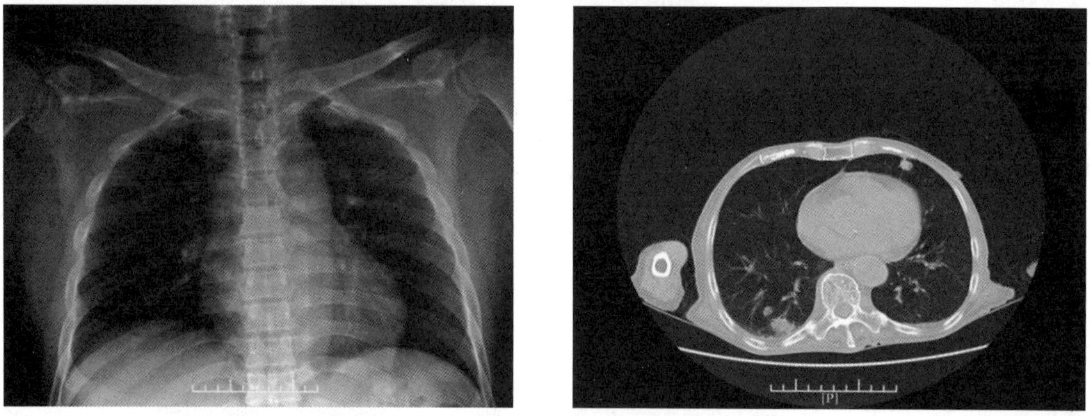

图4-2-30 血行性转移性肺肿瘤X线及CT表现

（十一）纵隔肿瘤

肿瘤性质与好发部位关系密切，共同表现为纵隔凸出的肿块影。

1.前纵隔肿瘤

（1）胸腺瘤是最常见的前上纵隔原发性肿瘤，占成人所有纵隔肿瘤的20%～40%，它起源于胸腺上皮，但不包括起源于生殖细胞、淋巴细胞、神经内分泌细胞及脂肪组织的肿瘤。绝大多数胸腺瘤位于前纵隔，附着于心包，少数发生在纵隔以外部位，如胸膜、心膈角、肺实质内、肺门或颈部。

X线表现:位置;恶性者呈分叶状,边缘毛糙;可有斑片状或蛋壳样(囊变时)钙化及胸膜反应(图4-2-31)。

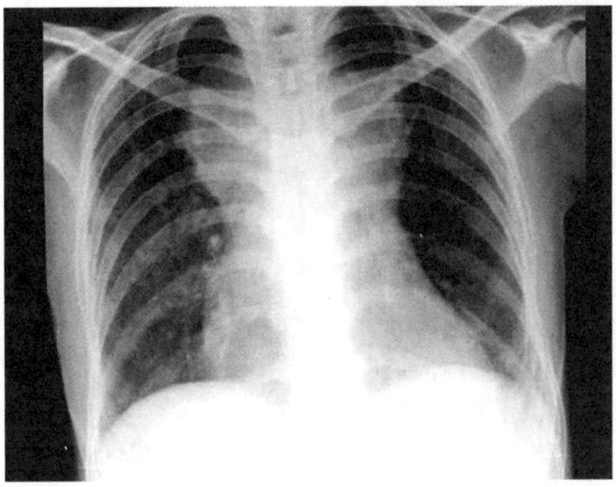

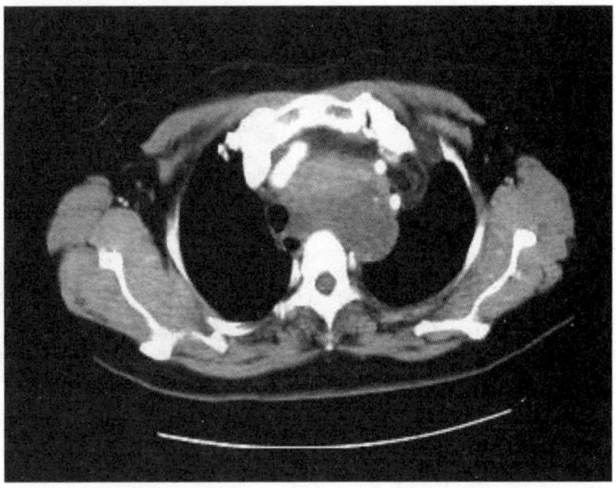

图4-2-31　恶性胸腺瘤X线及CT表现

(2)畸胎瘤及其X线表现:畸胎瘤是卵巢生殖细胞肿瘤中常见的一种,来源于生殖细胞,分为成熟畸胎瘤(良性畸胎瘤)和未成熟性畸胎瘤(恶性畸胎瘤)。良性畸胎瘤里含有很多种成分,包括皮肤、毛发、牙齿、骨骼、油脂、神经组织等;恶性畸胎瘤分化欠佳,没有或少有成形的组织,结构不清。早期畸胎瘤多无明显临床症状,大多是体检时偶然发现。囊性者巨大,壁钙化,边沿清;实性者可见特征性的骨影、齿影及脂肪间隙(图4-2-32)。

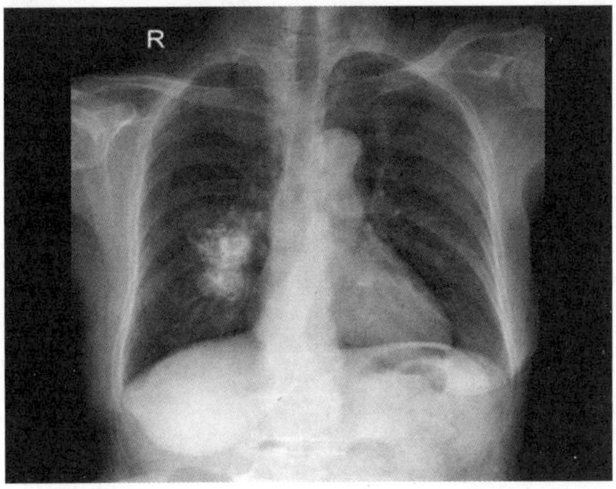

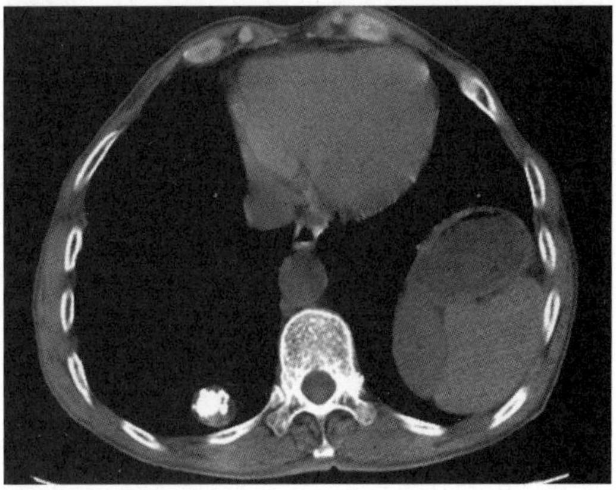

图4-2-32　畸胎瘤X线及CT表现

2.中纵隔肿瘤

(1)支气管囊肿:先天性支气管源性囊肿也称支气管源性囊肿,指以支气管组织成分为囊壁、内含黏液或气体的先天性囊肿,曾称为先天性囊性支气管扩张或先天性支气管源性囊肿。

X线表现:囊肿多位于纵隔上部,侧位上囊肿在中纵隔气管周围,多附于气管壁上。囊肿多为卵圆形,边缘锐利、光滑、无分叶现象。密度均匀、无钙化。深呼吸时其形态可以改变,呼吸时可随气管活动(图4-2-33)。

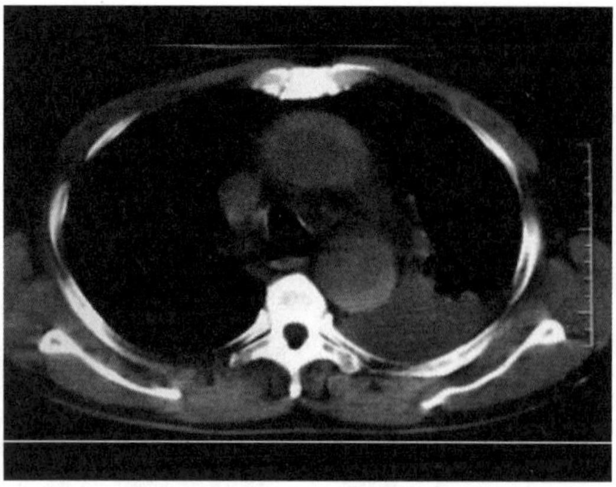

图4-2-33　支气管囊肿CT表现

（2）恶性淋巴瘤：恶性淋巴瘤包括淋巴肉瘤、霍奇金病及网状细胞肉瘤，是胚胎期原始前肠的气管芽突脱落的胚胎组织演变而成。多位于气管旁或气管分叉附近壁薄，其中含有液体，内壁与支气管黏膜相似。一般与支气管不通，属良性，发展慢，症状不明显。X线检查多见于中纵隔上部的气管两旁、气管隆凸附近和肺门区；边界清楚的分叶状块影，边界一般较清楚；气管受压变形；肺内浸润，胸腔积液，心包积液（图4-2-34）。

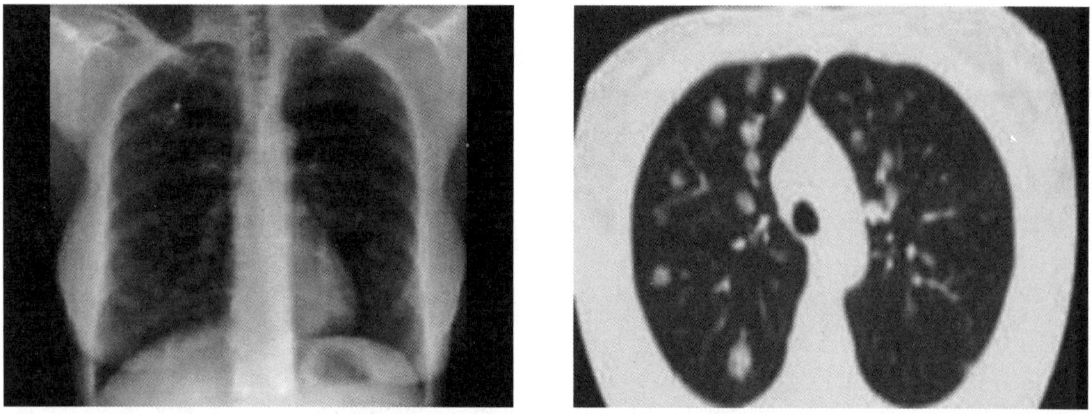

图4-2-34　恶性淋巴瘤X线及CT表现

3.后纵隔肿瘤

神经源性肿瘤为最常见的原发性后纵隔肿瘤，绝大多数发生于后纵隔脊柱旁沟处，少数肿瘤可部分发生在椎间孔内，使肿瘤呈哑铃状生长。病理上良性占多数，包括神经鞘瘤、神经纤维瘤和节细胞神经瘤，恶性的有恶性神经鞘瘤（神经性肉瘤）、节神经母细胞瘤和交感神经母细胞瘤，多位于后上纵隔脊柱旁沟。

X线表现：边缘锐利的圆、椭圆形块影；邻近椎体及肋骨受压缺损，椎间孔受压扩大（图4-2-35）。

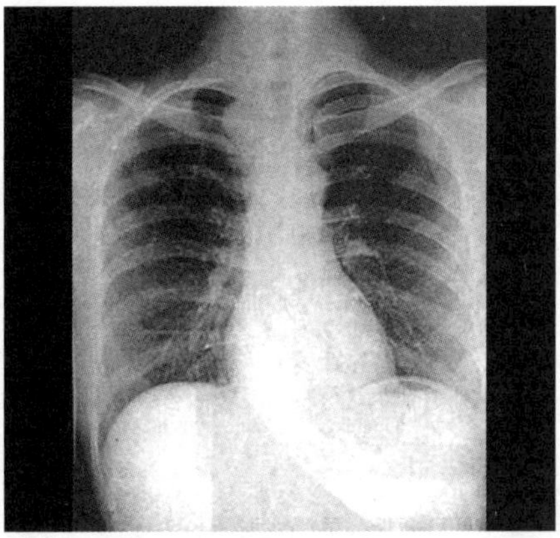

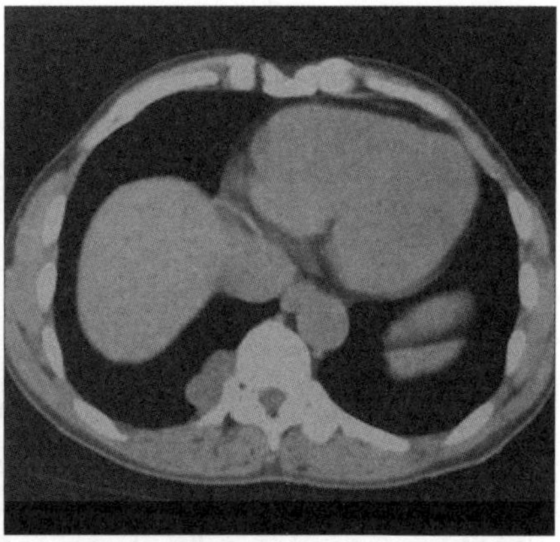

图4-2-35　后纵隔神经源性肿瘤X线及CT表现

（余其贵　王　书）

第三节　X线在骨科常见疾病中的应用

一、X线基本检测方法

（一）普通检查

摄片：正侧位，某些部位需加摄斜位、切线位、轴位片。

（二）特殊检查

体层摄影、放大摄影。

（三）造影检查

关节造影、血管造影等。

二、X线正常表现

（一）骨干

儿童骨干是由原始骨化中心发育而成的管状骨，X线骨皮质均匀致密影，骨髓腔呈管状半透明区，骨膜不能显影（图4-3-1）；干骺端由松质骨构成，骨小梁彼此交叉呈海绵状。骨骺在胎儿及儿童期呈骺软骨，形成二次骨化中心，不断扩大、骨化形成松质骨；X线检查呈小点状骨性致密影，骺软骨与干骺端不断骨化，两者间的软骨变薄呈板状，称为骺板，表现为半透明线状影，亦称骺线，最后与骨干结合，骺线消失（图4-3-2）。

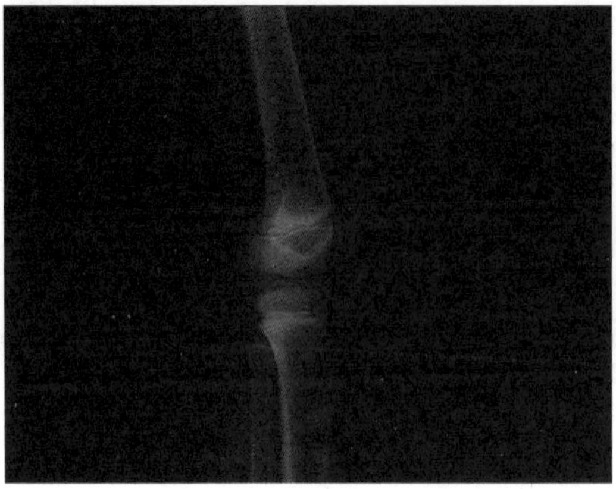

图4-3-1 儿童骨X线表现

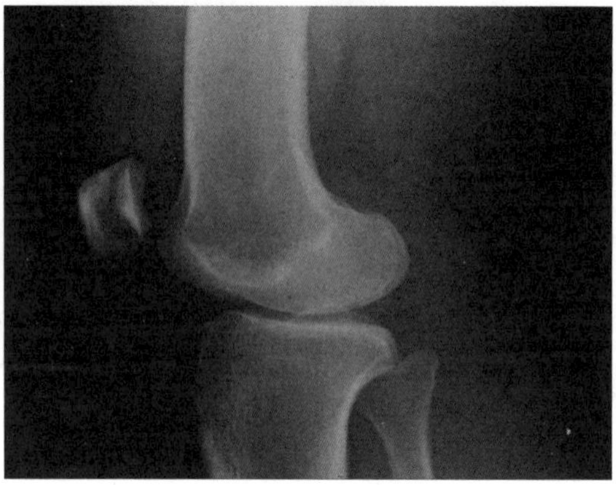

图4-3-2 成人骨X线表现

（二） 四肢关节

四肢关节包括骨端、关节软骨、关节囊。X线所见关节间隙包括关节软骨，真正微小的关节间隙，少量滑液，骨性关节面光滑、整齐、相距匀称、密度均匀，新生儿、儿童关节间隙由于骺软骨未完全骨化，显得很宽（图4-3-3）。

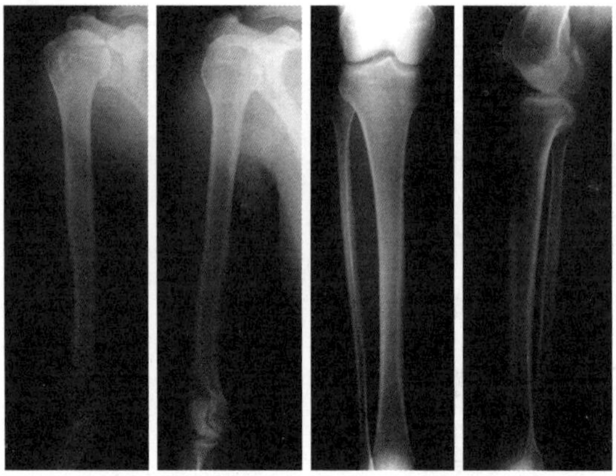

图4-3-3 成人肩关节、肘关节及膝关节等四肢关节正常X表现

（三） 脊椎

脊椎由脊椎、椎间盘构成。颈椎7个，胸椎12个，腰椎5个，骶椎5个，尾椎4个椎体＋椎弓，有椎弓根、椎板、棘突、横突、关节突等结构。

X线表现：序列曲度，椎体、椎间盘形态（图4-3-4）。

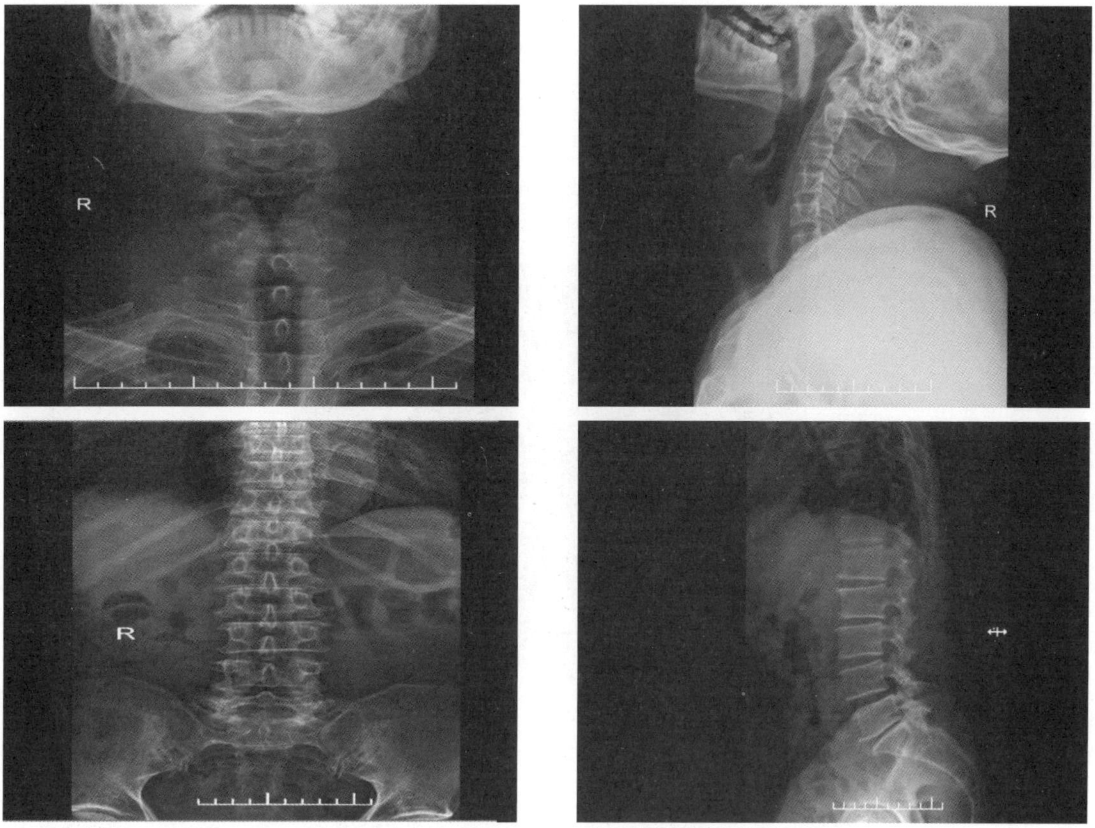

图4-3-4 成人颈椎及腰椎正常X线表现

三、骨基本病变X线表现

（一）骨质疏松

概念：一定单位体积内正常钙化的骨组织减少。（骨组织的有机成分和钙盐都减少，但1 g骨内的有机成分和钙盐含量比例仍正常，骨在质上正常，在量上减少。）

临床表现：常见于老年、绝经期妇女、营养不良、代谢内分泌障碍等，也可见于失用、骨折后、感染等。

X线表现：骨密度减低。长骨可见骨小梁细、少、间隙增宽，骨皮质分层变薄，椎体变薄、边缘内凹，易发生骨折（图4-3-5）。

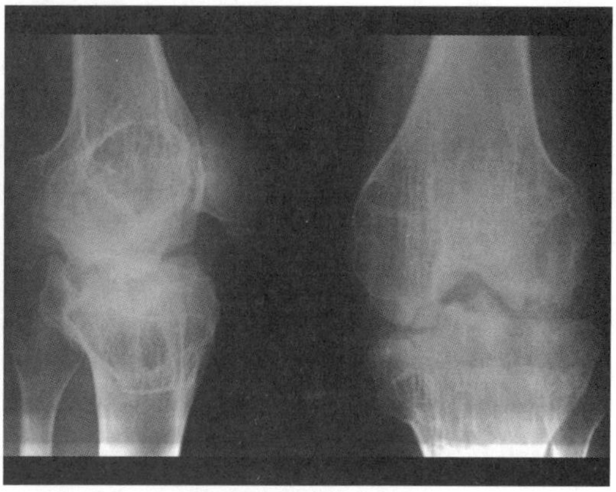

图4-3-5 患者女性，68岁，有糖尿病，膝关节X线表现

（二） 骨质软化

概念：一定单位体积内骨组织有机成分正常、矿物质含量减少，1 g骨内钙盐含量降低，骨发生软化，骨在质上发生变化。

X线表现：骨质密度减低，骨小梁和骨皮质边缘模糊，承重骨骼变形，假骨折线（图4-3-6）。

常见疾病：骨质软化为全身性疾病，发生于生长期为佝偻病，成年为骨软化症等。

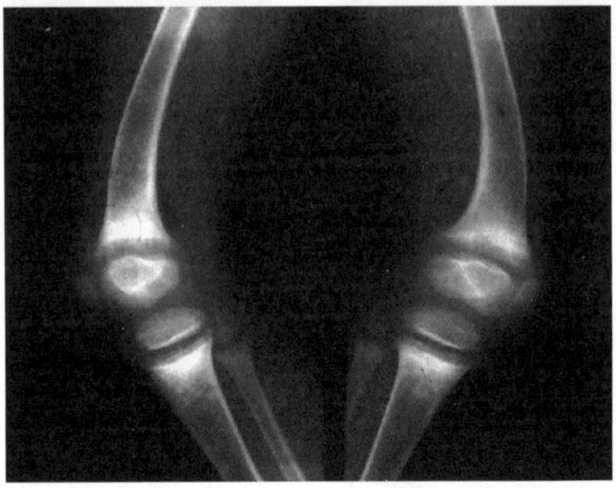

图4-3-6 患者儿童，7岁，下肢X线表现

（三） 骨质破坏

概念：局部骨质被病理组织所代替。

X线表现：骨密度减低，小梁稀疏，骨缺损，早期发生于哈氏管周围筛状孔，骨皮质表层破坏是虫蚀状（图4-3-7）。

常见疾病：炎症、肉芽肿、肿瘤、瘤样病变等。

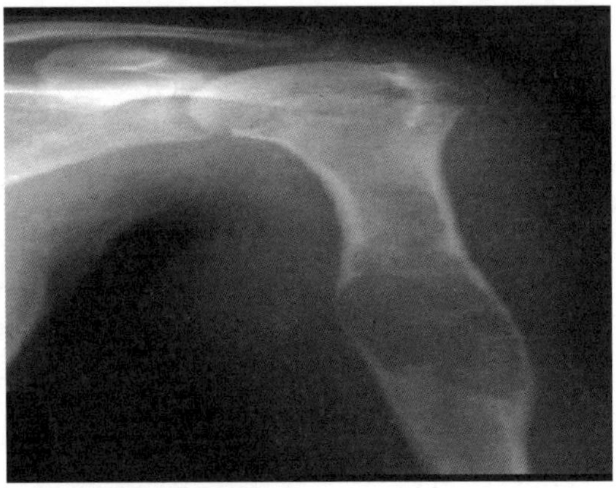

图4-3-7 患者男性，28岁，上肢疼痛，X线检查提示骨肉瘤

（四） 骨质增生硬化

概念：单位体积内骨量增多，属机体代偿性反应，少数由病变成骨引起。

X线表现：骨密度增高，伴或不伴骨骼的增大；皮质增厚、致密；小梁增粗、多、密，髓腔窄小

(图4-3-8)。

常见疾病:炎症、外伤、良恶性骨肿瘤、代谢内分泌障碍、甲状旁腺功能减退、中毒等。

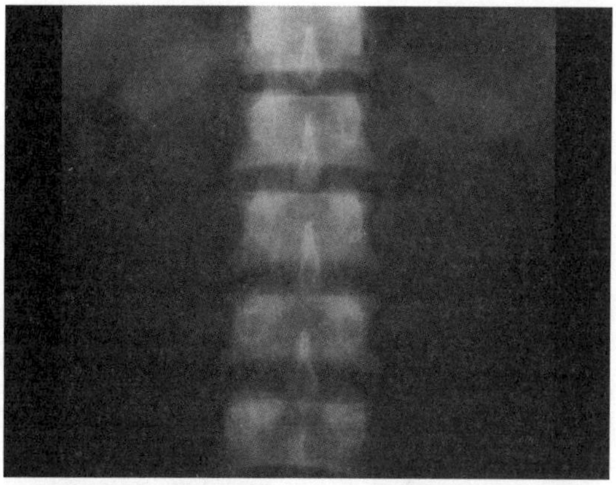

图4-3-8 患者男性,50岁,甲状腺功能减退症

(五) 骨质坏死

概念:骨组织血供中断,局部代谢停止,坏死骨质称为死骨。

X线表现:死骨表现为骨质局限性密度增高,是由于死骨骨小梁表面有新骨形成及死骨周围骨质吸收(图4-3-9)。

常见疾病:慢性骨髓炎、骨缺血坏死、外伤骨折等。

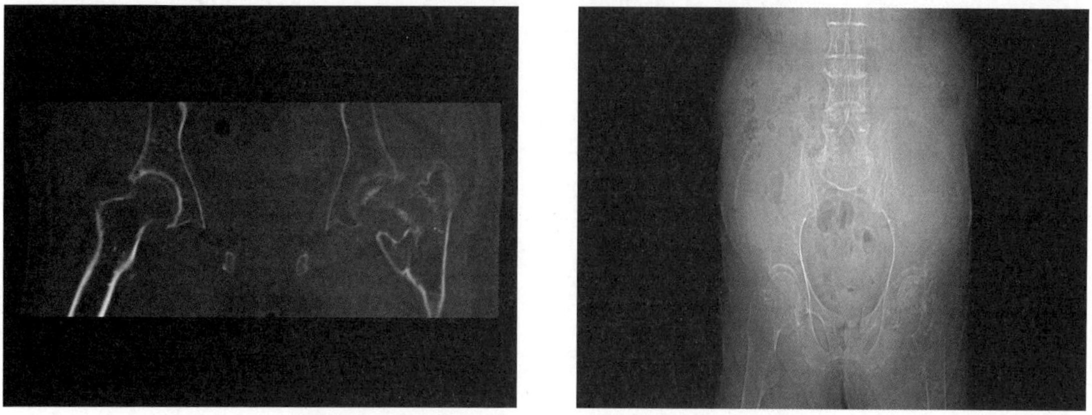

图4-3-9 患者女性,57岁,无菌性左侧股骨头坏死

四、关节病变X线表现

(一) 关节退行性变

概念:软骨变性、坏死、溶解、骨板吸收,由纤维组织或纤维软骨替代,广泛坏死,关节间隙变窄,可表现为关节面增生硬化、骨赘形成、关节囊肥大、韧带骨化。

X线表现：早期，关节面模糊、中断、消失；中晚期，间隙变窄，软骨下骨质囊变，骨赘形成（图4-3-10、图4-3-11）。

常见于老年人、慢性创伤和长期承重等。

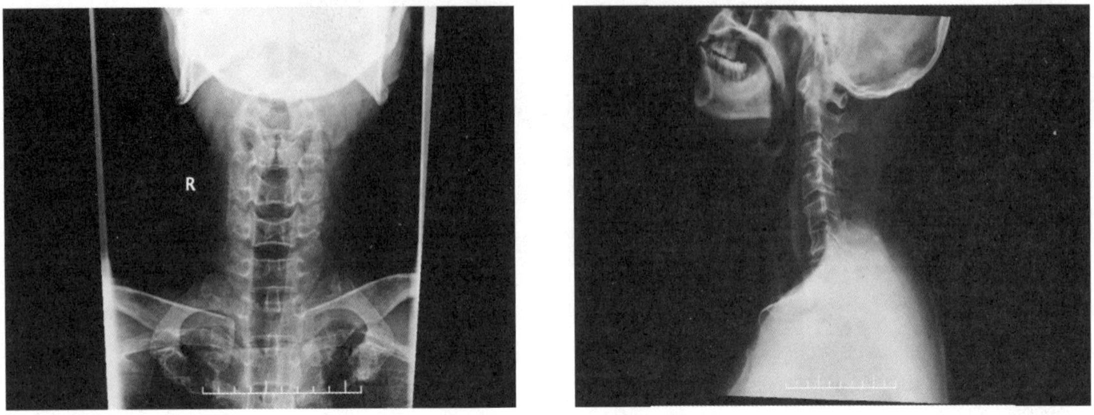

图4-3-10　患者女性，48岁，颈椎病，X线检查提示颈椎退行性改变

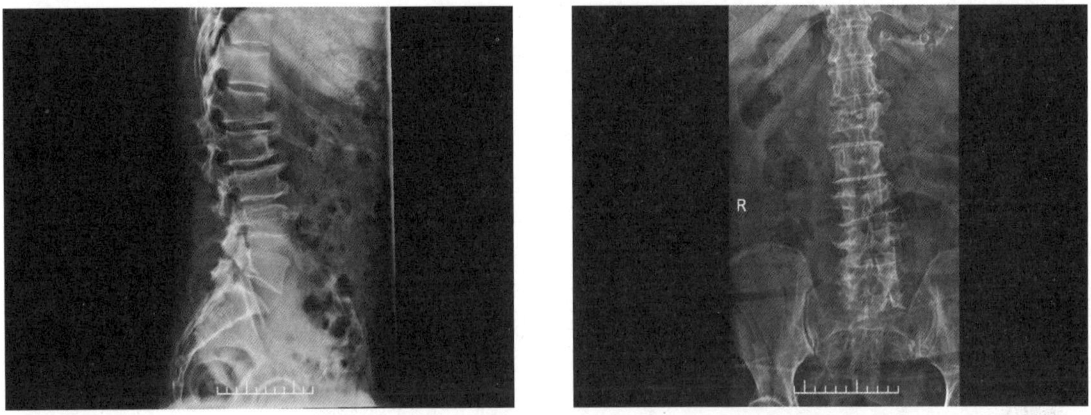

图4-3-11　患者男性，60岁，诉反复腰疼不适，X线检查提示腰椎退行性改变

（二）关节强直

概念：表现为骨性强直，关节面破坏，关节骨端由软组织连接。临床表现为关节运动受限、关节疼痛及运动绞索。

X线表现：关节间隙变窄或消失，两侧骨端由骨小梁连接，多见于化脓性关节炎，纤维强直时X线表现为关节间隙狭窄、无骨小梁贯(图4-3-12)。

常见于关节结核。

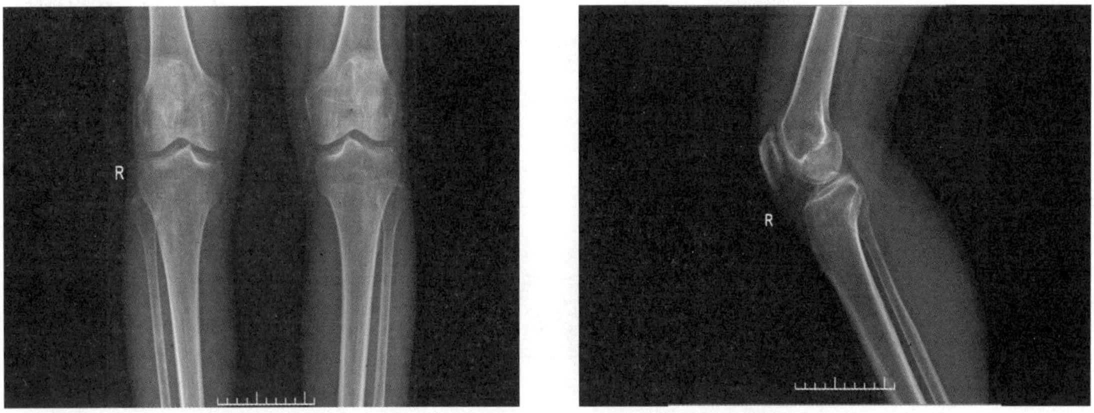

图4-3-12 患者男性58岁，既往是运动员，目前诉有膝关节活动失灵

（三）关节脱位

概念：组成关节的骨骼脱离、错位。

X线表现：分完全脱位和半脱位；关节突和关节面完全失去对合关系时称为完全脱位，部分对合的称为半脱位（图4-3-13）。

临床常见由外伤引起，亦可为先天性及病理性。

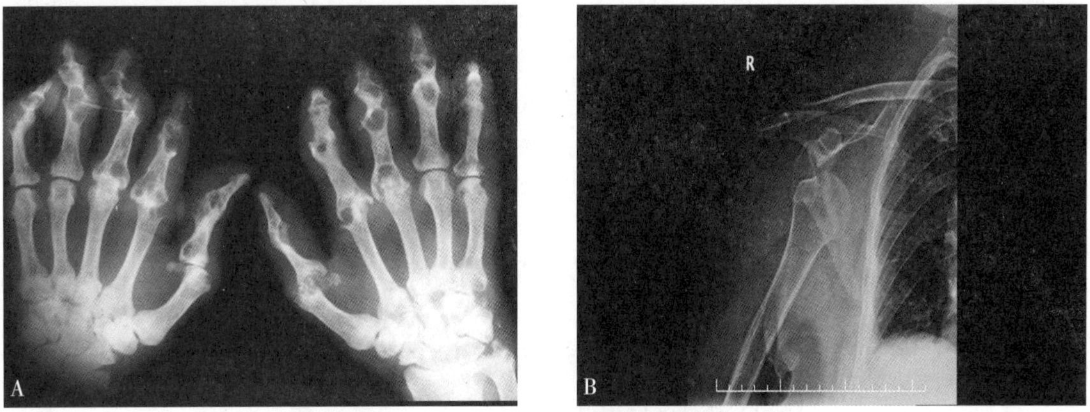

图4-3-13 关节脱位
A.右拇指关节脱位；B.右肩关节脱位。

五、骨折X线表现

骨折是骨骼发生断裂，骨的连续性中断。骨骺分离也属骨折。

（一）锁骨骨折

临床常发生在锁骨中段，多为横断或斜行骨折，内侧断端受胸锁乳突肌的牵拉常向上后移位，外侧端受上肢的重力作用向内、下移位，形成凸面向上的成角、错位缩短畸形（图4-3-14）。

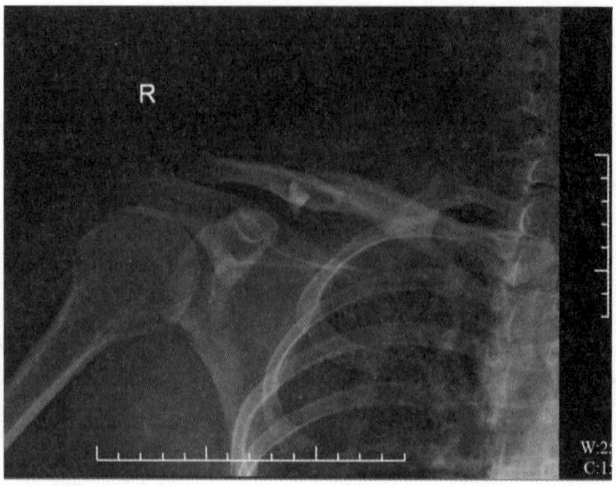

图4-3-14　患者男性，32岁，跌伤后诉右侧锁骨疼痛伴局部畸形，X线检查提示右侧锁骨骨折

（二）肩胛骨骨折

肩胛骨前后均为肌肉包绕，骨折少见，约占全身骨折的0.2%，且多发生于肩胛骨体部和颈部，常为多发伤的一部分。

临床表现：疼痛，限于肩胛部，肩关节活动时尤为明显；局部肿胀、关节活动受限尤以外展为甚；并伴有剧痛而拒绝活动，有时还可出现肌肉痉挛等。

临床分类：按照解剖部位，肩胛骨骨折常分为以下四类。

（1）肩胛骨突骨折，是肩峰骨折、肩峰基底骨折、肩胛冈骨折、喙突的骨折。

（2）肩胛颈骨折，骨折线垂直，局限于颈部，位于肩峰基底和肩胛冈外缘，骨折线斜行穿过肩峰基底部与肩胛骨，或骨折线是水平走行（图4-3-15）。

（3）关节盂骨折，关节盂骨折外观多无明显畸形，检查肩部、腋窝部可发现肿胀、压痛，活动肩关节时疼痛加重。

（4）肩胛体部骨折，此类骨折多为直接暴力所致，临床表现以肩胛部肿胀、疼痛、压痛及肩关节活动障碍等为主。

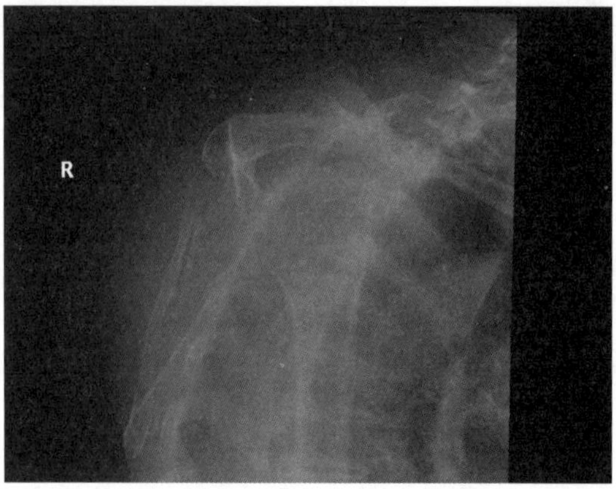

图4-3-15　患者男性，35岁，车祸后出现右侧肩部畸形伴疼痛，X线检查提示肩胛骨骨折

（三） 肱骨外科颈骨折

临床上内收或外展型损伤最常见，骨折线为横行、伸展型损伤，由间接外力引起，骨折线横行，向前成角；屈曲型损伤较少见（图4-3-16）。

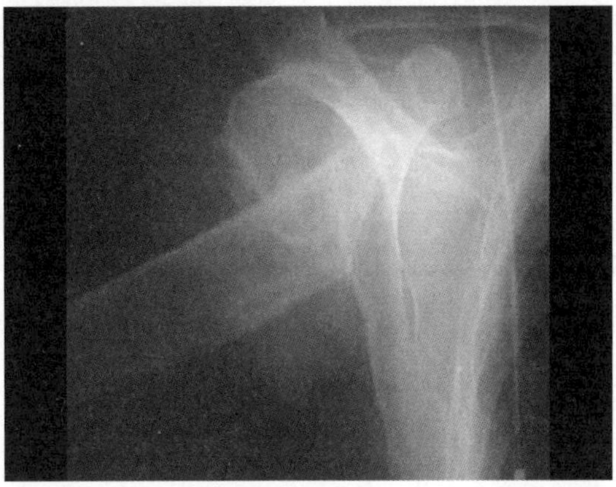

图4-3-16 患者男性，22岁，运动跌倒后出现右上肢疼痛、畸形，X线检查提示肱骨外科颈骨折

（四） 肱骨干骨折

临床可表现为横断骨折或粉碎骨折、斜行、螺旋形或蝶形骨折；肱骨上段的骨折时，近折端向前内侧错位，远折端向上、外错位；肱骨中段骨折时，近折端向外、前方移位，远折端向上移位，骨折端重叠错位（图4-3-17）。

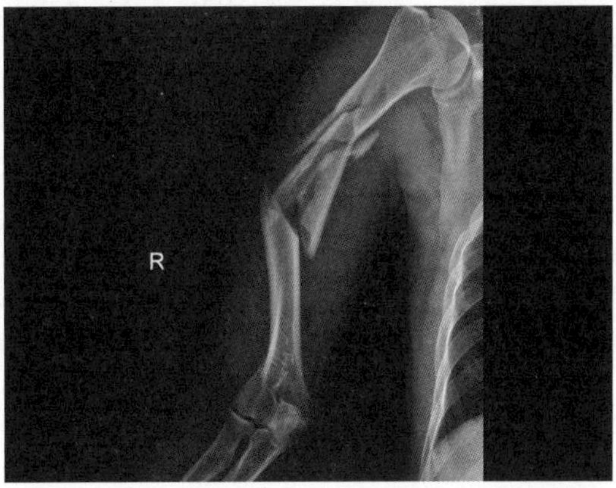

图4-3-17 患者女性，30岁，摔倒后诉右上肢疼痛伴畸形，X线检查提示右侧肱骨骨折

（五） 前臂双骨骨折

成人可表现为局部疼痛、畸形及错位；儿童可表现为青枝骨折（青枝骨折X线表现：局限性骨皮质和骨小梁扭曲、皱折、凹陷或隆突，不见骨折线）（图4-3-18）。

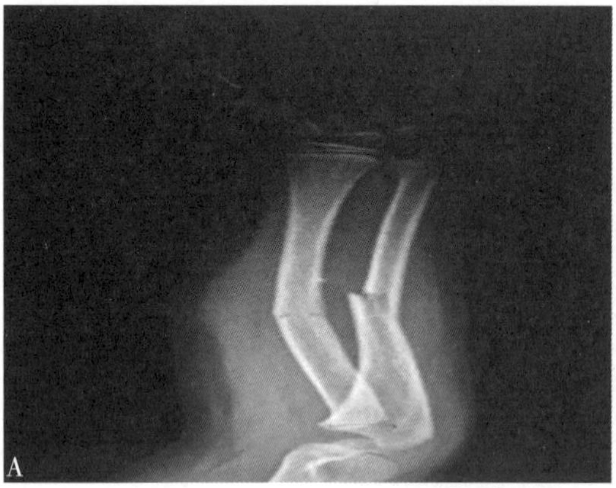

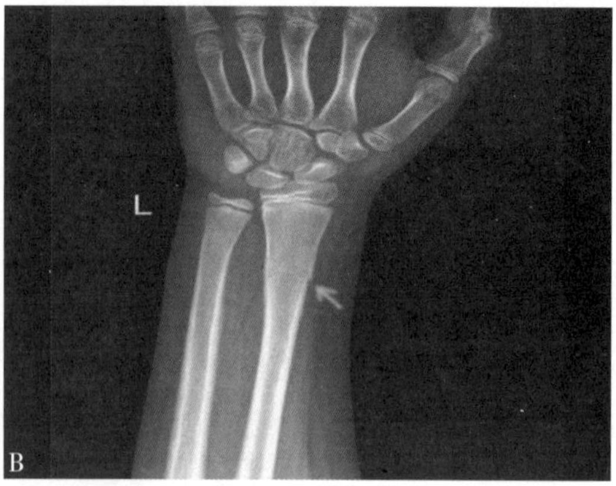

图4-3-18 前臂双骨骨折

A.成人双骨骨折;B.前臂青枝骨折。

(六) 孟氏骨折

概念:尺骨上1/3骨折合并桡骨小头脱位,称为孟氏骨折。

临床特征:孟氏骨折多发生于青壮年及小儿,直接或间接暴力皆可引起。1914年,意大利外科医生Monteggia最早报道此种类型骨折,故称孟氏骨折。

X线表现:尺骨骨折+桡骨头脱位(图4-3-19)。

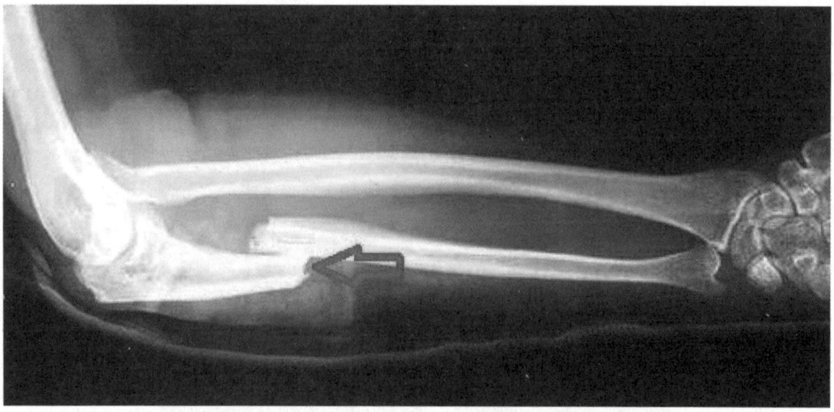

图4-3-19 患者男性,26岁,外伤后出现前上肢疼痛,X线检查提示孟氏骨折

(七) Galeazzi骨折

概念:桡骨中下1/3骨折合并下尺桡关节脱位,又称盖氏骨折。

临床特征:早在1929年,法国人即将此类骨折称为反Monteggia骨折。1934年,Galeazzi详细描述了此种损伤,并建议强力牵引拇指整复之,此后即称此种损伤为Galeazzi骨折。

X线表现:桡骨骨折+远侧尺桡关节分离(图4-3-20)。

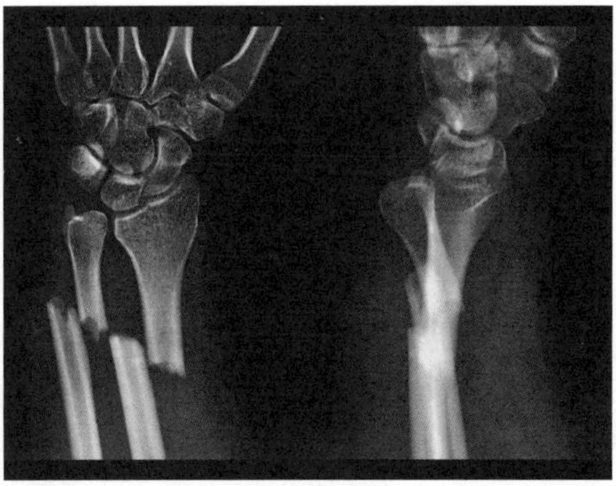

图4-3-20 患者女性,22岁,摔伤后出现上肢疼痛,X线检查提示盖氏骨折

(八) 桡骨下端骨折

概念:桡骨下端骨折又称Colles骨折,是指距桡骨下端关节面3 cm以内的骨折,这个部位是松质骨与密质骨的交界处,为解剖薄弱处,一旦遭受外力,容易骨折,常伴桡腕关节及下尺桡关节的损坏。桡骨下端构成桡腕关节,其关节面向掌侧倾斜10°～15°,向尺侧倾斜20°～25°,当骨折发生移位时,其关节面角度发生改变,因此可形成常见的伸直型骨折和屈曲型骨折。

临床特征:多见于老年妇女、儿童及青年。主要表现为腕部肿胀、压痛明显,手和腕部活动受限。

X线检查:提示桡骨远端骨折＋骨折向掌侧成角＋远折端向背侧移位(图4-3-21)。

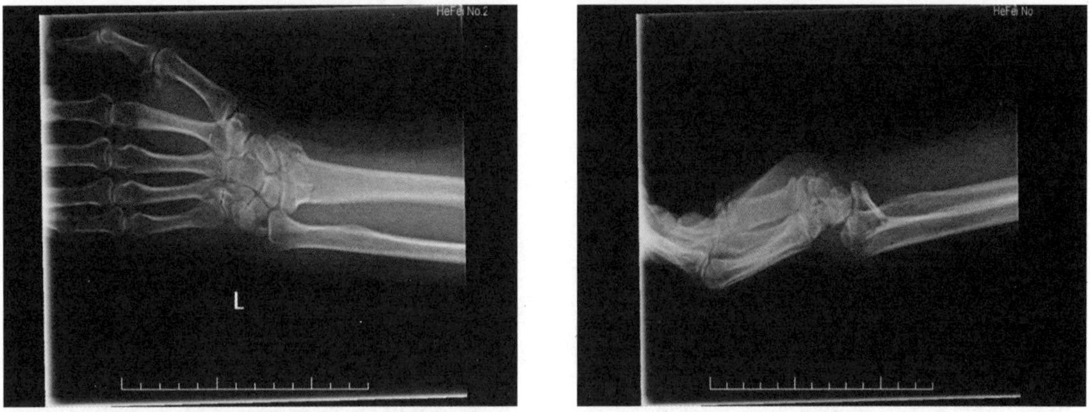

图4-3-21 患者女性,68岁,摔伤后出现腕关节疼痛伴畸形,X线检查提示Colles骨折

(九) Smith骨折

概念:发生在桡骨远端3 cm范围内的桡骨远端骨折,其远折端向掌侧移位合并下尺桡关节脱位。

临床特征:多发生于中老年人,临床上较少见。骨折局部肿胀、疼痛、畸形,骨折远端向掌侧移位腕呈屈曲状,桡骨远端关节面向掌侧倾斜骨折近端向背侧突出。

X线检查:提示桡骨远端骨折＋远折端向背侧移位＋尺桡关节脱位(图4-3-22)。

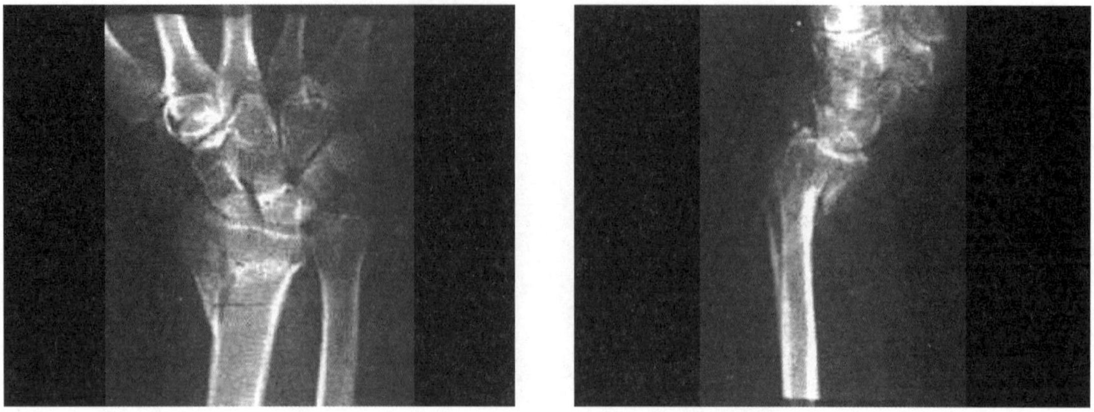

图4-3-22　患者女性，72岁，跌倒后出现腕关节疼痛伴畸形，X线检查提示Smith骨折

（十）舟骨骨折

舟骨骨折最常见的腕骨骨折，易漏诊，易发生缺血性坏死，儿童少见（图4-3-23）。

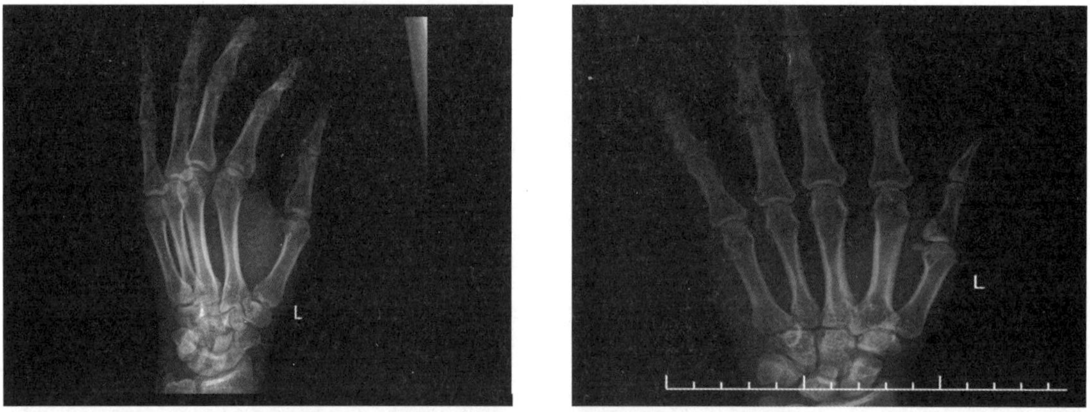

图4-3-23　患者男性，18岁，跌倒后出现左侧手掌疼痛，X线检查提示左侧舟骨骨折

（十一）拳击手骨折

拳击手骨折多见于外力导致，如握拳撞击，通常发生在第5掌骨。

X线检查可见掌骨受力处骨质不连续（图4-3-24）。

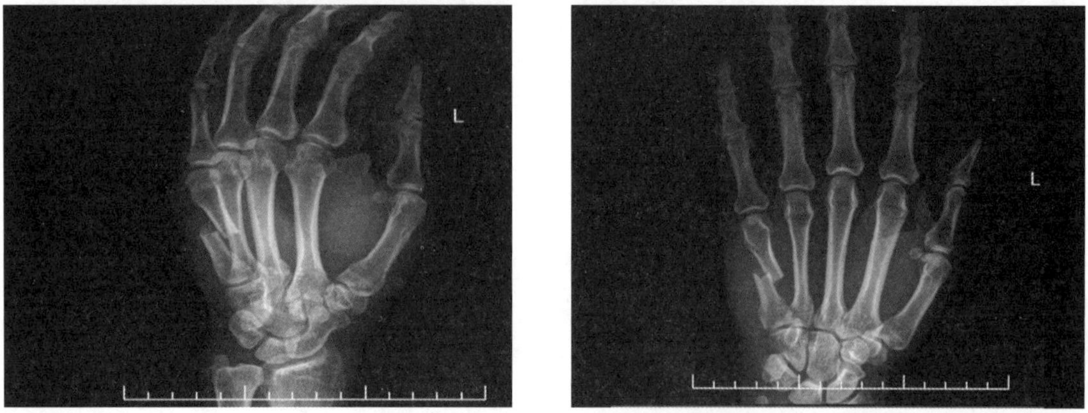

图4-3-24　患者男性，30岁，外伤后出现左掌疼痛，X线检查提示掌骨骨折

（十二） 指骨骨折

指骨骨折为手部最常见骨折，可表现为单一指骨骨折或多个手指骨骨折。

临床特征：一般多为开放性骨折，常由外力损伤导致（图4-3-25）。

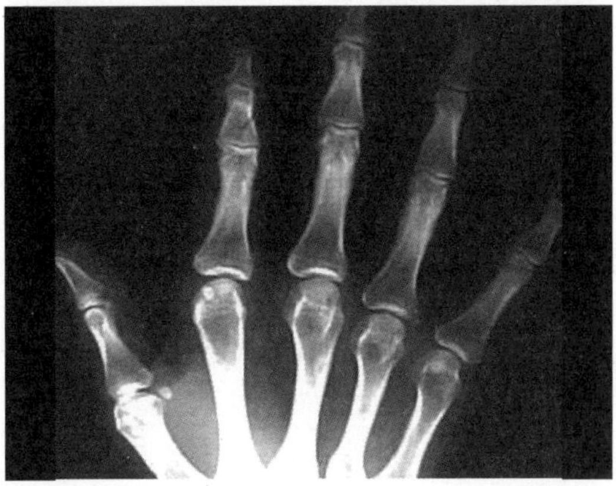

图4-3-25 患者男性，42岁，手指挤压后出现右示指疼痛，X线检查提示指骨骨折

（十三） 股骨颈骨折

常发生于老年人，表现为老年人跌倒后诉髋部疼痛，不能站立和走路。

临床表现：畸形、疼痛、肿胀、功能障碍等；其并发症包括股骨颈骨折不愈合＋股骨头缺血坏死。

X线检查：提示股骨颈骨折，常伴有错位（图4-3-26）。

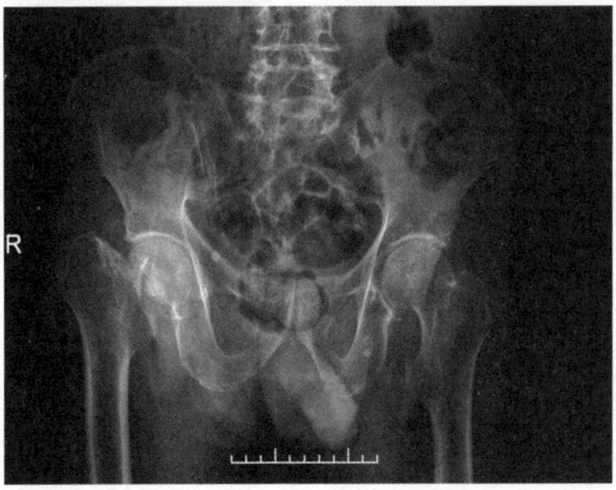

图4-3-26 患者男性，88岁，跌倒后出现右侧髋部疼痛伴患肢缩短，X线检查提示股骨颈骨折

（十四） 股骨粗隆间骨折

常见于老年人，由于粗隆部血运丰富，骨折后极少不愈合，但极易发生髋内翻。高龄患者长期卧床引起的并发症较多。老年人骨质疏松，下肢突然扭转、跌倒造成骨折。

临床特征：骨折多为间接外力引起，骨折多为粉碎性（图4-3-27）。

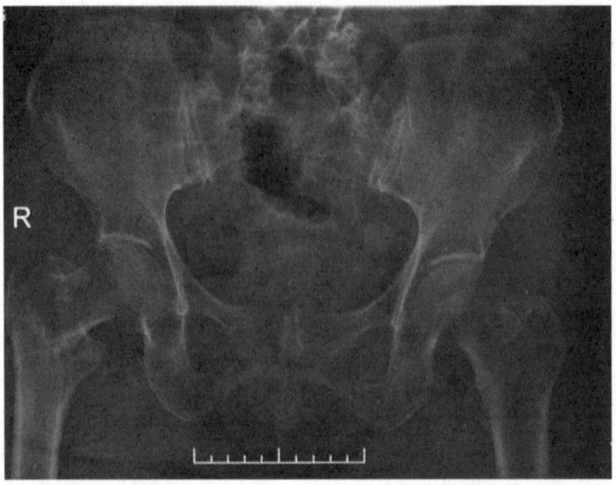

图4-3-27　患者女性，72岁，滑倒后右髋部疼痛伴无法站立，X线检查提示股骨粗隆间骨折

（十五）股骨干骨折

临床上多为强大的直接暴力所致，骨折后多有错位及重叠。

临床特征：骨折远端常有向内收移位的倾向，已对位的骨折，常有向外凸倾向，这种移位和成角倾向。股骨下1/3骨折时，由于血管位于股骨折的后方，而且骨折远断端常向后成角，故易刺伤该处的腘动、静脉（图4-3-28）。

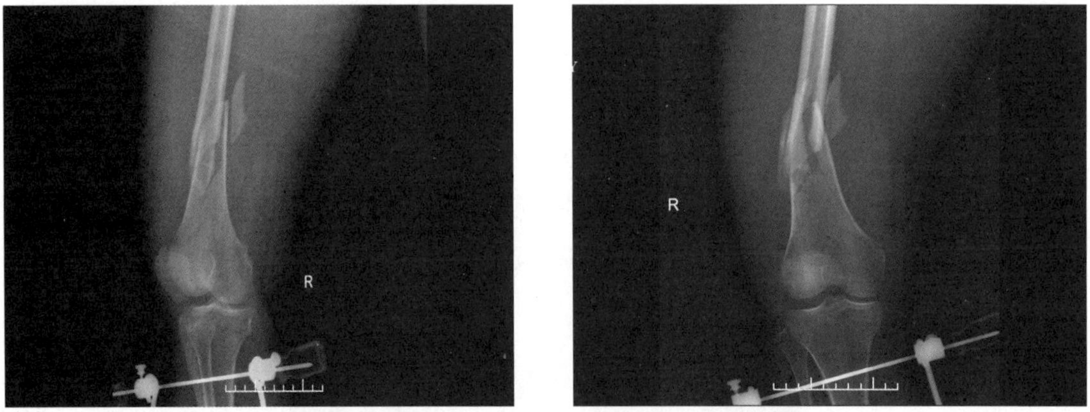

图4-3-28　患者男性，32岁，车祸后出现左大腿局部畸形、疼痛，X线检查提示左侧股骨干骨折

（十六）胫腓骨骨折

胫腓骨骨折多由直接暴力引起，直接暴力多见为压砸、冲撞、打击致伤；胫腓骨骨干骨折在全身骨折中最为常见。

临床特征：10岁以下儿童尤为多见。其中以胫骨干单骨折最多，胫腓骨干双折次之，腓骨干单骨折最少。胫骨中下1/3处易于骨折。胫骨上1/3骨折移位，易压迫腘动脉，造成小腿下段严重缺血坏死。胫骨中1/3骨折淤血潴留在小腿的骨筋膜室，增加室内压力造成缺血性肌挛缩。胫骨中下1/3骨折使滋养动脉断裂，易引起骨折延迟愈合（图4-3-29）。

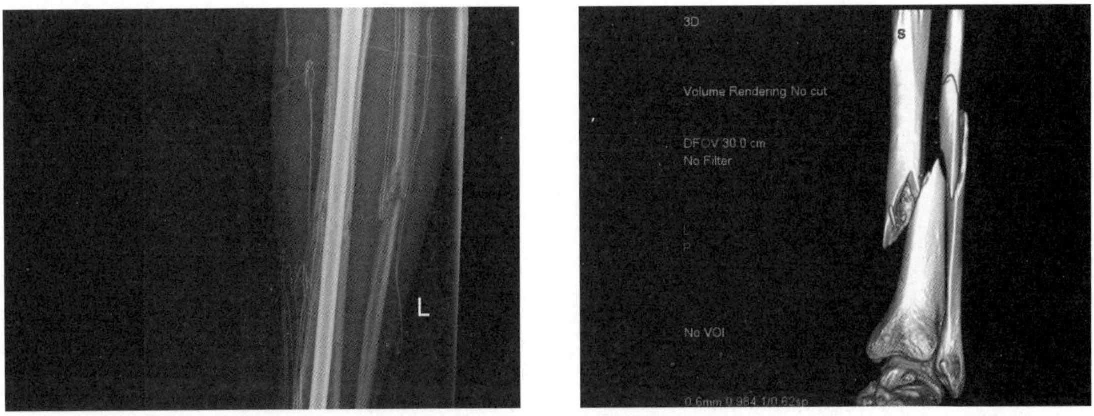

图4-3-29　患者男性，30岁，车祸后出现左下肢局部明显畸形、疼痛，X线检查提示胫腓骨骨折

（十七）骨盆骨折

骨盆骨折是一种严重外伤，占骨折总数的1%～3%，多为高能外伤所致，半数以上伴有合并症或多发伤，致残率高，在50%～60%。最严重的是创伤性失血性休克及盆腔脏器合并伤。

临床特征：疼痛广泛，活动下肢或坐位时加重。局部压痛、淤血，下肢旋转、短缩畸形，可见尿道口出血，会阴部肿胀。

临床分型（根据临床查体结果分型）：脐棘距增大（分离型骨折）或减小（压缩型骨折）；髂后上棘可有增高（压缩型骨折）、降低（分离型骨折）、上移（垂直型骨折）；骨盆分离挤压试验、“4”字征、扭转试验为阳性，但禁用于检查严重骨折患者（图4-3-30）。

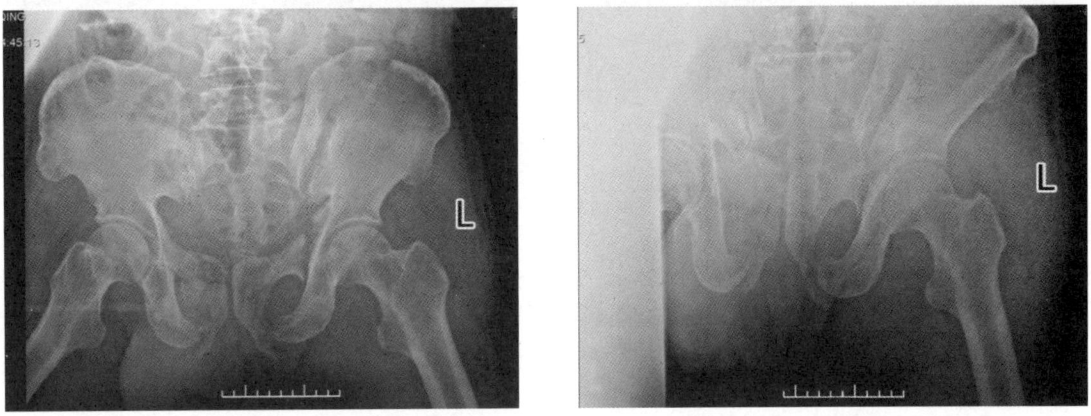

图4-3-30　患者女性，26岁，高空坠落后全身多发性骨折伴低血压，骨盆X线检查提示骨盆骨折

（十八）踝部骨折

踝关节骨折是一种常见的创伤，致伤原因多为行走不慎、骑自行车摔倒、运动损伤、交通伤及建筑工地外伤等。

临床表现：踝部疼痛、肿胀，皮下可出现淤斑、青紫，不敢活动踝关节，不能行走。

X线表现：踝关节面不平行、间距不等，骨外侧关节面的远端与腓骨隐窝不成连续弧线等（图4-3-31）。

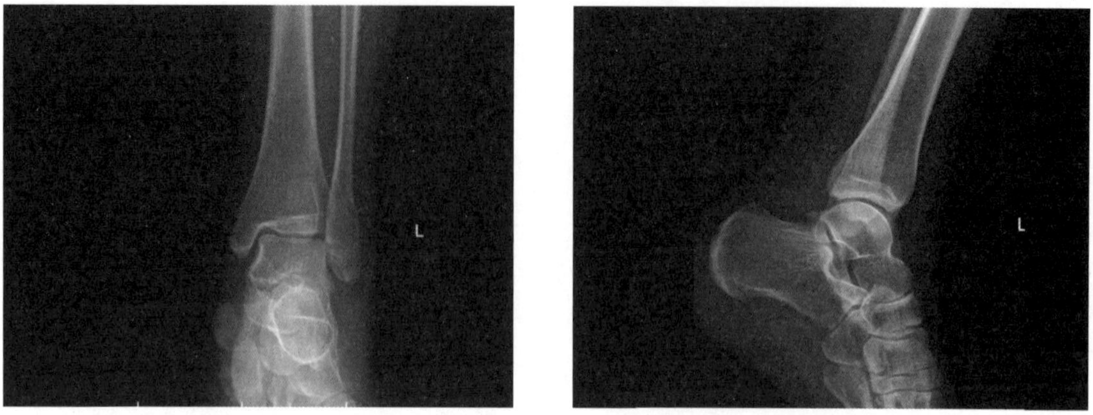

图4-3-31　患者男性，20岁，跌落后踝部疼痛伴局部畸形，X线检查提示踝部骨折

（十九） 跟骨骨折

跟骨骨折以足跟部剧烈疼痛，肿胀和淤斑明显，足跟不能着地行走，跟骨压痛为主要表现。本病成年人较多发生，常由高处坠下或挤压致伤。经常伴有脊椎骨折，骨盆骨折，头部、胸部、腹部伤。

临床表现：外伤后足跟疼痛，不能站立、行走；局部肿胀、压痛、畸形或检查到骨擦音（图4-3-32）。

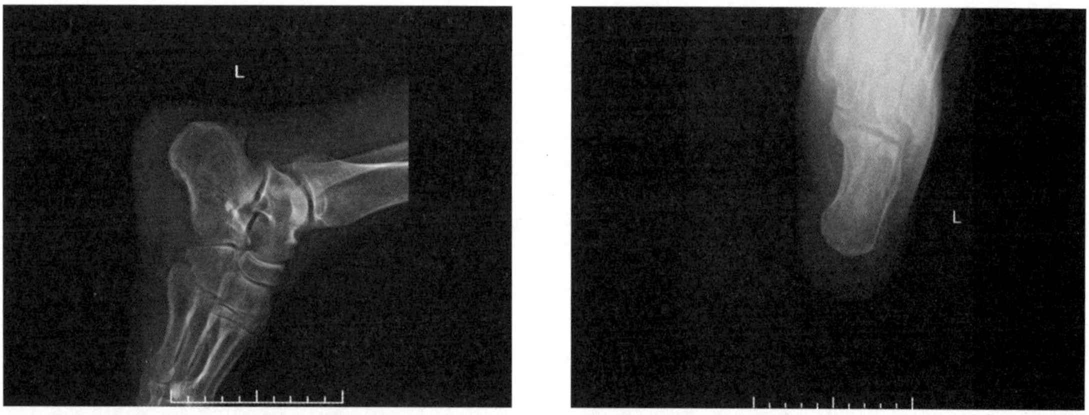

图4-3-32　患者男性，22岁，跌落后左足跟部疼痛伴局部畸形，X线检查提示跟骨骨折

（二十） 胸腰椎压缩性骨折

胸腰椎压缩性骨折是指胸腰段脊椎受到暴力时引起的椎体和/或椎板骨折的一种严重损伤。致伤暴力包括过度的前屈、后伸、挤压、分离、剪切和旋转力等，常合并脊髓、马尾神经及神经根损伤。

常见症状：脊柱骨折部位局部疼痛、截瘫、大小便功能障碍，或肢体感觉和运动丧失。

X线检查：

（1）椎体形态改变：椎体失去正常形态，椎体的几何形状消失，如椎体方状外形变为楔形。

（2）椎体高度改变：在X线片中，可以看到患者的椎体高度降低，这是因为椎体受到外力挤压，导致椎体内部的骨质受损，从而使得椎体高度下降。

(3)椎体边缘断裂线：在X线片中，还可以看到椎体边缘的断裂线。这是因为在受力的作用下椎体的边缘部分可能会发生断裂，形成断裂线。

(4)椎体骨折周边可见骨碎片、骨内见高密度影(图4-3-33)

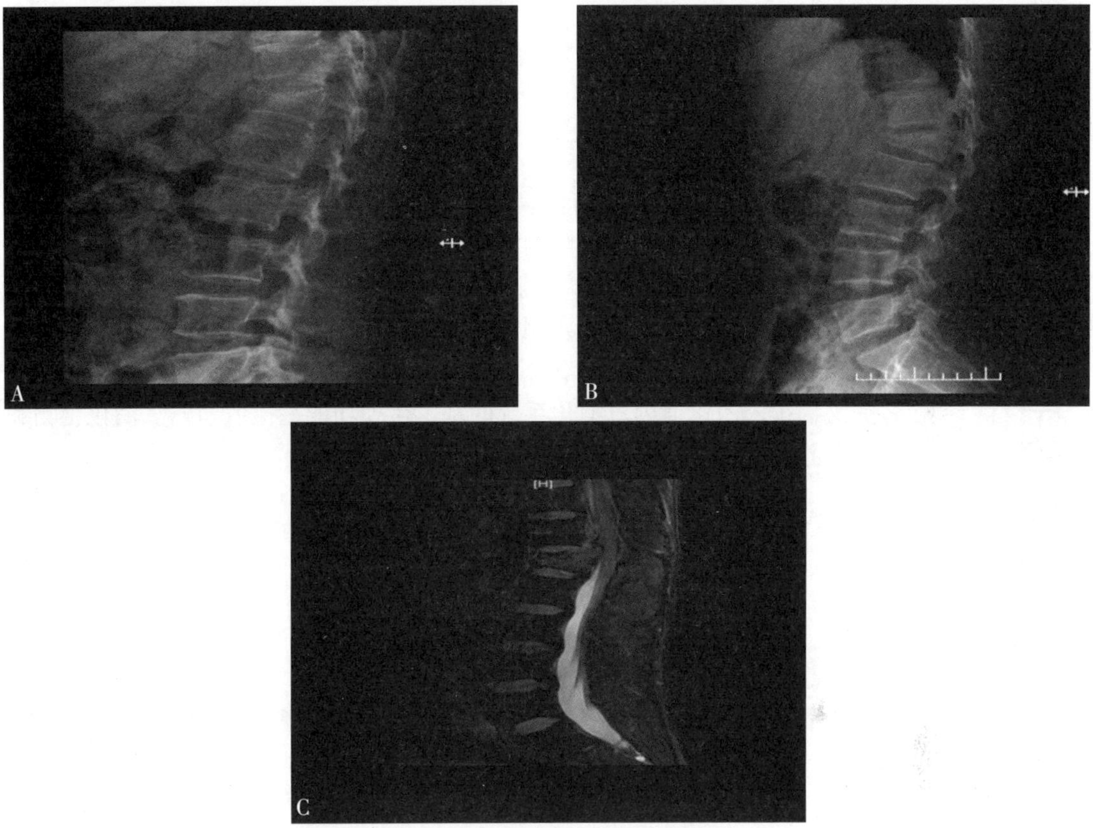

图4-3-33 常见胸腰椎骨折X线表现

A.患者男性，58岁，C12压缩性骨折；B.患者女性，68岁，L1压缩性骨折；C.患者女性，66岁，C12病理性骨折。

(余其贵 王 书)

第四节 X线在消化系统常见疾病中的应用

一、前言

消化系统由消化道和消化腺两部分组成。消化道是一条起自口腔，延续咽、食管、胃、小肠、大肠到肛门的很长的肌性管道，其中经过的器官包括口腔、咽、食管、胃、小肠（十二指肠、空肠、回肠）及大肠（盲肠、结肠、直肠）等部。消化腺有小消化腺和大消化腺两种。小消化腺散在消化道各部的管壁内，大消化腺有三对唾液腺（腮腺、下颌下腺、舌下腺）、肝脏和胰脏，它们均借助导管，将分泌物排入消化道内。消化系统的基本生理功能是摄取、转运、消化食物和吸收营养、排泄废物。

二、食管疾病

（一）食管憩室

食管憩室是指食管局部管腔向外突出的囊状腔隙，当外牵或内压发炎时可疼痛。

X线表现：食管造影检查可见圆形、乳头状或三角形的钡影凸出，边缘光滑，其黏膜或管腔黏膜相连（图4-4-1）。

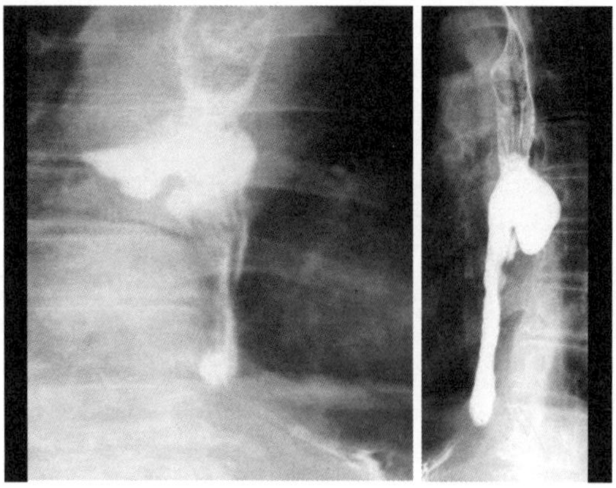

图4-4-1　食管憩室X线表现

（二）食管静脉曲张

临床一般常见于肝硬化门静脉高压患者，其主要发病原理包括门静脉高压→侧支循环→静脉曲张。

X线表现：早期，黏膜皱襞略增宽或迂曲；晚期，蚯蚓状/串珠状充盈缺损（图4-4-2）。

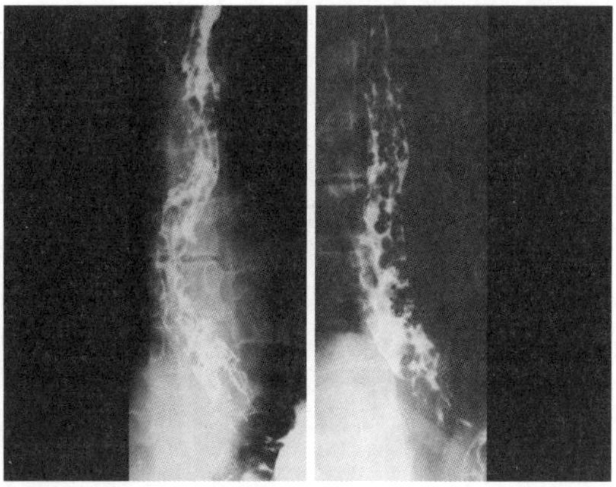

图4-4-2　中年男性、肝硬化门静脉高压患者食管静脉曲张钡餐表现

（三）贲门失迟缓症

临床表现为下食管括约肌失去正常的弛缓功能，进食后有梗阻感，严重时伴有胸骨后疼痛。

X线表现：平片，增宽的纵隔内发现有液平；钡餐，光滑整齐的圆锥状或漏斗状对称性狭窄，上方扩张，形似大萝卜。吸入亚硝酸异戊酯后扩张，这是临床与贲门癌的鉴别要点（图4-4-3）。

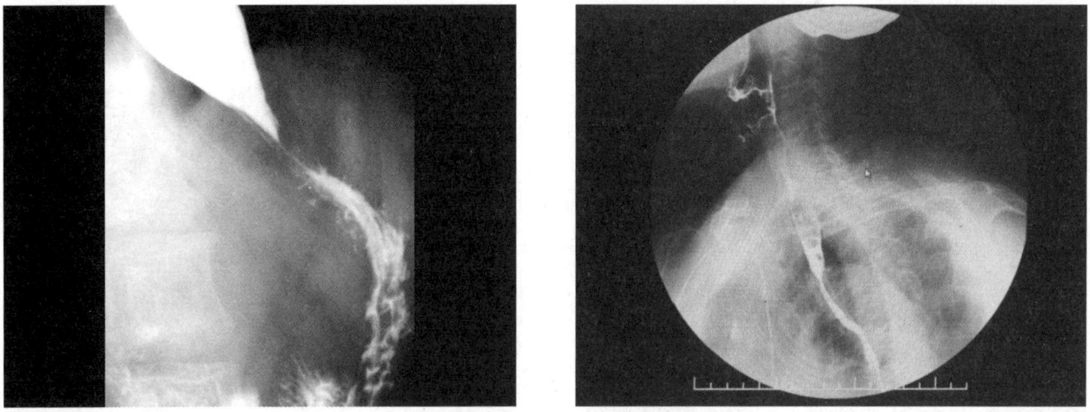

图4-4-3　贲门失迟缓症患者钡餐检查X线表现

（四）食管癌

我国是世界上食管癌发病率最高的国家，食管癌严重威胁人民群众身体健康，是消化道常见的恶性肿瘤。

临床表现：主要好发于中下段，40岁以上男性，表现为进行性吞咽困难、哽噎感；后期出现食管梗阻、出血、消瘦等表现。

X线表现：早期黏膜增粗、中断、迂曲，管腔局限性充盈缺损或小龛影，管壁局限性僵硬、扩张性差。中晚期表现：黏膜破坏、中断、消失管腔狭窄；管壁僵硬，蠕动减弱/消失，钡剂通过障碍肿块的速度慢，可见缺损。

临床分型：①增生型——充盈缺损为主；②浸润型——环形狭窄；③溃疡型——不规则龛影；④混合型——具有以上两种特征（图4-4-4）。

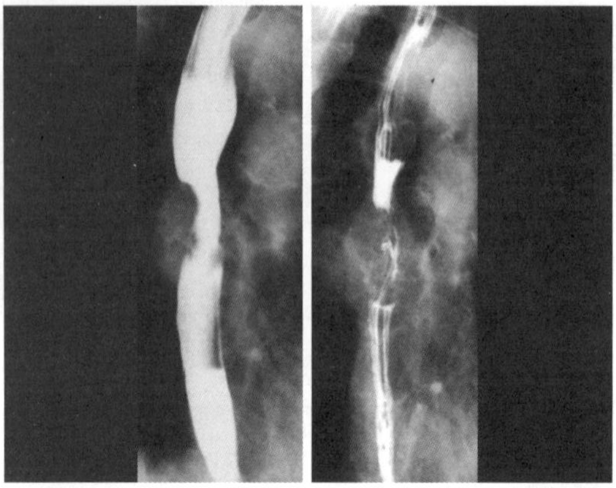

图4-4-4 患者女性，66岁，进行性吞咽困难2年，食管X线检查提示食管癌

（五） 胃及十二指肠球部溃疡

临床表现：慢性病，规律性的上腹部痛；好发于胃小弯、近小弯前后壁十二指肠球后壁。

X线表现：①龛影（Niche）；②龛影周围改变，黏膜水肿包括月晕征、狭颈征、颈圈征；③黏膜纠集如放射状，到达溃疡口部；④器官变形包括十二指肠球部变形、胃腔呈“砂钟状”“葫芦状”等（图4-4-5）。

临床并发症：胃窦炎、慢性穿孔、幽门梗阻、溃疡癌变等。

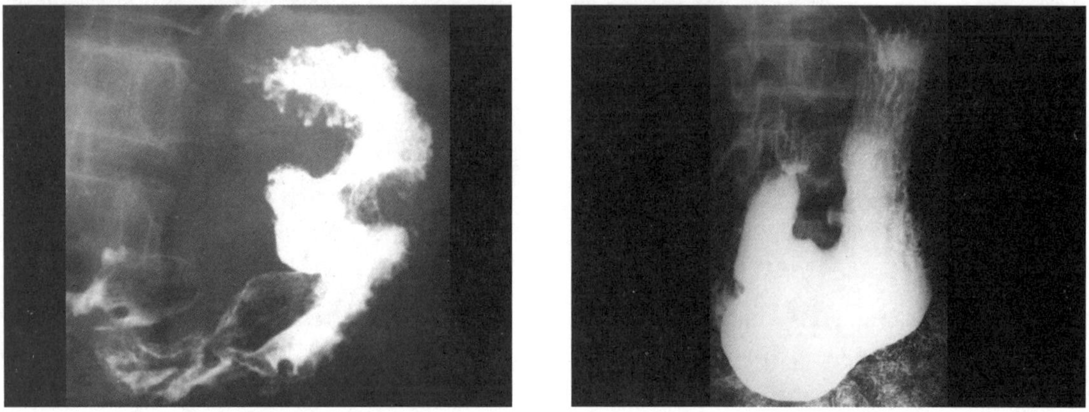

图4-4-5 患者男性，反复上腹部疼痛3年，X线检查提示胃溃疡

（六） 胃癌

临床常见消化道常见肿瘤，好发于胃窦、贲门及小弯，40岁以上多见，男性多于女性，多为腺癌。

早期胃癌的X线表现：临床＜2 cm的肿块不易发现，＞3 cm的肿块X线显影机会逐渐增加，其中隆起型胃癌表现为局限性增生，高出黏膜面。浅表型胃癌可见黏膜表面浸润，皱襞呈颗粒状胃小区破坏并有小糜烂；凹陷型胃癌X线下可见浅而不规则的龛影，黏膜皱襞呈颗粒状。

1.蕈伞型

X线检查可见腔内菜花状影，充盈缺损黏膜破坏，胃壁僵硬，蠕动消失，贲门癌立位时，胃泡可见癌肿块影(图4-4-6)。

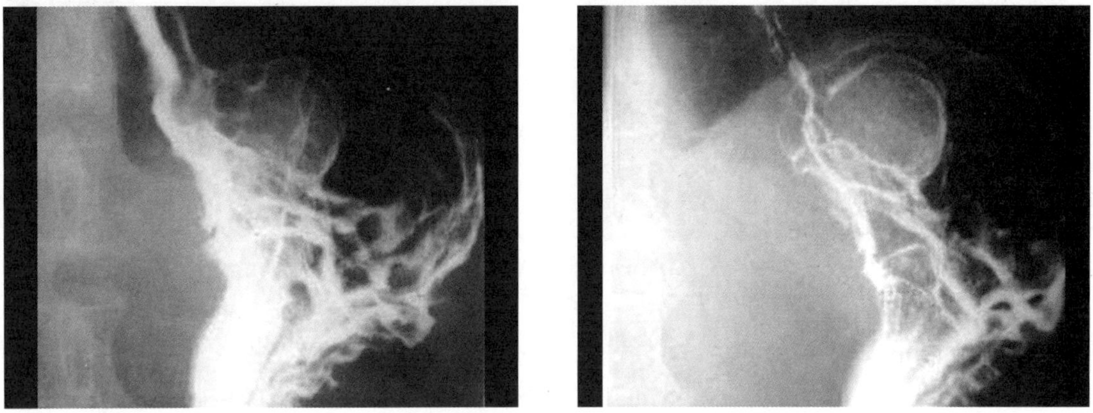

图4-4-6　蕈伞型胃癌

2.浸润型

浸润型胃癌又称“皮革胃”或“革袋胃”。

临床表现：浸润性生长、胃腔环形狭窄、胃壁变硬、黏膜消失、蠕动消失。

X线表现：浸润型胃癌表现为胃壁僵硬、蠕动波消失、胃腔明显狭窄的现象；弥漫性浸润型胃癌可累及大部分或全部胃(图4-4-7)。

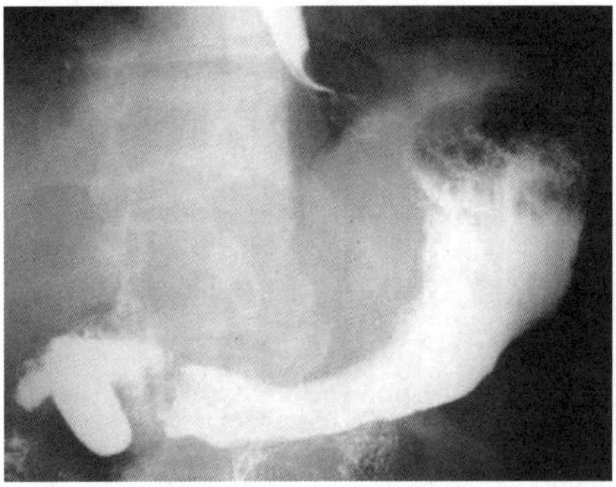

图4-4-7　浸润型胃癌

3.溃疡型

癌肿呈盘状隆起，中央不规则溃疡，周围因癌结节增生形成“环堤”。

X线表现：半月征，龛影位于腔内、边缘有一圈环状透亮带(环堤)、龛影大而浅，常呈半月状；指压迹征，裂隙征黏膜中断，黏膜纠集不能抵达口部(图4-4-8)。

4.混合型

前三型两种以上混存者。

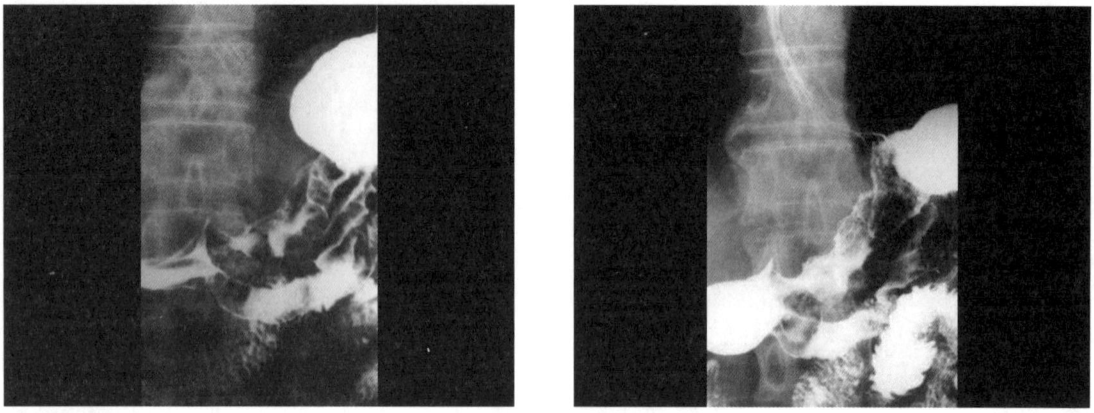

图4-4-8　溃疡型胃癌

（七）大肠癌

临床多发生于直肠、乙状结肠，也可见于盲肠、升结肠；常继发于血吸虫或肠息肉；晚期左半结肠癌肿者，临床组织类型多为腺癌。

临床表现：右侧表现为腹部包块、消瘦，营养不良及消化道出血；左侧表现为大便变细、肠梗阻及出血等。

X线表现（图4-4-9）：

（1）增生型：充盈缺损，菜花状，小溃疡，黏膜破坏。

（2）浸润型：向心性环形狭窄，分界截然，早期引起肠梗阻。黏膜破坏；肠壁僵硬。

（3）溃疡型：龛影，类似胃癌的“半月征”。

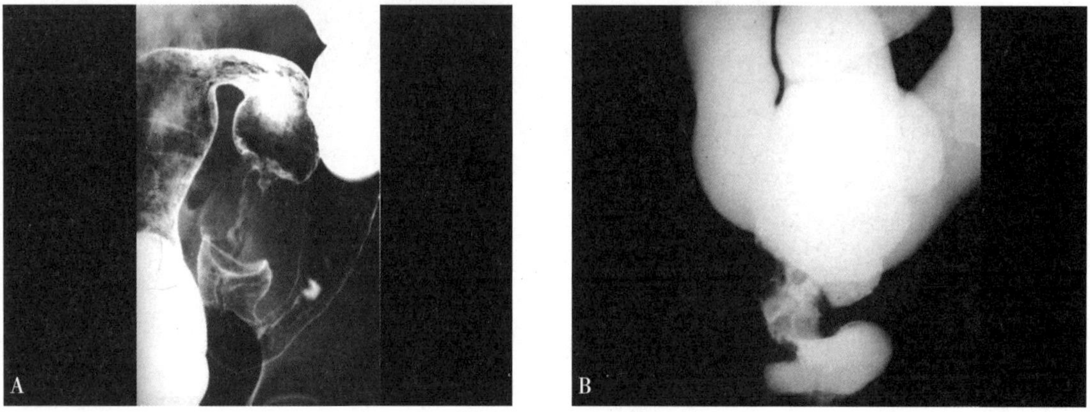

图4-4-9　大肠癌X线表现

A.大肠癌增生型；B.大肠癌溃疡型。

（八）肠结核

临床上肠结核90%发生于回盲部，累及回肠末端、盲肠及升结肠；回盲部梗阻，近端回肠扩大，排空延迟，多为不完全性梗阻；溃疡型患者一般病变较长。

X线表现：痉挛刺激，有跳跃现象，小肠动力加速；增生型者表现为病变局限，以盲肠为主，肠腔狭窄或充盈缺损，形成包块，以梗阻表现为主（图4-4-10）。

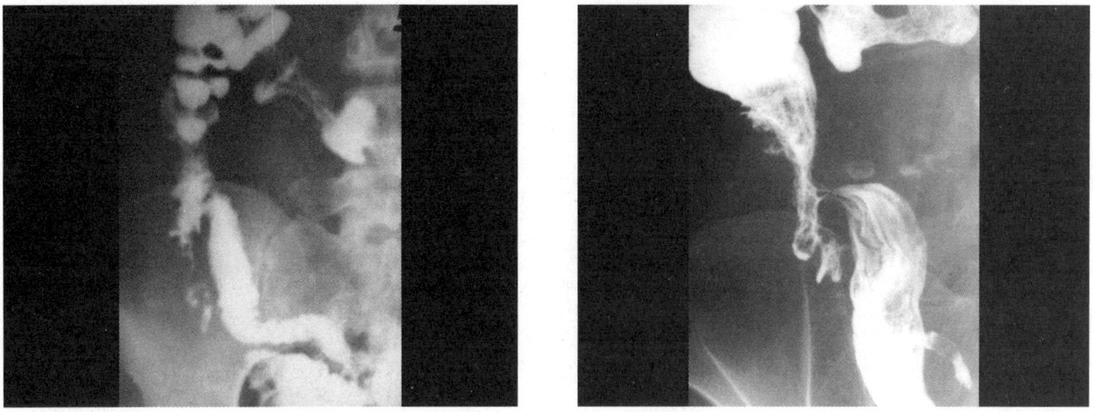

图4-4-10　溃疡性肠结核X线表现

三、急腹症

（一）胃肠穿孔

急性胃肠穿孔的腹痛常突然发生，呈持续性剧痛，常使患者难以忍受，并在深呼吸与咳嗽时加重。疼痛范围与腹膜炎扩散的程度有关。患者采取仰卧位，两下肢屈曲，不愿转动。

腹部检查可见呼吸运动显著减弱，腹肌板硬，肠鸣音减弱或消失，肝浊音界缩小或消失等。

X线表现：可发现膈下有游离气体（图4-4-11）。

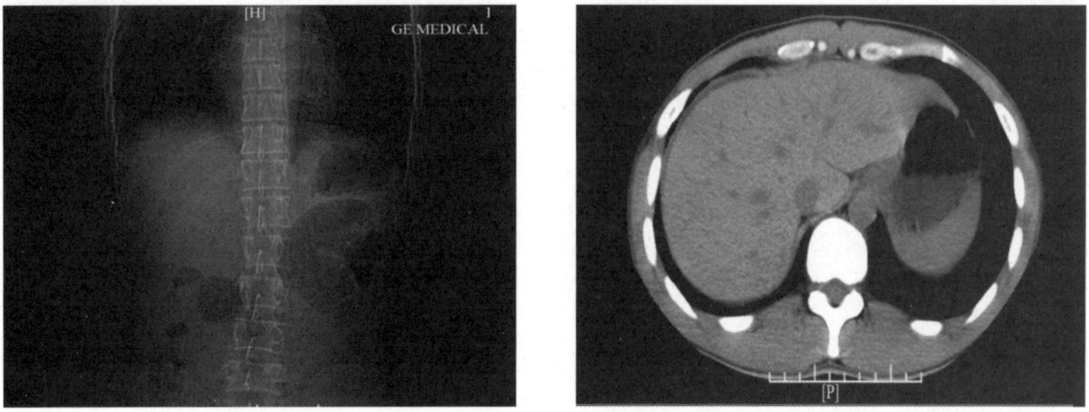

图4-4-11　患者40岁，剧烈腹痛2 h，X线及CT检查提示膈下游离气体，考虑消化道穿孔

（二） 肠梗阻

1.分类

根据不同病因分为机械性肠梗阻、动力性肠梗阻、缺血性肠梗阻等。

2.肠梗阻典型症状

(1)腹痛:机械性肠梗阻的腹痛呈阵发性绞痛,而麻痹性肠梗阻则表现为持续性胀痛或不适。

(2)呕吐:机械性肠梗阻的主要症状之一,梗阻部位越低,呕吐发生得越晚,而麻痹性肠梗阻的呕吐为溢出性的。

(3)腹胀:程度与梗阻部位有关,高位梗阻患者的腹胀不明显,而低位梗阻和结肠梗阻的患者腹胀显著,可累及全腹。

(4)肛门停止排气、排便:完全性肠梗阻患者排气、排便停止,不完全性梗阻的患者则有间断排气、排便。

3.X线表现

主要表现为肠胀气和积液。立位观:气液平面,液平之上呈半圆形,倒“U”形或阶梯状液平(图4-4-12)。

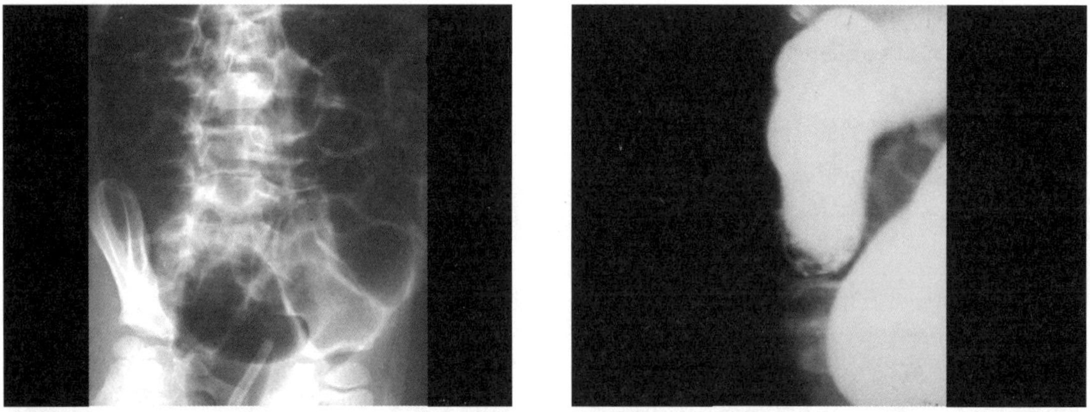

图4-4-12 患者男性,50岁,腹痛伴肛门停止排气2天,X线及CT检查提示肠梗阻

（三） 肠套叠

肠套叠占肠梗阻的15%~20%,有原发性和继发性两类。原发性肠套叠多发生于婴幼儿,继发性肠套叠则多见于成人。绝大多数肠套叠是近端肠管向远端肠管内套入,逆性套叠较罕见。

X线表现:肠套叠多无可靠征象。完全性梗阻时,腹部平片可见部分肠管积气、积液和持续扩张的小肠袢。钡灌肠呈杯口状或线团状;梗阻顶端呈圆柱形块影(图4-4-13)。

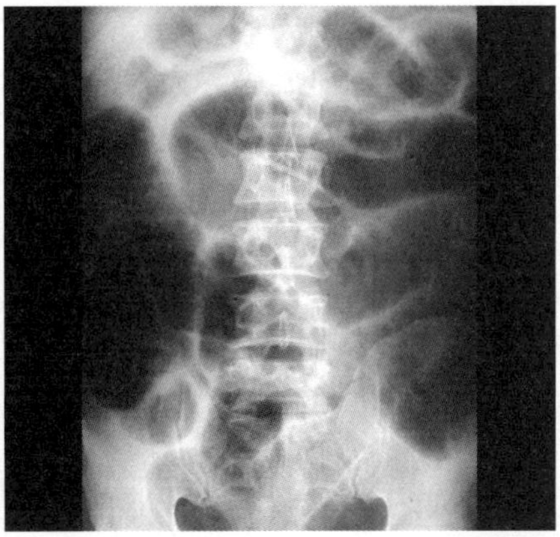
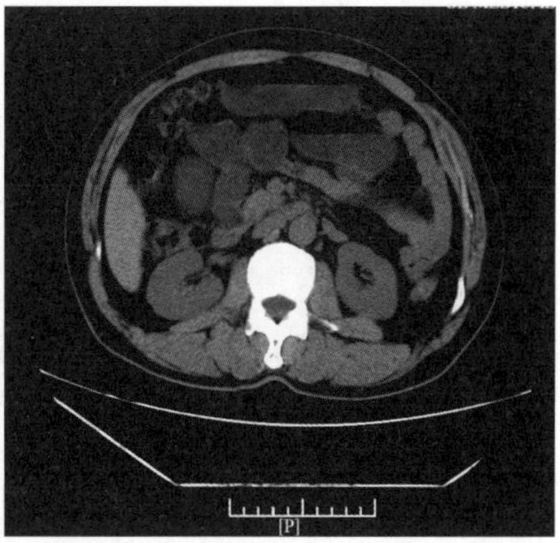

图4-4-13 肠套叠患者X线及CT表现

（余其贵 王 书）

第五节 X线在泌尿系统常见疾病中的应用

一、前言

泌尿系统由肾、输尿管、膀胱和尿道四部分组成，是人体代谢产物的主要排泄系统。通过尿液的生成，排泄在代谢过程中产生的废物，以及多余的无机盐、水分等，从而调节液体总量、电解质和酸碱平衡，对维持机体内环境的相对稳定起重要的作用。

二、常见泌尿系统疾病

（一）肾盂积水

肾盂积水是由尿路阻塞引起肾盂、肾盏扩大伴肾组织萎缩，尿路任何部位发生管道狭窄或阻塞及神经肌肉的正常功能紊乱，尿液通过时即可出现障碍，造成尿流梗阻，梗阻时以上部位因尿液排出不畅而压力逐渐增高、管腔扩大，最终导致肾积水、扩张，肾实质变薄、肾功能减退，若双侧梗阻，则出现尿毒症后果严重。

临床表现：腰部酸痛不适。

X线造影检查：提示轻度肾盂积水，肾小盏变平，失去正常杯口状外观，边界光滑整齐。随后大肾盏变粗、变短，肾盂亦扩大；若阻塞在输尿管远端，则其近端亦扩大；重度积水可见囊形，静脉肾盂造影时显示延迟或不显影，肾影增大(图4-5-1)。

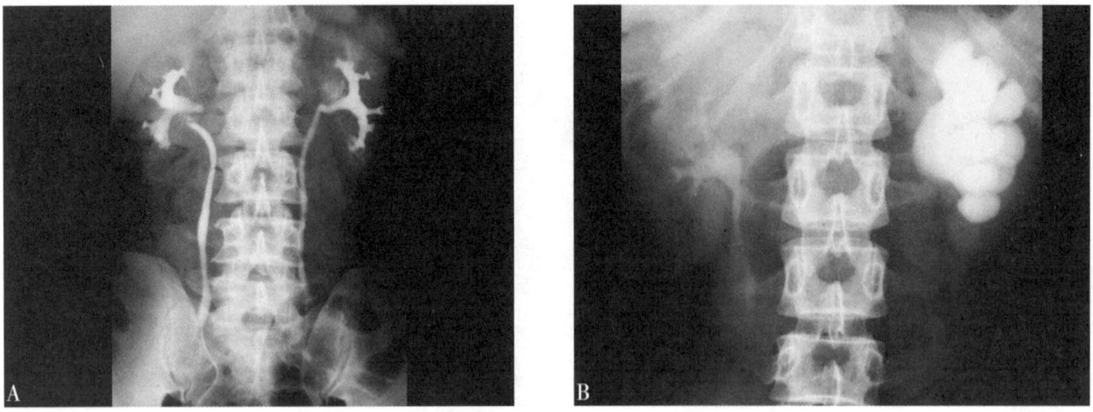

图4-5-1　正常肾脏与左肾积水X线造影对比
A.正常肾脏X线造影；B.左肾积水X线造影。

（二） 尿路结石

尿路结石是常见的泌尿外科疾病之一，男性发病率高于女性，发病之比约为3∶1。近30年来，我国上尿路（肾、输尿管）结石发病率明显提高；临床主要症状是疼痛和血尿，极少数患者可长期无自觉症状。X线检查可见80%～90%为阳性结石；造影可确定结石部位及肾脏情况，并可发现阴性结石。

1. 肾结石

肾结石指发生于肾盏、肾盂及肾盂与输尿管连接部的结石。多数位于肾盂、肾盏内，肾实质结石少见，平片显示肾区有单个或多个圆形、卵圆形或钝三角形致密影，密度高而均匀，边缘多光滑，但也有不光滑呈桑葚状。

临床表现：疼痛、血尿及排石史；长期结石可导致反复肾脏感染；X线检查是诊断尿路结石最重要的方法，包括腹部平片、排泄性尿路造影、逆行肾盂造影或经皮肾穿刺造影等。

X线表现：X线检查提示结石形态各异，其中鹿角形是肾盂结石的特征性表现，其他形态包括圆形、卵圆形或不规则形（图4-5-2）。

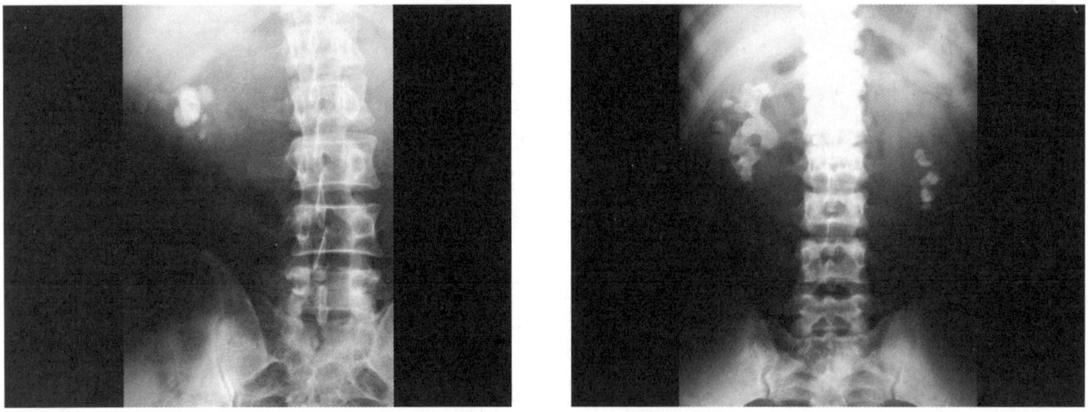

图4-5-2　肾结石X线表现为肾脏内高密度致密影

2.输尿管结石

输尿管结石绝大多数来源于肾脏，多为单侧结石，多发生于中年，男性发病率高于女性，结石成因及成分与肾结石相似。结石常见于以下部位：①肾盂、输尿管连接部；②输尿管跨越髂血管部位；③女性输尿管经过子宫阔韧带的基底部，男性输精管跨越输尿管处；④输尿管膀胱壁段包括膀胱开口处。主要的继发病变有尿路梗阻、感染和上皮损伤、癌变等，较大或表面粗糙的结石易嵌顿于输尿管狭窄部位致严重梗阻、肾功能损害，严重的双侧输尿管结石甚至引起肾衰竭。

临床表现：输尿管中上段结石引起的输尿管绞痛；表现为一侧腰痛和镜下血尿。疼痛多呈绞痛性质，可放射到同侧下腹部、睾丸或阴唇。血尿较轻微，大多数仅有镜下血尿。绞痛发作时可合并有恶心、呕吐、冷汗、面色苍白、腹胀、呼吸急促等症状。输尿管膀胱壁段结石可引起尿频、尿急、尿痛，以及同侧肾积水和感染。双侧输尿管结石可致无尿。

X线检查：必须包括整个泌尿系统。90%以上的结石在X线片上显影，显影的深浅和结石的化学成分、大小和厚度有关。结石在平片上的显影程度受许多因素的影响，如结石小、肠气多、肥胖患者，显影常不满意（图4-5-3）。

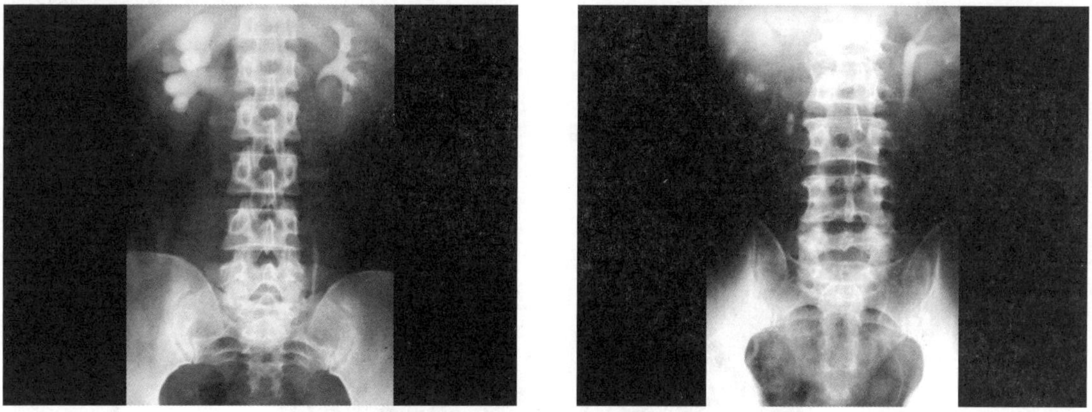

图4-5-3 输尿管结石X线表现

3.膀胱结石

膀胱结石是指在膀胱内形成的结石。它可以分为原发性膀胱结石和继发性膀胱结石。前者是指在膀胱内形成的结石，多由营养不良引起，多发生于儿童；后者则是指来源于上尿路或继发于下尿路梗阻、感染、膀胱异物或神经源性膀胱等因素而形成的膀胱结石。

其主要发生于老年男性，且多患前列腺增生症或尿道狭窄。

X线表现：X线检查显示膀胱内单个或多个形态各异的高密度影（图4-5-4）。

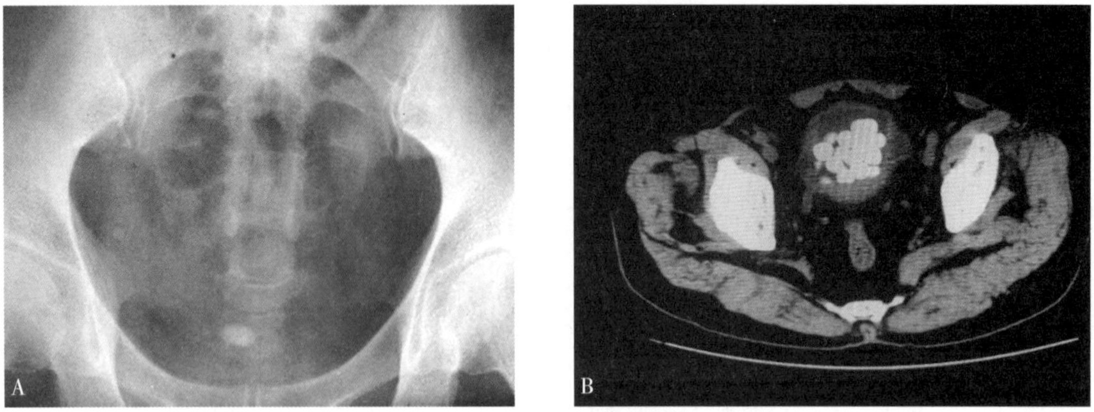

图4-5-4 膀胱结石

A.膀胱结石X线表现;B.膀胱结石CT表现。

(三) 肾结核

肾结核在泌尿生殖系结核中占有重要地位,泌尿生殖系其他器官结核,大多继发于肾结核;多由血行感染而来,在皮质形成小脓肿,脓肿扩大形成溃疡空洞,然后侵入肾盏及肾盂,再下行侵犯输尿管及膀胱。干酪性物质易钙化。

临床表现:膀胱刺激征——肾结核的典型症状;其他症状包括血尿、脓尿、腰痛、全身症状。

X线表现:钙化、肾影增大等;肾造影显示肾小盏破坏呈虫蚀状;溃疡空洞时造影剂外溢到肾皮质病灶内,显示不规则空腔;肾盂积脓时肾盂扩大,边缘不规则(图4-5-5)。

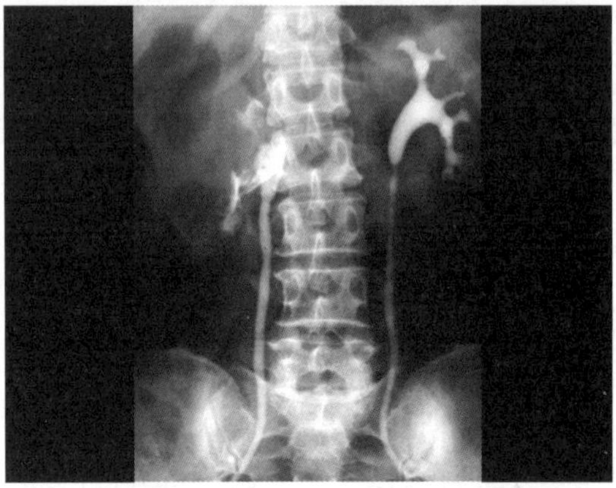

图4-5-5 肾结核X线造影检查结果

(四) 肾癌

临床分为肾实质癌和肾盂癌。

1. 肾实质癌

肾实质癌起源于肾实质泌尿小管上皮系统的恶性肿瘤,学术名词全称为肾细胞癌,又称肾腺癌,简称肾癌,是最常见的肾脏实质恶性肿瘤。

临床上最早出现的症状是血尿；血尿是发现肾癌最常见的症状，其他症状包括疼痛、肿块等。因此，临床常将血尿、疼痛和肿块称为肾癌的“三联征”。

X线检查提示肾影扩大或局部扩大、突出，呈分叶状，可有钙化；造影检查可见肾盂、肾盏受压变形，肾盏分离，狭窄、变细、阻断等呈“蜘蛛腿状”；肾盂、肾盏扩张，因受压近端积水；晚期其出现肾衰竭（图4-5-6）。

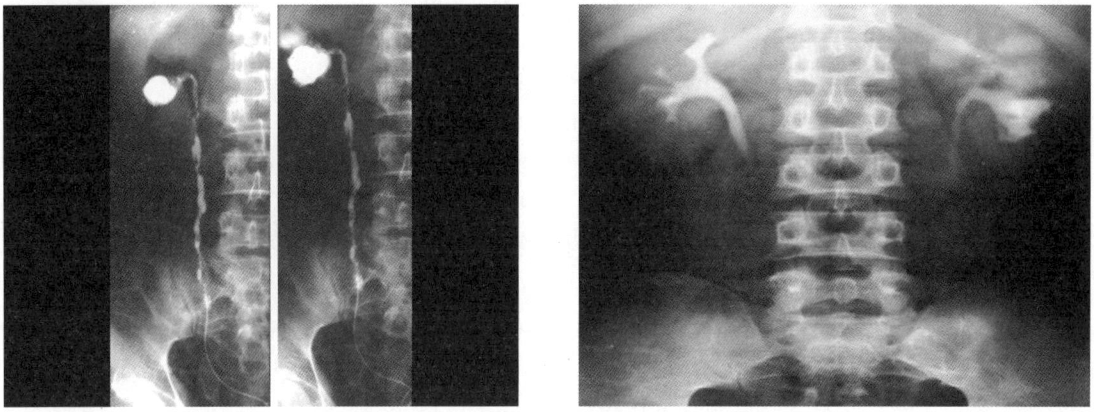

图4-5-6 右肾癌X线造影检查结果

2.肾盂癌

肾盂肿瘤是在肾盂黏膜发生的上皮性肿瘤，移行细胞癌占90%，其次为鳞状上皮细胞癌和腺癌。

肾盂癌临床上分为5期。O期：肿瘤局限于黏膜期；A期：肿瘤侵及固有膜；B期：肿瘤侵犯肌层；C期：肿瘤扩展至肾盂旁脂肪或肾实质；D期：区域淋巴结受累或其他部位有转移，临床表现为血尿、疼痛、肿块、全身症状及肿瘤转移症状等。

X线表现：X线检查提示肾盂或肾盏内有不规则的充盈缺损，可产生积水现象（局部阻塞）（图4-5-7）。

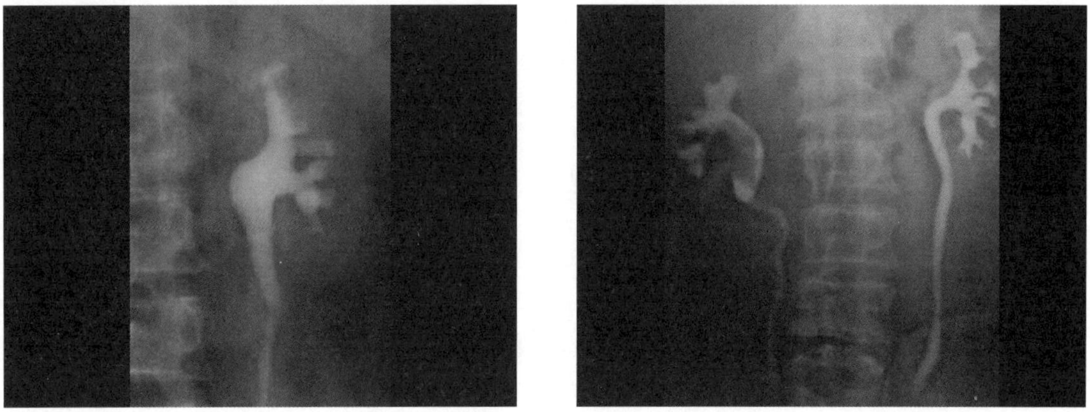

图4-5-7 肾盂癌伴肾盂梗阻X线表现

（余其贵 王 书）

第六节 X线在乳腺常见疾病中的应用

X线在乳腺癌中的应用

近几年来，乳腺癌在我国的发病率逐年上升，尤其是在一些大城市，如上海、北京等，乳腺癌在女性中的恶性肿瘤发病率已跃居首位。而在世界发达国家及地区，如北美、欧洲、澳大利亚和新西兰等，乳腺癌是35～54岁女性的首位死亡因素。这些国家及地区的人群比亚洲人群患乳腺癌的危险性要高出5倍。目前，临床上广泛应用的钼靶X线技术，其诊断乳腺良恶性肿瘤准确率为85%～90%，并能发现触诊阴性的乳腺癌，可以有效降低乳腺癌病死率。由于其放射量低、诊断率高，已成为目前临床诊断和普查的一项不可缺少的诊断方法，也是诊断T0期乳腺癌首选的检查方法。对于社区女性特别是高危女性来说，乳腺X线检测具有以下优势：

(1)50岁以上患者的乳腺癌敏感性为85%～90%。

(2)能够发现临床未触及的早期癌。

(3)能够有效降低乳腺癌病死率。

(4)可以检测出体检无法察觉的微小钙化。

（一） 乳腺癌的发病因素

1.年龄

在停经前每10年增加1倍，停经后增长缓慢，甚至可下降。

2.人口学特点

女性高于男性100多倍，白人＞黑人＞亚裔发病率。

3.既往乳腺良性病史

有些乳腺病可引起乳腺癌(如非典型性增生)，实际上有些学者认为这就是癌前期病变，而纤维腺瘤与乳腺癌的关系还没有明确。

4.家族史

家族史是重要危险因素，家族中母亲或姐妹被诊断为乳腺癌的女性，她的患病危险性增加3倍。若患者发生双侧乳腺癌，那么她的第一级亲属患乳腺癌的危险性增加5倍。另外，基因连锁研究已证实，诱发乳腺癌和卵巢癌的基因(*BRCA*1)位于17号染色体长臂上。该基因缺陷的女性，50岁前患乳癌的危险概率是51%，70岁前患乳腺癌的危险概率是85%。

5.与月经有关的因素

与雌激素、泌乳素分泌有关，初潮年龄越早、绝经年龄越晚的女性，患乳癌的危险性越大。

6. 与妊娠有关的因素

低龄初产妇患乳腺癌的危险性明显降低。

其他一些可疑因素包括口服避孕药、激素替代疗法、饮食因素、饮酒、哺乳、体育活动等。

筛查是乳腺癌早期检出的重要手段。高质量的乳腺摄影检查(钼靶摄片)结合临床扪诊、乳腺超声检查是目前最主要的筛查方式。

(二) 乳腺癌的X线表现

乳腺癌是女性最常见的恶性肿瘤之一,据资料统计,发病率占全身各种恶性肿瘤的7%~10%,在女性中仅次于子宫癌发病率,它的发病常与遗传有关,于40~60岁发病,绝经期前后的妇女发病率较高,仅1%~2%的乳腺癌患者是男性。通常为发生在乳房腺上皮组织的恶性肿瘤,是一种严重影响女性身心健康甚至危及生命的常见的恶性肿瘤。乳腺癌男性罕见。

位置:外上象限(43%)、内上象限(23%)、外下象限(16%)、内下象限(11%)、乳晕区(6%)、尾叶区(1%)。包括直接征象和间接征象。直接征象包括以下几点。

1. 肿块或结节

此征象是乳腺癌最多见的征象。肿块密度高于正常组织,边缘分叶或不规则,边界模糊,可呈类圆形、分叶形、不规则形;肿块为均匀中高密度,约42%的肿块有毛刺状结构伸向周围组织,使周围组织结构紊乱(图4-6-1)。

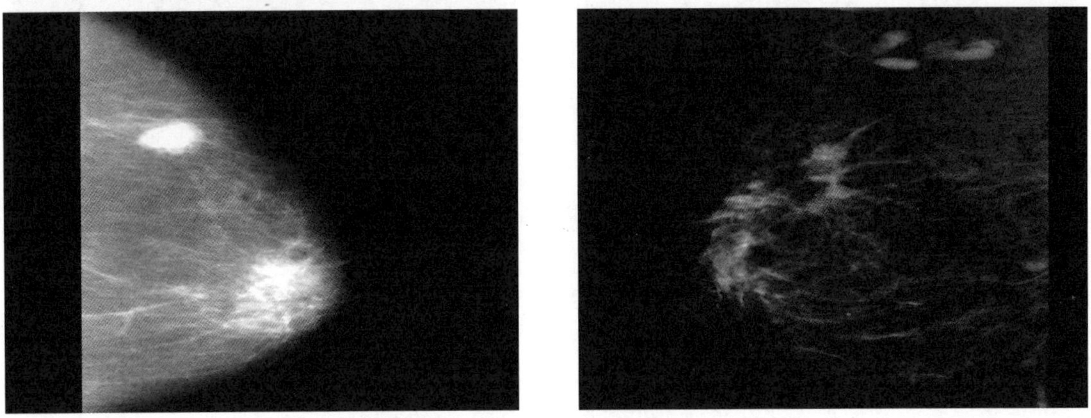

图4-6-1 乳腺癌(肿块型)X线表现

2. 钙化

乳腺钙化是乳腺癌重要而常见的征象,也可以是乳腺癌X线唯一表现。50%~55%的恶性病变有钙化。

X线检查:其特点为大小不等,多在0.5 mm直径范围内,呈细沙状、针尖状或小分支状。钙化量随病程的延长而增多(图4-6-2)。

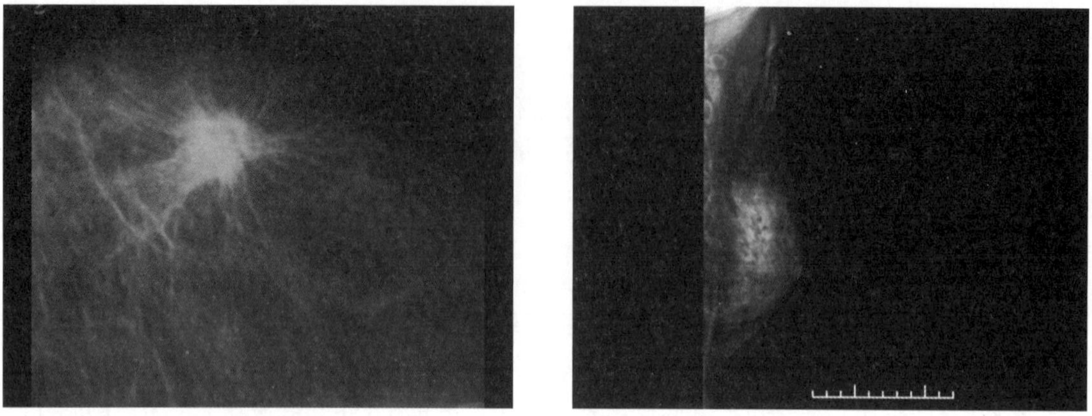

图4-6-2 乳腺癌伴钙化X线表现

3.局限性或弥漫性密度增高

针对该类患者,X线检查显示病灶为小灶状或片状,中心密度较高,边界模糊不清;其形成往往与癌细胞浸润及周围组织水肿有关(图4-6-3)。

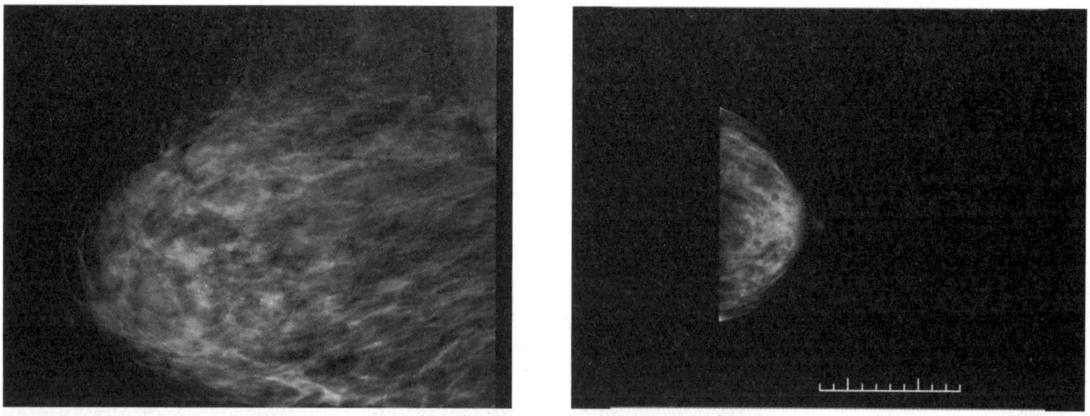

图4-6-3 乳腺癌伴局部密度增高X线表现

(三) 脂肪瘤

乳腺脂肪瘤易发生在脂肪丰富的大乳腺内,常见于绝经期女性或中年女性。病灶部位一般质软,境界清楚。

X线表现:类圆形、分叶形;密度多为低密度,瘤体中心可有纤维间隔;边缘清晰、光滑、锐利,周围绕以高密度的结缔组织包膜形成胶囊征(图4-6-4)。

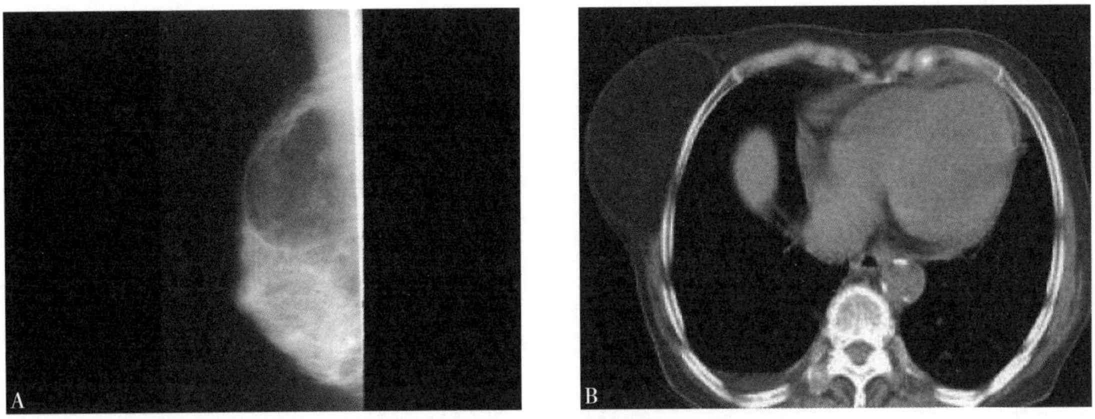

图 4-6-4 乳腺脂肪瘤

A. 乳腺脂肪瘤 X 线表现；B. 乳腺脂肪瘤 CT 表现。

（四） 错构瘤

错构瘤又称纤维脂肪瘤，腺脂肪瘤。组织学上瘤体由不同比例的纤维组织、脂肪组织和腺组织构成，可以某一种成分为主。

X线表现：类圆形，可为分叶形；密度为混合密度，因肿瘤组织成分的不同，表现为低密度中的致密岛或为致密结节中存在透亮阴影；边缘清晰，光滑锐利，有晕征或胶囊征（图 4-6-5）。

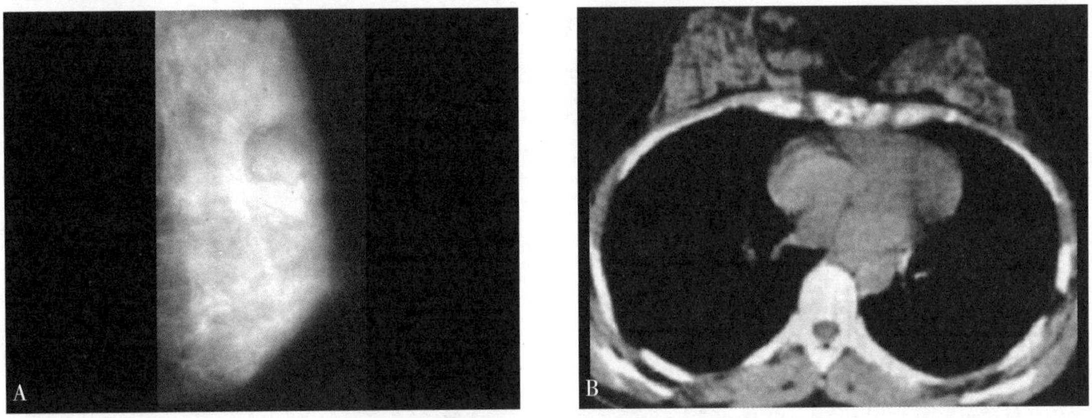

图 4-6-5 乳腺错构瘤

A. 乳腺错构瘤 X 线表现；B. 乳腺错构瘤 CT 表现。

（五） 乳腺导管内乳头状瘤

乳腺导管内乳头状瘤是起源于导管上皮的良性肿瘤。多发生在乳晕附近的大导管。乳头溢液是其主要的临床表现。

X线表现：X线平片一般无阳性发现，瘤体较大时可形成结节。导管造影片示局部导管扩张，导管内充盈缺损（图 4-6-6）。

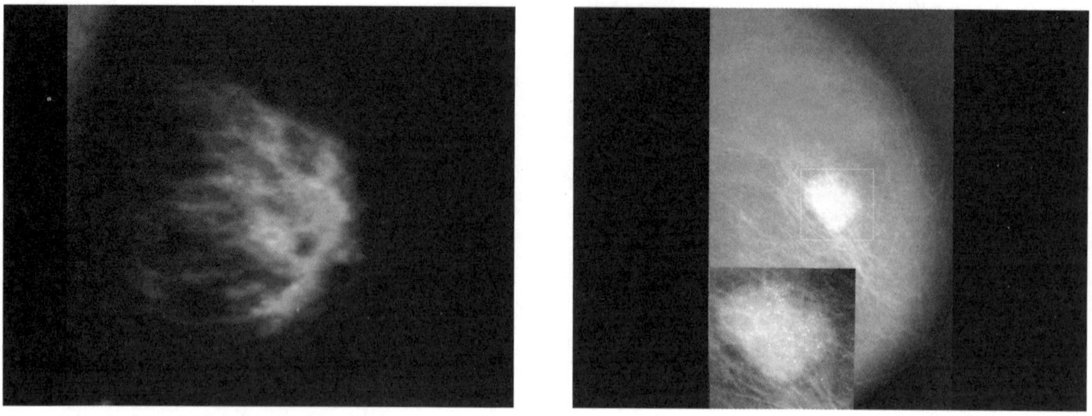

图4-6-6 左乳浸润性导管瘤，临床不能扪及肿块。钼靶片显示成簇点状高密度钙化阴影

（六）急性乳腺炎

急性乳腺炎是乳腺的急性化脓性感染，是乳腺管内和周围结缔组织炎症，多发生于产后哺乳期的妇女，尤其是初产妇更为多见。急性乳腺炎初产妇发病率约占50%，初产妇与经产妇发病之比为2.4∶1。哺乳期的任何时间均可发生，但以产后3~4周最为常见，故又称产褥期乳腺炎。

临床典型表现为乳房局部皮肤红、肿、热、痛，硬结明显，触痛加重；严重时患者可出现寒战、高热、头痛、无力、脉搏加快等全身中毒症状。同侧腋窝淋巴结肿大、疼痛。

X线表现：X线钼靶摄片示乳房皮肤肿胀增厚，间质阴影增生扭曲，血管阴影明显增加；MRI检查表现为局限分布，累及乳晕区或单象限；病情进展可形成脓肿、窦道等（图4-6-7）。

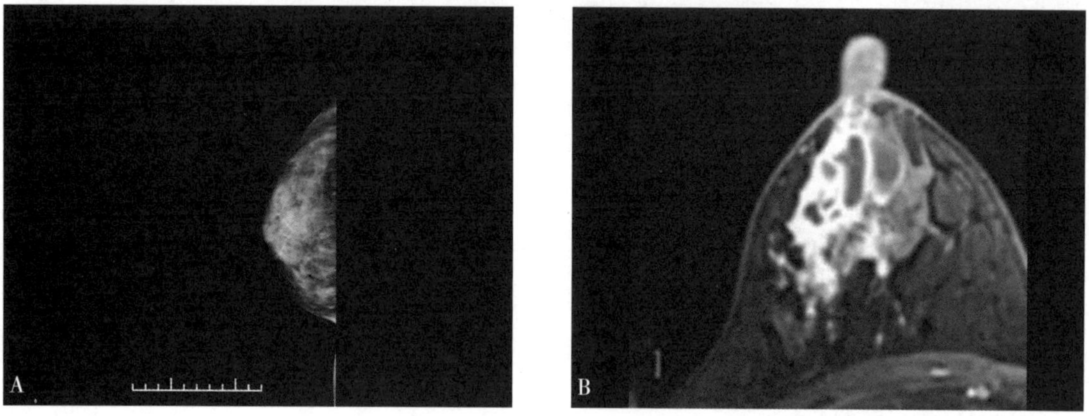

图4-6-7 急性乳腺炎

A.急性乳腺炎X线表现；B.急性乳腺炎MRI表现。

（余其贵 王 书）

参考文献

[1] 陈国伟.高级临床内科学[M].长沙:中南大学出版社,2002.

[2] 吕永波,闫红华.X射线在医学影像诊断领域的发展及应用研究[J].影像研究与医学应用,2018,2(2):89-90.

[3] 吕铭.慢性阻塞性肺病的X线影像变化[J].长春中医药大学学报,2007,23(2):74.

[4] 陈凤麟.X线在肺炎支原体肺炎定性诊断中的价值分析[J].影像研究与医学应用,2020,4(4):208-209.

[5] 赵辉,王冬杰.肺脓肿临床表现与X线诊断[J].影像研究与医学应用,2017,1(1): 74-75.

[6] 潘土隆.X线胸片诊断肺结核的临床价值研究[J].影像研究与医学应用,2021,5(10):197-198.

[7] 华正锋.CT检查与X线诊断肺部真菌感染患者的临床意义[J].现代医用影像学,2022,31(8):1467-1468,1472.

[8] 姜德玉.浅谈X线与CT对自发性气胸的诊断价值[J].中国医药指南,2015(20): 122-122,123.

[9] 黄苏胜.X线在气胸诊断中的应用[J].世界最新医学信息文摘,2018(54):171.

[10] 郭丽英.胸腔积液B超与X线、CT诊断对照分析[J].世界最新医学信息文摘(连续型电子期刊),2015(37):102.

[11] Brett C B, Charles S Dela Cruz. Lung Cancer 2020 Epidemiology, Etiology, and Prevention [J]. Clinics in chest medicine, 2020, 41(1):1-24.

[12] Yoshida, Kaoru, Takizawa, et al. Association between Family History of Cancer and Lung Cancer Risk among Japanese Men and Women[J]. The Tohoku Journal of Experimental Medicine, 2019, 247(2):99-110.

[13] Iams W T, Porter J, Horn L. Immunotherapeutic approaches for small-cell lung cancer[J]. Nature reviews. Clinical oncology.2020, 17(5):300-312.

[14] 李铁一.中华影像医学[M].北京:人民卫生出版社,2002.

[15] 徐克.医学影像学[M].北京:人民卫生出版社,2018.

[16] 黄海连，向敏．后纵隔非神经源性肿块影像分析[J]. 中国CT和MRI杂志，2021，19(7)：74-76.

[17] 王亦璁．骨与关节损伤[M]. 北京：人民卫生出版社，2007.

[18] 舒杉，庄乐彬，王钢，等．成年人股骨颈骨折分型的研究进展[J]. 中华创伤骨科杂志，2022，24(3)：272-276.

[19] 王钢．骨盆骨折的诊治现状与进展[J]. 中华创伤骨科杂志，2020，22(6)：473-474.

[20] 杨胜，李海波，苟永胜，等．胸腰椎骨折分型及运用的研究进展[J]. 华西医学，2022，37(10)：1549-1553.

[21] 梁珊珊．食道癌钡剂造影及CT诊断价值[J]. 影像研究与医学应用，2021，5(10)：161-162.

[22] 中国抗癌协会胃癌专业委员会影像协作组，中华放射学会腹部学组．胃癌影像学检查与诊断规范化流程专家共识(2022版)[J]. 中华胃肠外科杂志，2022，25(10)：859-868.

[23] 陈琼玲，杜勇，郑永法，等．影像学在大肠癌早期筛查中的应用研究进展[J]. 中国医药导报，2021，18(34)：47-50.

[24] 高成强，程现峰，江磊．急腹症应用影像诊断的效果观察[J]. 影像研究与医学应用，2020，4(14)：194-195.

[25] 王林辉，董凯，吴震杰．医学影像在肾癌诊疗中的作用及思考[J]. 临床泌尿外科杂志，2022，37(9)：649-654.

[26] Chen W，Zheng R，Baade PD，et al. Cancer statistics in China，2015 [J]. CA Cancer J Clin，2016，66(2)：115-132.

[27] Jia MM，Zheng R，Zhang S，et al. Female breast cancer incidence and mortality in 2011，China [J]. J Thorac Dis，2015，7(7)：1221-1226.

[28] Ferlay J，Soerjomataram I，Dikshit R，et al. Cancer incidence and mortality worldwide：sources，methods and major patterns in GLOBOCAN 2012[J]. Int J Cancer，2015，136(5)：E359-386.

[29] 王艳梅，杨加周，艾庆燕，等．钼靶X线检查在乳腺癌诊断中的应用价值研究[J]. 延安大学学报(医学科学版)，2018，16(4)：52-54.

[30] Lu Z，Hao C，Pan Y，et al. Contrast-Enhanced Spectral Mammography Versus Ultrasonography：Diagnostic Performance in Symptomatic Patients with Dense Breasts.[J]. Korean J Radiology，2020，21(4)：442-449.

[31] 庞丹．钼靶X线检查在乳腺癌临床诊断中的应用价值[J]. 影像研究与医学应用，2019，3

(14):10-12.

[32] 孙江宏,郝明珠,姜丹,等.乳腺炎、良性增生及乳腺癌FFDM鉴别诊断思路[J].实用肿瘤学杂志,2019,33(2):139-142.